Transferorientierte Erfolgskontrolle in der stationären neuropsychologischen Rehabilitation

Europäische Hochschulschriften
Publications Universitaires Européennes
European University Studies

Reihe VI
Psychologie

Série VI Series VI
Psychologie
Psychology

Bd./Vol. 659

PETER LANG
Frankfurt am Main · Berlin · Bern · Bruxelles · New York · Oxford · Wien

Eike Bochmann

Transferorientierte Erfolgskontrolle in der stationären neuropsychologischen Rehabilitation

PETER LANG
Europäischer Verlag der Wissenschaften

Die Deutsche Bibliothek - CIP-Einheitsaufnahme

Bochmann, Eike:

Transferorientierte Erfolgskontrolle in
der stationären neuropsychologischen Rehabilitation / Eike
Bochmann. - Frankfurt am Main ; Berlin ; Bern ; Bruxelles ; New
York ; Oxford ; Wien : Lang, 2000
(Europäische Hochschulschriften : Reihe 6, Psychologie ;
Bd. 659)
Zugl: Dresden, Techn. Univ., Diss., 2000
ISBN 3-631-36760-0

88
ISSN 0531-7347
ISBN 3-631-36760-0

INHALTSVERZEICHNIS

„Man muß das Unmögliche versuchen,
um das Mögliche zu erreichen."
Hermann Hesse

Dank

An dieser Stelle möchte ich mich bei all denen, die mich auf irgendeine Weise bei der Fertigstellung meiner Arbeit unterstützt haben, herzlich bedanken: bei den Patienten, die zur Verfügungstellung der Daten bereit waren und auch nach längerer Pause an den Katamneseuntersuchungen teilnahmen, sowie bei den Diplomandinnen Grit Kunz, Katja Uhlemann und Kitti Naumann und den Studentinnen Cordelia Ficker, Susann Gommlich und Anja Schumann, die mit viel persönlichem Einsatz an der Durchführung der Untersuchung beteiligt waren.

Besonderer Dank gilt Frau Prof. Bergmann für die wissenschaftliche Begleitung und Unterstützung dieser Arbeit. Ebenfalls bedanken möchte ich mich bei Herrn Dr. Kasten und Herrn Prof. Hasselhorn für die zahlreichen Anregungen bei der Fertigstellung der Arbeit.

Ohne Praxispartner hätte diese Arbeit nicht entstehen können. Ich möchte mich deswegen bei allen Mitarbeitern der Klinik Schloß Pulsnitz, insbesondere aber bei Frau Wachsmann, für die unkomplizierte und lange Zusammenarbeit und die vielen hilfreichen Anregungen aus Praxissicht bedanken. Mein Dank gilt ebenfalls den Mitarbeitern der Neurochirurgischen Klinik des Universitätskrankenhauses Dresden.

Für die Korrektur des Manuskripts dieser Arbeit und die moralische Unterstützung danke ich Frau Dr. Wardanjan und Herrn Dr. Zehrt.

August 1999 — Eike Bochmann

Abkürzungsverzeichnis

Abb.	Abbildung
ADL	Activities of daily living
Bsp.	Beispiel
bzw.	beziehungsweise
CTG	Computertumogramm
d2	Aufmerksamkeits-Belastungstest d2 (Brickenkamp, 1978)
DCS- M/L	Diagnosticum für Cerebralschädigung-Merkfähigkeit/Lernfähigkeit (Weidlich, 1972)
d.h.	das heißt
ES	Effektstärke
et al.	et alias
etc.	et cetera
FEAG	Fragebogen zur Einschätzung von Alltagsgedächtnisleistungen (Holzapfel, 1990)
FEDA	Fragebogen erlebter Defizite der Aufmerksamkeit (Zimmermann & Fimm, 1989)
ff.	fortfolgend
FKV	Freiburger Fragebogen zur Krankheitsverarbeitung (Muthny, 1989)
FSB	Farbstriche benennen- Untertest des Farb-Wort-Interferenztests (Bäumler, 1985)
FWL	Farbwörter lesen- Untertest des Farb-Wort-Interferenztests (Bäumler, 1985)
HG	Referenzgruppe Hirngesunder
IADL	instrumental activities of daily living
INT	Interferenzneigung-Untertest des Farb-Wort-Interferenztests (Bäumler, 1985)
KG	Kontrollgruppe
KVT	Konzentrationsverlaufstest (Abels, 1974)
LGT- M/L	Luria-Gedächtnistest-Merkfähigkeit/Lernfähigkeit (Wolfram et al., 1986)
LPS- UT3	Leistungsprüfsystem-Untertest 3 (induktives Denken) (Horn, 1983)
MWT	Mehrfachwahl-Wortschatz-Intelligenztest (Lehrl, 1989)
N	Stichprobengröße

RBMT	Rivermead Behavioral Memory Test (Wilson et al., 1992)
s.	siehe
S.	Seite
SHT	Schädel- Hirn- Trauma
SP	Stichprobe
Tab.	Tabelle
u.a.	unter anderem
usw.	und so weiter
UT	Untertest
VG	Versuchsgruppe
vgl.	vergleiche
WG	Wartegruppe
WHO	World Health Organization
z.B.	zum Beispiel
ZBT- A/B	Zahlenbuchstabentest A/B (Wolfram et al., 1986)
ZNS	Zentralnervensystem

1 Einleitung

Die Evaluationsforschung hat in den letzten beiden Jahrzehnten einen festen Platz innerhalb der psychologischen Forschungslandschaft eingenommen (Brandtstädter, 1990). Dabei ist das anfängliche „boom town excitement" (Cronbach, Ambron, Dornbusch, Hess, Hornik, Phillips, Walker & Weiner, 1980) von Evaluationsprojekten allmählich einer nüchternen Sicht der Möglichkeiten und Grenzen evaluativer Forschung gewichen.
Der hohe Bedarf an Evaluationsstudien innerhalb aller Anwendungsgebiete der Psychologie erklärt sich aus immer stärker wachsenden Ansprüchen an die Qualität von Interventionsmaßnahmen bei gleichzeitig häufig sinkendem zur Verfügung stehendem finanziellem Budget (Müller, 1987). Auftraggeber für Evaluationsstudien sind neben Forschungsträgern häufig Praxiseinrichtungen, aber auch politische Institutionen.
So beschloß z. B. die World Health Organization 1984 ein Programm „Gesundheit 2000", in dem bis 1990 effektive Verfahren der Qualitätssicherung in der Patientenversorgung gefordert wurden. Ein weiteres Beispiel für den Bedarf nach Bewertungsmöglichkeiten von klinisch-psychologischen Maßnahmen stellt das Sozialgesetzbuch der BRD von 1988 dar. Im §135 wird davon ausgegangen, daß neue diagnostische und therapeutische Methoden erst dann Leistungen der gesetzlichen Krankenversicherungen werden können, wenn u.a. ihr Nutzen nachgewiesen ist. §136 sagt aus, daß Leistungen in der ambulanten und stationären Behandlung von der Kassenärztlichen Vereinigung auf ihre Qualität hin überprüft werden müssen (Schulte, 1993).

Aber auch in anderen Gebieten der angewandten Psychologie spielt die Evaluationsforschung eine zunehmend größere Rolle. Arbeiten von Klauer (1989, 1993), Hasselhorn & Hager (1998), Hager (1995) und Beck (1998) belegen das z.B. für den Bereich der pädagogisch-psychologischen Interventionen.

Speziell für den in der vorliegenden Arbeit betrachteten neuropsychologischen Bereich wächst die Bedeutung von Interventionsmaßnahmen im Sinne von stationärer und/oder ambulanter Rehabilitation durch den ständigen Anstieg der Zahl hirngeschädigter Patienten aufgrund der Zunahme von Risikofaktoren für vaskuläre Erkrankungen und Tumore, sowie von Verkehrsunfällen mit der Folge von Kopfverletzungen im Zusammenhang mit der aus medizintechnischen Gründen steigenden Verbesserung der Überlebenschancen dieser Patienten.
Dem steht ein Mangel an hinreichend kontrollierten Studien zur Effektivität neuropsychologischer Trainingsmaßnahmen gegenüber (Poeck, 1989). Dies ist vor allem durch methodische Probleme der Evaluation zu begründen. Aufgrund der Komplexität des Krankheitsbildes und parallel wirkender Mechanismen im

Therapieprozeß ist eine eindeutige Zuordnung von Interventionen zu Trainingseffekten nur schwer möglich.

„Die methodische Kunst der Evaluationsforschung besteht darin, auch unter feldexperimentellen Bedingungen zu hinreichend validen bedingungsanalytischen Forderungen zu gelangen" (Brandtstädter, 1990, S. 217).

Aufgrund der Schwierigkeit der Umsetzung dieser Forderung von Brandtstädter (1990) ist der aktuelle Stand der Forschung durch ein großes Ausmaß an Fallstudien und Untersuchungen gekennzeichnet, deren Forschungsdesigns herkömmlichen methodischen Ansprüchen häufig nicht genügen (Diller & Gordon, 1981). Zum Teil mag dies eine Folge davon sein, daß bis heute keine einheitlichen Prinzipien für die Wirkungsevaluation der Trainings im Leistungs- und Persönlichkeitsbereich vorliegen.

Ziel zukünftiger Forschung sollte es demnach sein, eine geeignete Forschungsmethodik zu entwickeln, die eine objektive Bewertung der Güte der Therapieprogramme erlaubt und verschiedene vorhandene Ansätze vergleichbar macht.

2 Ziel der Untersuchung

Die im vorhergehenden Kapitel beschriebene Diskrepanz zwischen dem Bedarf und dem Vorhandensein von in der Praxis, d.h. unter feldexperimentellen Bedingungen einsetzbaren Evaluationsstandards im neuropsychologischen Bereich kennzeichnet ein Forschungsthema, welchem gerade auf diesem Gebiet der angewandten Psychologie aus oben genannten Gründen unter methodischem Aspekt bis heute relativ wenig Aufmerksamkeit geschenkt wurde.
In anderen Bereichen der Psychologie, z.B. auf dem Gebiet der pädagogischen Interventionsforschung wurde mit der Metaevaluation ein eigenständiger Forschungsbereich geschaffen (vgl. Klauer, 1989, 1993; Hasselhorn & Hager, 1998; Hager, 1995 und Beck, 1998). Metaevaluation bedeutet dabei, die Evaluationsmethodik selbst zum Gegenstand der Forschung zu machen und in ihrer Güte zu beurteilen (Brandtstädter, 1990).
Im folgenden wird zu zeigen sein, daß das neuropsychologische Training aufgrund der zu trainierenden Inhalte eine Schnittstelle zwischen klinisch- und pädagogisch-psychologischem Bereich bildet. Aufgrund der oben beschriebenen Fortschritte der Evaluationsforschung im pädagogischen Kontext und gleichzeitig vorhandenen inhaltlichen Ähnlichkeiten der Interventionsmaßnahmen zur neuropsychologischen Rehabilitation soll das Ziel der vorliegenden Untersuchung mit der Adaptation von Evaluationsstandards aus dem pädagogisch-psychologischen Bereich an die Belange der stationären neuropsychologischen Rehabilitation benannt werden. Dabei sollen allgemeinere methodische Überlegungen zur Evaluation psychologischer

Interventionsmaßnahmen auf die pragmatischen Rahmenbedingungen der Rehabilitationspraxis angewandt werden.
Es wird zunächst theoretisch zu zeigen sein, daß das Konzept der transferorientierten Erfolgskontrolle (Kirkpatrick, 1959, 1967, 1976; Arnold, 1992) aufgrund der in verschiedenen Trainingskonzepten benannten Ziele eine methodische Möglichkeit zur Evaluation neuropsychologischer Trainingsmaßnahmen unter Praxisbedingungen bietet. Dieses Konzept soll dann im empirischen Teil dieser Arbeit im Sinne einer Metaevaluation am Beispiel einer vorhandenen stationären Rehabilitationsmaßnahme überprüft werden. Einen besonderen Schwerpunkt im Sinne dieses transferorientierten Konzepts stellt die Untersuchung der Erhebungsmöglichkeiten des Transfers der Trainingseffekte in den Alltag der untersuchten Patienten dar.

Im folgenden sollen nun zunächst Kennzeichen kognitiver Trainings im allgemeinen, sowie neuropsychologischer Maßnahmen im besonderen beschrieben werden. Danach wird der aktuelle Stand der Evaluation neuropsychologischer Trainingsmaßnahmen in seinen aktuellen Möglichkeiten und Grenzen charakterisiert. Auf der Grundlage von Konzepten aus dem pädagogisch-psychologischem Bereich sollen daraufhin Standards für die Untersuchungsplanung und -durchführung expliziert werden, welche die Basis für die empirische Überprüfung des entwickelten Designs im neuropsychologischen Kontext bilden.

3 Training kognitiver Leistungsfähigkeit

3.1 Kennzeichen kognitiver Trainings im pädagogisch-psychologischen Bereich

„Als kognitives Training bezeichnet man in der Pädagogischen Psychologie Interventions- bzw. Fördermaßnahmen, in denen entweder das Ziel darin besteht, kognitive Fertigkeiten, Funktionen bzw. Fähigkeiten zu verbessern und/ oder in denen die Erreichung des Förderziels über die Veränderung kognitiver Prozesse angestrebt wird" (Hasselhorn & Hager, 1996, S. 1).

Auch Mittag & Hager (1998) sehen in kognitiven Trainings Programme, welche der Förderung in bestimmten kognitiven Bereichen dienen.
Inhaltlich können somit, wie im folgenden zu zeigen sein wird, Parallelen in den Zielen und Inhalten zwischen pädagogischen und neuropsychologischen Interventionen aufgedeckt werden.

3.2 Prinzipien und Ziele neuropsychologischer Trainingsmaßnahmen

Unter neuropsychologischer Therapie soll das

„Training spezifischer kognitiver Leistungsfunktionen wie Gedächtnis, Wahrnehmung, Konzentration, räumliche Vorstellung usw. bei hirngeschädigten Patienten" verstanden werden, „welche nach einer Schädigung des Gehirns durch Trauma, Tumor, vaskuläres

Ereignis, Intoxikationen oder Entzündungen nicht mehr dem früheren Leistungsniveau des Patienten entsprechen" (Grimm, 1983, S. 7).

Als übergeordnetes Ziel der Rehabiliationsbemühungen sieht Zihl (1988) die Reduzierung der durch die Hirnschädigung eingetretenen Behinderungen, sowie das Vermeiden von Fehlanpassungen und Fehlmotivationen. Schweizer (1989) versteht das Ziel des Neurotrainings im Erreichen der größtmöglichen geistigen Beweglichkeit und Kreativität für den Patienten. Konkret unterteilt die Autorin dieses Ziel in das Training von intellektuellen Funktionen, Bewegungsfunktionen, sowie von Strategien der Krankheitsverarbeitung und der Bewältigung der neuen Situation. In geschützter Umgebung (Rehabilitationsklinik) bietet sich dabei dem Patienten die Gelegenheit, Erfahrungen zu sammeln.
Ähnlich werden die Ziele der neuropsychologischen Rehabilitation auch von anderen Autoren beschrieben. Nach Grimm (1983) werden kognitive Defizite mittels gezieltem Training verbessert und falls eine Verbesserung nicht möglich ist, neue Strukturierungs- und Organisationsmöglichkeiten zur Steigerung der Leistungsfähigkeit erlernt. Bulla-Hellwig (1996) unterscheidet neben den beiden bereits genannten Zielen (Wiedererlangung des prämorbiden Ausgangsniveaus kognitiver Funktionen, Verbesserung der Handlungsfähigkeit im Alltag) in der Erreichung/Wahrung des prämorbiden sozialen Status ein drittes anzustrebendes Therapieziel neuropsychologischer Intervention.
Wade (1992) sieht daneben als wichtige Rehabilitationsziele die Wiederherstellung von Alltags- und Verhaltenskompetenzen, sowie die Reduktion bzw. Verhinderung der Entwicklung einer Behinderung.
Dabei werden allgemein zwei Möglichkeiten der Anpassung des Patienten an die Auswirkungen der Hirnschädigung angenommen: Modifikation der Verhaltensorganisation und/oder Veränderung der Umwelt.
Zur Verwirklichung dieser Ziele sieht Poser (1987) zwei verschiedene Ansätze. Zum einen den *ganzheitlichen* Ansatz, der davon ausgeht, daß der Patient im sozioökologischen Kontext integriert ist und es deshalb Ziel der Therapie sein muß, eine Neuorientierung durch die Integration der physischen und psychischen Veränderungen in diesen Kontext zu bewirken. Demgegenüber steht der *reduktionistische* Ansatz, dessen Basis ein gezieltes Training der neuropsychologischen Defizite darstellt, mit dem Ziel der Besserung bzw. Wiederherstellung der geschädigten Funktion.
Obwohl in den meisten Kliniken aus zeitlichen und ökonomischen Gründen oftmals nach dem reduktionistischen Ansatz vorgegangen wird, muß der Patient in seiner Gesamtpersönlichkeit betrachtet werden. Um wirkliche Erfolge der Therapie bewirken zu können, ist deswegen eine Integration beider Ansätze notwendig. Dieser integrative rehabilitative Prozeß umfaßt nach Poser (1987) vier Dimensionen:

1. Förderung des Bewußtseins der Patienten: Identifikation und Benennung neuropsychologischer Defizite in kontrollierten Übungssituationen

2. Behandlung von generellen neuropsychologischen Defekten wie Informationsverarbeitung oder Aufmerksamkeitssteuerung
3. Behandlung spezifischer neuropsychologischer Defizite
4. Förderung von Integration und Generalisierung in die Umwelt des Patienten.

Eine Übersicht über Trainingsansätze, die sich nach diesen oben benannten Trainingsphilosophien unterscheiden lassen, ist z.B. bei Schöttke & Wiedl (1993) zu finden.
Ein Beispiel für einen eher *reduktionistischen Ansatz* liefern dabei Goldstein & Levin (1987). In ihrem psychometrischen Trainingskonzept schließen sie das Training alltäglicher Verhaltensprobleme explizit aus, um die Gefahr der Überlastung und Frustration zu umgehen. Ihr Ansatz liegt auf der Ebene des Testmaterials, bei der zur weiteren Differenzierung verschiedene Schwierigkeitsveränderungen vorgenommen werden sollten.
Eher *ganzheitliche* Betrachtungsweisen finden sich hingegen z.B. bei Ben-Yishay & Diller (1983). Das Trainingsprogramm wird hier aus Modulen organisiert, die verschiedenen kognitiven Domänen zugeordnet sind. Innerhalb jeder Domäne existieren Trainingsaufgaben, die nach Komplexität gestaffelt sind. Im Langzeitverlauf ergibt sich folgender Ablauf:

1. allgemeine Aktivierung und Motivierung des Patienten
2. Durchführung von Leistungs- und sozialen Verhaltenstrainings
3. Abstimmung der Trainingseinheiten auf persönliche Anforderungsbereiche des Patienten
4. Transfer des Trainingsfortschritts auf den Alltag des Patienten.

Andere ganzheitliche Ansätze sind z.B. in den Theorien der Informationsverarbeitung und bei Ansätzen mit Berücksichtigung des subjektiven Erlebens zu finden (vgl. Schöttke & Wiedl, 1993).

Dabei sollten bei dieser Klassifikation reduktionistische und ganzheitliche Ansätze jedoch nicht als gegensätzliche Pole, sondern eher als ein Kontinuum mit einem mehr oder weniger starken Anteil des jeweiligen Ansatzes verstanden werden, auf welchem im Verlaufe des Trainings in dem Sinne vorgegangen wird, daß dem Patienten immer mehr Fertigkeiten für den Alltag vermittelt werden.

Eine andere Möglichkeit der Einteilung von Trainingskonzeptionen bieten Pöppel & v. Steinbüchel (1990) an: Die Autoren gehen bei der Zuordnung der Intervention von einer Klassifikation neuropsychologischer Störungen aus (s. Tab. 1).
Dabei beruht das Verständnis der Störung einer Funktion auf der Erkenntnis, daß eine kognitive Funktion durch die Zusammenarbeit einzelner Glieder zustandekommt, die auf verschiedenen Stufen des Nervensystems lokalisiert sind. D.h. also, daß dieselbe Funktion bei unterschiedlicher Lokalisation der Schädigung betroffen sein kann. Für die spezifische Erscheinung der Defizite

ist es entscheidend, welche Rolle das ausgefallene Glied für das Funktionieren des Gesamtsystems gespielt hat (Grimm, 1983).

Tab. 1: Möglichkeiten der Rehabilitation in Abhängigkeit von der Diagnose (Pöppel & v. Steinbüchel, 1990

Diagnose	Intervention
Partielle Läsionen umschriebener Hirnareale führen zur Reduktion der funktionalen Kompetenz	**Restitution** Strukturiertes Training geschädigter Funktionen in unterschiedlichen Komplexitätsstufen („deficiency model")
Vollständiger Verlust einer oder mehrerer Funktionen ohne Prognose einer Verbesserung	**Substitution** Vermitteln alternativer Strategien zur Kompensation des funktionalen Verlusts („absence model")
Läsion führt zur Störung der Interaktion zwischen verschiedenen umschriebenen Gebieten, die unterschiedliche Funktionen repräsentieren	**Integration** Isolation/ Unterdrückung interferierender Aktivitäten mittels spezifischer Programme und/ oder Psychopharmaka („interference model")
Läsion führt zu pathologischen Veränderungen der Aktivation (zu hoch oder zu niedrig)	**Aktivation** Anpassung der Aktivation mittels Psychopharmaka und/ oder Verhaltensmodifikation

Da Kombinationen zwischen den unterschiedlichen Störungen möglich sind, wird auch eine Kombination der therapeutischen Strategien angestrebt. Zusätzlich sollte eine Psychotherapie zur Bewältigung der emotionalen Störungen, Konflikte und Persönlichkeitsveränderungen durchgeführt werden. Ziele sind dabei Krankheitseinsicht und -akzeptanz, sowie die Therapiemotivation.
Ähnlich sieht Bulla-Hellwig (1996) die Möglichkeiten neuropsychologischer Intervention, deren Indikation er jedoch abhängig macht vom entsprechenden Therapieziel. Zur Herstellung der Normalität, also des prämorbiden Niveaus von Funktionen, ist das Konzept der Heilung oder Restitution indiziert. Mit Kompensationsstrategien (Substitution) erreicht man eine Handlungsfähigkeit des Patienten im Alltag. Rehabilitation ermöglicht eine Reintegration des Patienten in seine soziale Umwelt. Dabei liegt der Schwerpunkt bisheriger Ansätze nach Aussagen des Autors auf den Konzepten der Restitution und Rehabilitation.

Aus der bisherigen Darstellung wird deutlich, daß eine Vielzahl von Therapieansätzen existieren, die sich in Komplexität, Anliegen etc. stark unterscheiden. Aufgrund der im Kapitel 4 zu zeigenden methodischen Probleme bei der Evaluation dieser Maßnahmen, wird jedoch deutlich werden, daß eine Verbesserung der Leistungen der Patienten bei allen Programmen nur begrenzt nachgewiesen werden konnte.

Vergleicht man nun zusammenfassend die Ansätze kognitiver und neuropsychologischer Trainings, ist festzustellen, daß mit der Förderung/ Verbesserung kognitiver Funktionen *ein* wesentliches gemeinsames Ziel beider Interventionsarten auszumachen ist. Obwohl die Wege der Umsetzung dieses Ziels, sowie die Zielpopulationen und weitere Ziele (z.B. Aufrechterhaltung des sozialen Status) als sehr unterschiedlich anzusehen sind, sind Gemeinsamkeiten bzw. Ähnlichkeiten in Inhalten, Übungsmaterialien und in Abhängigkeit von der Trainings- bzw. Therapieart auch in Vorgehensweisen zur Verbesserung kognitiver Funktionen auszumachen. Daraus ist zu schlußfolgern, daß bei Ähnlichkeiten in den Interventionen auch eine Anpassung der Evaluationsstrategie im pädagogischen an die Belange des neuropsychologischen Bereiches möglich sein müßte.

Wodurch der aktuelle Stand der Evaluationsforschung innerhalb der neuropsychologischen Rehabilitation gekennzeichnet ist, und welche spezifischen Probleme auftreten, soll im folgenden Abschnitt ausführlich behandelt werden.

4 Evaluation in der Neuropsychologie

4.1 Aktueller Stand

Wie bereits im Einleitungskapitel erwähnt, nimmt die Bedeutung und damit auch der Bedarf an gezielten und nachgewiesen wirksamen neuropsychologischen Rehabilitationsmaßnahmen aus verschiedenen Gründen immer mehr zu.

„Da gerade hirngeschädigte Patienten *immer* massive Kosten verursachen, durch eine gezielte Behandlung aber viele Patienten ihre Selbständigkeit erhöhen und damit auch ihre Lebensqualität verbessern oder sogar wieder in das Berufsleben zurückkehren können, lassen sich hierdurch langfristig erheblich mehr Kosten einsparen als durch die neuropsychologische Behandlung entstehen" (Kasten, Schmid & Eder, 1998, S. 8).

Demgegenüber steht, daß das Gebiet der Interventionsforschung in diesem Bereich einen relativ geringen Stellenwert hat (Schöttke & Wiedl, 1993). Diller & Gordon beschrieben bereits 1981 den aktuellen Stand der Forschung mit einem großen Ausmaß an unkontrollierten Fallstudien und Untersuchungen, deren Forschungsdesigns häufig nicht den methodischen Ansprüchen genügen, welche eine kausalanalytische Interpretation des Evaluationsergebnisses erlauben würden. Das hat sich bis zum heutigen Zeitpunkt noch nicht grundlegend verändert. Aufsätze von Poeck (1989), Poser (1987), Poser, Kohler, Sedlmeier & Strätz (1992), Schöttke & Wiedl (1993), Schöttke (1997a, b), sowie Kasten et al. (1998) belegen das.

„Es können aufgrund der wenigen bisher durchgeführten systematischen Untersuchungen keine allgemeingültigen Aussagen über die Wirksamkeit der einzelnen Strategien gemacht werden und schon gar nicht darüber, ob und welche anatomischen oder physiologischen Konsequenzen diese Therapien bewirken (Grimm, 1983, S. 37)".

„However, there is little or no demonstrated scientific basis for most of the procedures, and few of the procedures have been validated by controlled studies" (Bach-y-Rita & Wicab-Bach-y-Rita, 1990, S.38).

Um das Ziel dieser Arbeit, die Übertragung von Evaluationsstandards in den neuropsychologischen Kontext, verwirklichen zu können, sollen zunächst vorhandene Evaluationsstudien in der neuropsychologischen Rehabilitation analysiert werden, um darauf aufbauend Problembereiche und entsprechende Lösungsmöglichkeiten ableiten zu können.

Tabelle 2 gibt deswegen eine Auswahl von Evaluationsstudien in der Neuropsychologie nach methodischen Gesichtspunkten wie Untersuchungsdesign (getrennt nach Gruppen- und Einzelfalldesign), verwendete Vergleichsgruppen, Stichprobengröße, sowie Evaluationsmaße wieder. Dabei wird bei den gruppenanalytischen Ansätzen zwischen isolierter (Vergleich mit unbehandelter Kontrollgruppe) und vergleichender Evaluation (Vergleich mit alternativ behandelter Kontrollgruppe) unterschieden (Hasselhorn & Hager, 1998).
Für die Tabelle wird kein Anspruch auf Vollständigkeit erhoben, vielmehr sollen allgemeine Tendenzen im Laufe der letzten 20 Jahre deutlich gemacht, und dabei exemplarisch methodische Probleme aufgezeigt werden.

Betrachtet man die Übersicht der gruppenanalytischen Vorgehensweisen in Tab. 2a, so fällt auf, daß als Untersuchungsdesign vorwiegend Versuchs-Kontrollgruppenansätze mit nur einer Vergleichsgruppe gewählt wurden. Dabei ist in den Ansätzen zur isolierten Evaluation die Verwendung von drei unterschiedlichen Vergleichsgruppen zu verzeichnen:

- Patienten ohne Training (z.B. Weinberg et al., 1977; Grimm, 1983 ...)
- Warte-Kontrollgruppen (Sturm et al., 1983, 1989)
- Vergleichsgruppe Hirngesunder (Poser et al., 1992).

Diese Verwendung verschiedener Vergleichsgruppen für denselben Zweck wirft die Frage auf, ob im Sinne metaanalytischer Aussagen mit unterschiedlichen Vergleichsgruppen vergleichbare Resultate erzielt werden können. Mit anderen Worten, stellt sich die Frage, ob die Auswahl der Kontrollgruppe Einfluß auf das Evaluationsergebnis hat.

Tab. 2a: Übersicht über ausgewählte Evaluationsstudien in der Neuropsychologie (Gruppendesign)

Studie	**Untersuchungs-Design**	**verwendete Vergleichs-gruppe**	**Stichprobe**	**Evaluationsmaße**			**Art der Evaluation**
				Effekt-nachweis	**Effekt-dauer**	**Effekt-transfer**	
Scanning-Training bei Neclegt-Störungen; Weinberg et al.,1977	VG-KG-Ansatz	Patienten ohne Training	VG: N = 25 KG: N = 32	x	-	x	isoliert
Training der Aufmerksamkeit und visueller Prozesse mittels paper-pencil-Verfahren; Carter et al., 1980	VG-KG-Ansatz	Patienten ohne Training		x	-	-	isoliert
Training mit Wiener Determinationsgerät und Cognitrone Sturm et al.,1983	Cross-Over-Design	Warte-Kontroll-gruppe	VG: N = 30	x	-	x	isoliert
Neuropsychologische Therapie; Grimm, 1983	VG-KG-Ansatz	Patienten ohne Training	VG: N = 12 KG: N = 11	x	-	x	isoliert
Training anhand von Computer- und Videospielen, Malec et al., 1984	Prä-Posttest-Ansatz ohne KG	-	N = 10	x	-	-	-
Visuelles Training am Computer, Sivak et al., 1984	Prä-Posttest-Ansatz ohne KG	-	N = 4	x	-	x	-
Orientation Remedial Module Ben-Yishay et al.,1987	Prä-Posttest-Ansatz ohne KG (prä-post-post2)	-	N = 40	x	x	-	-
Training mit Wiener Determinationsgerät und Cognitrone; Sturm, 1989	Cross-Over-Design	Warte-Kontroll-gruppe		x	-	x	isoliert
Neurotraining; Schweizer, 1989	VG-KG-Ansatz	Patienten ohne Training	VG: N = 70 KG: N = 17	x	-	-	isoliert

Fortsetzung von Tabelle 2a:

Studie	**Untersuchungs-Design**	**verwendete Vergleichsgruppe**	**Stichprobe**	**Evaluationsmaße**			**Art der Evaluation**
				Effekt-nachweis	**Effekt-dauer**	**Effekt-transfer**	
Neuropsychologisches Funktionstraining, Poser et al., 1992	VG-KG-Ansatz (prä-post1-post2)	KG1: Patienten mit unspezifischem Training KG2: Hirngesunde	VG: N = 44 KG1: N = 44 KG2: N = 11	x	x	-	1: vergleichend 2: isoliert
Postakutes Eingliederungsprogramm Malec et al., 1993	VG-KG-Ansatz (prä-post1-post2)	Patienten mit später Intervention (Krankheitsdauer)	N = 29	x	x	xx	vergleichend
Training nach rechtshemsisphärischem Schlaganfall, Keller, 1995	VG-KG-Ansatz (prä-post-post2)	Patienten mit verschiedenen Trainingsansätzen	N = 18	x	x	x	vergleichend
Kurztraining visuokognitiver Funktionen Schöttke et al.,1995	VG-KG-Ansatz (prä-post-post2)	Patienten mit Standardbehandlung	VG: N = 27 KG: N = 24	x	x	xx	vergleichend
Kognitives Training; Friedl-Francesconi & Binder, 1996	VG-KG-Ansatz	VG1/2: zwei Behandlungen KG: Patienten ohne Training	VG1: N = 12 VG2: N = 12 KG: N = 12	x	-	-	1: vergleichend 2: isoliert
Verhaltensmedizinisch-neuropsychologisches Aufmerksamkeitstraining Schöttke et al.,1997	VG-KG-Ansatz	Patienten mit Standardbehandlung	VG: N = 16 KG: N = 13	x	-	xx	vergleichend

Tab. 2b: Übersicht über ausgewählte Evaluationsstudien in der Neuropsychologie (Einzelfalldesign)

Studie	**Untersuchungs-Design**	**Vergleichs-bedingung**	**Stichprobe**	**Evaluationsmaße**			**Art der Evaluation**
				Effekt-nachweis	**Effekt-dauer**	**Effekt-transfer**	
Scanning-Training bei Neclegt- Störungen, Webster et al., 1984	multiple baseline über Personen	ohne Training	N = 3	x	(x)	x	isoliert
Token Economy Programm, Wood, 1986	AB-Design	ohne Training	N = 2	x	-	-	isoliert
Aufmerksamkeitstraining Sohlberg & Mateer, 1987, 1989	multiple baseline über kognitive Prozesse	ohne Training	N = 4	x	-	x	isoliert
Computertraining der selektiven Aufmerksamkeit Ponsford & Kinsella, 1988	multiple baseline	ohne Training	N = 10	x	-	xx	isoliert
Lerntheoretisch orientiertes Hirnleistungstraining Holzapfel, 1990	deskriptive Einzelfallstudie	-	N = 6	-	-	xx	-
Computergestütztes Aufmerksamkeitstraining, Sturm,1994	Design mit multiplen Kontingenzen	unspezifisches Training	N = 38	x	(x)	x	vergleichend
Verhaltensorientiertes Gedächtnistraining, Kaschel, 1994	kontrollierte Einzelfallstudie ABA-Design	ohne Training	N = 11	x	(x)	xx	isoliert

Legende für Tab. 2a/b:

VG Versuchsgruppe
KG Kontrollgruppe

Evaluationskriterium Effekttransfer:

- ... nicht überprüft
x ... in konstruktfernen Verfahren überprüft
xx ... Alltagsbewältigung überprüft

Im Bereich der vergleichenden Evaluation wurden Patienten mit unspezifischem Training (z.B. Poser et al., 1992), sowie Patienten mit Standard- bzw. Alternativbehandlung (z.B. Schöttke et al., 1995, 1997; Keller, 1995) als Kontrollgruppen ausgewählt. Da in diesem Fall aufgrund des methodischen Ansatzes nur relative Aussagen zur Wirksamkeit gegenüber der Kontrollbedingung zulässig sind, Verallgemeinerungen hingegen nicht gemacht werden können (Hasselhorn & Hager, 1998), ist ein metaanalytischer Vergleich dieser Evaluationsstudien ohnehin nicht möglich. Die Frage nach der Aussagekraft der Kontrollgruppe stellt sich hier also nicht wie bei den isolierten Evaluationen.

Desweiteren ist bei der Auswertung der Tabelle 2a festzustellen, daß die Stichprobengrößen (N = 4 - 70) sehr unterschiedlich sind. Darin spiegelt sich das Problem der Bildung homogener Untersuchungsgruppen wider. Es wird im Kapitel 4.2.2 zu zeigen sein, daß gerade im neuropsychologischen Bereich eine Vielzahl von personen-, schädigungs- und therapiebezogenen Faktoren während des Rehabilitationsprozesses wirken, welche eine vollständige Parallelisierung im größeren Rahmen unmöglich machen. Die Folge dessen sind geringe Stichprobengrößen, welche eine Verallgemeinerung der Studien erschweren.

Betrachtet man desweiteren die in den unterschiedlichen Studien verwendeten Evaluationskriterien, so fällt auf, daß Maße zum Effektnachweis (zufallskritische Absicherung eines Effekts, Belmont & Butterfield, 1977) in allen Studien ermittelt wurden. Selten hingegen wird die Stabilität der Effekte im Sinne der Effektdauer gemessen, was häufig durch das stationäre Setting bedingt ist. Bei der Erhebung der Effekttransferkriterien zeigt sich in den letzten Jahren eine Tendenz zur steigenden Bedeutung dieses Kriteriums. Dabei ist jedoch zwischen der Erhebung konstruktferner Kriterien und Alltagstransferkriterien zu unterscheiden. Letztere werden seltener eingesetzt. Dabei stellt sich auch die Frage nach der Güte und der Aussagekraft dieser Kriterien, inwieweit diese also in der Lage sind, ein valides Abbild vom Trainingseffekt zu geben.

Die Verwendung von Einzelfalldesigns stellt aufgrund der methodischen Schwierigkeiten der Evaluation eine immer häufiger werdende Alternative zum Gruppendesign dar (Petermann, 1989; Kern, 1997). Dabei werden zumeist Ansätze im „multiple-baseline-design" verwendet (vgl. Tab. 2b). Zwangsläufig ist die Stichprobengröße aus dem Ansatz heraus sehr klein (Ausnahme: Sturm et al., 1994), was ohne eine Erweiterung des Ansatzes (z.B. durch Replikation der Studien) zunächst die Generalisierbarkeit der Ergebnisse für die Evaluation in Frage stellt (vgl. Kap. 4.2.2). Auf der anderen Seite ist innerhalb dieses methodischen Ansatzes eine komplexere Betrachtung des Trainingseffektes möglich, was sich in der Vielzahl der verwendeten Evaluationskriterien niederschlägt. Der zufallskritische Effektnachweis erfolgt in diesem Fall durch eine Gegenüberstellung von Baseline- und Interventionsphase. Im Gegensatz zu den Gruppendesigns wurden desweiteren bei den Studien in Tabelle 2b in den meisten Fällen Indikatoren des Effekttransfers erhoben, sowie aus dem Ansatz heraus auch Aussagen zur Effektdauer möglich, obwohl eine Katamnese im eigentliche Sinne nicht stattfand. Die Frage nach der Güte dieser Kriterien stellt sich natürlich auch hier.

Insgesamt zeigt sich in dieser Übersicht eine steigende Tendenz zu kontrolliertem Vorgehen in der Evaluation neuropsychologischer Maßnahmen. Dennoch sind kausalanalytische Interpretationen des Trainingseffektes häufig nur schwer möglich.
Die Ursachen dafür sind in dem unter Praxisbedingungen fast immer vorliegenden quasiexperimentellen Design zu suchen.

„Dieses Problem muß in der Praxis der Evaluationsforschung oft in Kauf genommen werden, weil einerseits eine randomisierte Versuchsgruppenbildung vielfach aus rechtlichen und politischen Gründen nicht zu realisieren ist...; oft brechen randomisierte Ansätze auch im weiteren Untersuchungsverlauf zusammen, etwa durch selektiven Ausfall von Teilnehmern. Zudem kann eine Randomisierung, wo sie möglich wäre, unter Umständen auch eine Einschränkung der Generalisierbarkeit oder „externen Validität" der Befunde mit sich bringen..." (Brandtstädter, 1990, S. 218).

Zwischen methodisch anzustrebenden Standards und interventionsbegleitenden Realisierungsmöglichkeiten tun sich somit oft unüberwindbare Barrieren auf (Müller, 1987). Durch die Vielzahl von parallel einwirkenden Faktoren können Alternativerklärungen nicht ausgeschlossen werden, so daß die kausalanalytische Stringenz im Sinne der internen Validität des Untersuchungsansatzes gefährdet ist.
Rossi & Freeman (1993) bezeichnen diese Gesamtheit der nach Interventionsende aufgetretenen Veränderungen als „Bruttowirkungen". Diese setzen sich neben den eigentlichen Trainingseffekten zusammen aus programm-externen Störfaktoren wie Reifungsprozessen, Selektionseffekten etc., sowie programm-internen Faktoren wie stochastischen Prozessen, falscher Auswahl von Zielindikatoren, Wahl der Meßzeitpunkte etc. Die zentrale Aufgabe von Evaluationsanalysen besteht demnach in der Bestimmung der „Nettowirkung" eines Programms, d.h. in der Ausfilterung der Veränderungen, welche allein auf die Intervention zurückgehen (Mittag & Hager, 1998).
Das Auftreten dieser eben genannten trainingsunspezifischen Faktoren beeinträchtigt die Validität einer Untersuchung dann nicht, solange durch randomisiertes Vorgehen gewährleistet ist, daß die Effekte in den Gruppen gleich verteilt sind (Hager & Hasselhorn, 1995a). Im quasiexperimentellen Design hingegen ist diese Tatsache jedoch durch fehlende Randomisierung nicht mehr garantiert, so daß das Auftreten trainingsunspezifischer Faktoren validitätsmindernd wirkt. Es kommt hinzu, daß es Faktoren gibt, welche auch

durch Randomisierung nicht kontrolliert werden können: Hager & Hasselhorn (1995a) unterscheiden dabei zwischen trainingsgebundenen Faktoren, welche auf die Tatsache zurückzuführen sind, daß trainiert wird, unabhängig vom Inhalt des Trainings, und trainingsbedingten spezifischen Faktoren, welche den Trainingseffekt darstellen. Da diese Faktoren nur in trainierten Gruppen auftreten, sind sie allein durch den Schritt der Randomisierung nicht zu kontrollieren.
Campbell & Stanley forderten deswegen bereits 1966, auch feldexperimentelle Untersuchungen intern und extern valide zu gestalten und lieferten über die Erstellung quasiexperimenteller Pläne Heuristiken zum Ausschluß von Alternativerklärungen wie z.B. Selektionseffekten, Reifungseffekten etc. Somit sind bei strenger Kontrolle von konfundierenden Faktoren, sowie beim Ausschluß von Alternativerklärungen, auch im quasiexperimentellen Design, d.h. in der Untersuchung unter Praxisbedingungen, kausale Aussagen über die Effektivität von Interventionen möglich (Brandtstädter, 1990).

Welche grundlegenden Faktoren auf die interne und externe Validität beeinflussen nun die Evaluation im neuropsychologischen Bereich?
Abbildung 1 (S. 23) gibt einen zusammenfassenden Überblick über wesentliche methodische Problembereiche innerhalb der Evaluation neuropsychologischer Trainingsmaßnahmen.

Damit können auf der Grundlage der Analyse der vorhandenen Studien (vgl. Tab. 2), sowie der Literatur (Poser, 1987; Poser et al., 1992; Schöttke, 1997a) folgende Faktoren benannt werden, welche die interne und externe Validität der Untersuchung erhöhen:

1. Trennung von Trainings-, Spontanremissions-, „Kur"- und Retesteffekten, um Alternativerklärungen zur Herbeiführung des gemessenen Effekts auszuschließen.
2. Bildung und Auswahl homogener Untersuchungsgruppen, um zum einen Selektionseffekte zu verhindern, zum anderen valide Aussagen über die Effektivität von Interventionen durch die Heranziehung von Vergleichsgruppen zu erlangen.
3. Auswahl geeigneter Evaluationsmaße, welche die Wirksamkeit des zu beurteilenden Prozesses adäquat abbilden können.
4. Messung der Generalisierung der Trainingseffekte in den Alltag, um dem Ziel des Alltagstransfers der Interventionsresultate vieler Trainingsansätze (vgl. Kap. 3.2) entsprechen zu können. Diese Kriterien sollten sich als valide und reliabel erweisen.

Dabei sind die ersten beiden Punkte nach Mittag & Hager (1998) vor allem auf die Ausfilterung programm-externer Faktoren ausgerichtet, während die letzten beiden Punkte sich mit der Analyse progamm-interner Mechanismen befassen.

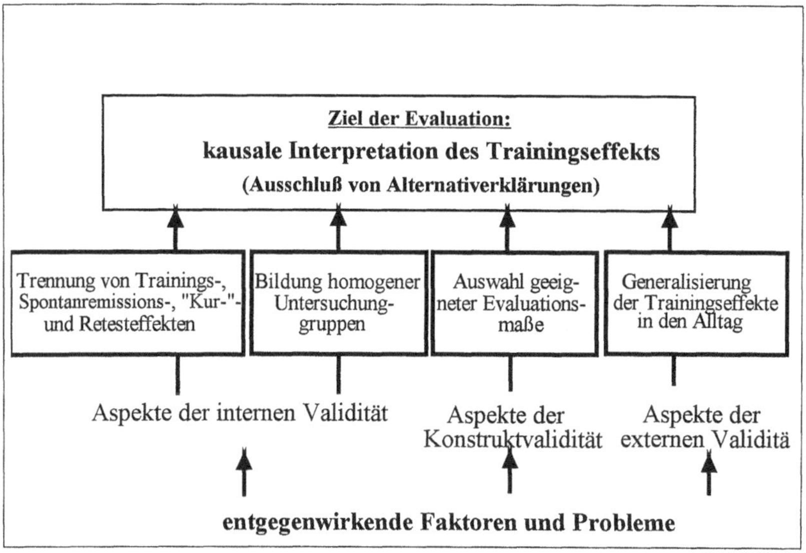

Abb.: 1: Zusammenfassender Überblick über die Einflußfaktoren auf die interne und externe Validität bei Evaluationsstudien im neuropsychologischen Bereich

In den folgenden Kapiteln soll auf die oben genannten Bereiche als die in der Evaluation neuropsychologischer Trainingsmaßnahmen wesentlichen methodischen Probleme näher eingegangen werden.

4.2 Wesentliche methodische Problembereiche

4.2.1 Trennung verschiedener Wirkungsfaktoren auf den Trainingseffekt

Die Hauptfrage der Evaluationsforschung ist: Inwiefern läßt sich eine beobachtete Veränderung im Verhalten durch andere Einflüsse als die der Intervention erklären (Petermann, 1989). Mit anderen Worten, inwieweit ist eine Veränderung in den Prä-Post-Werten einer Untersuchung nicht auf andere Faktoren wie z.B. Spontanremission, Heterogenität der Patientenpopulation etc. zurückzuführen. Die Voraussetzung und zugleich das Problem bei der Beantwortung dieser Frage ist eine ausreichende und objektivierbare Datenbasis, die es gestattet, Entstehungsbedingungen, Erscheinungsformen und prozeßhaftes Geschehen des Therapieprozesses abzubilden.
Bei einer Veränderungsmessung in einer neuropsychologischen Evaluationsstudie wird also eine Leistungs- (und/oder Befindlichkeits-) Steigerung durch das Zusammenwirken verschiedener Effekte verursacht. Diese Gesamtheit der auftretenden Veränderungen wurde bereits an früherer Stelle dieser Arbeit als „Bruttowirkung" bezeichnet (Rossi & Freeman, 1993; Mittag & Hager, 1998). Um eine Ausfilterung des „Nettoeffekts" zu ermöglichen, müssen nun alle

alternativen Erklärungen ausgeschlossen werden. Zunächst soll dabei die Aufmerksamkeit auf die sogenannten programm-externen Faktoren gerichtet werden, Faktoren also, welche sich durch äußere, vom Programm unabhängige Ereignisse ergeben.
Diese hier betrachteten Effekte setzen sich im Fall der neuropsychologischen Rehabilitation zusammen aus Spontanremission, „Kur"- und Retesteffekten, sowie aus Stichprobeneffekten. An dieser Stelle soll zunächst auf die erstgenannten Effekte eingegangen werden, während sich im Kapitel 4.2.2 näher mit den Stichprobeneffekten befaßt werden soll.

4.2.1.1 Erklärungsmodelle neuronaler und funktionaler Erholungsmechanimen

Um die Bedeutung der neuropsychologischen Therapie einschätzen zu können, ist es notwendig, die Frage zu klären, ob sich gewisse Funktionen des Zentralnervensystems, also auch kognitive Funktionen, nach einer Läsion auch spontan regenerieren können. Wenn dies der Fall wäre, wächst die Notwendigkeit der Evaluation von rehabilitativen Maßnahmen, um feststellen zu können, ob eine Therapie kognitiver Störungen diese Spontanrestitution fördern bzw. übertreffen kann. Bei der Spontanrestitution handelt es sich demnach um einen Teil des von Campbell & Stanley (1966) beschriebenen Mechanismus der Reifung.
Unter Spontanrestitution wird die Tendenz verstanden,

> „sich in einer optimalen Art und Weise an das umgebende Milieu anzupassen, d.h. seine Funktion aufrechtzuerhalten" (Grimm, 1983, S. 9).

Es existieren verschiedene Modelle der Spontanrestitution nach Läsionen des Zentralnervensystems. Dabei wird zwischen vollständiger und teilweiser Restitution unterschieden. Zeitlich können diese Mechanismen in akute (z.B. Durchblutung nicht vollständig zerstörter Gebiete) und in längerfristige Veränderungen eingeteilt werden. Während periphere Nerven die Fähigkeit zur Regeneration haben, ist das bei zentralnervösen Bahnen in der Regel nicht der Fall. Funktionelle Erholungen in diesem Bereich können durch kompensatorische und/ oder plastische Prozesse erklärt werden.
Theorien der funktionellen Erholung können also von der Ebene der neuronalen Veränderung nach Läsionen bis zu rein funktionellen Veränderungen ohne organisches Substrat geordnet werden (Grimm, 1983; Caprez, 1984).
Auf die einzelnen Mechanismen der Spontanremmision soll an dieser Stelle nicht eingegangen werden. Dazu sei auf die Arbeit von Bochmann (1998) verwiesen.

Zusammenfassend läßt sich jedoch sagen, daß es eine Reihe von funktionellen Erholungsmechanismen nach Hirnschädigungen gibt, die die Frage nach der

wahren Effektivität von Hirnleistungstrainings aufwerfen. Bisherige Untersuchungen lassen vermuten, daß gezielte Therapie gestörter kognitiver Funktionen eine Aktivierung der Erholungsprozesse bewirken, den auslösenden Faktor darstellen oder spontane Erholungsprozesse in nutzbringende Bahnen lenken kann.
Aus den Mechanismen der Spontanremission ergibt sich eine weitere Klassifikationsmöglichkeit für Trainings von Hirnleistungsfunktionen (Poser, 1987):

1. Reparativ = Restitution von Hirnleistungsfunktionen (Ziel: vollständige oder teilweise Wiederherstellung von gestörten Leistungsfunktionen).
2. Evolutiv = Einübung von Ersatzstrategien zur Kompensation von Defiziten
3. Konservierend = zum Einsatz kompensatorischer Strategien soll vorhandenes Leistungspotential erkannt und stabilisiert werden.
4. Verwendung fremder Mittel im Sinne einer Anpassung an die Umwelt.

Dabei werden konservierende Strategien (3.) und der Einsatz von Fremdmitteln (4.) immer begleitend zu den anderen Maßnahmen durchgeführt.
Analog zu den Mechanismen der Spontanrestitution werden die Strategien der neuropsychologischen Therapie aufgebaut.

- Bei spezifischem Ausfall werden durch Diaschisis auch andere Funktionen mitbeeinträchtigt. Neben einer medikamentösen Bekämpfung dieser zeitweiligen Blockierung wird die Reaktivierung der ursprünglichen Funktionen durch ein gezieltes Training gefördert.
- Bei irreversiblen Läsionen werden durch spezielle Übungen Teile der nicht geschädigten Hemisphäre aktiviert, um die Übernahme der ausgefallenen Funktion durch unbeschädigte Regionen auf dem Weg der Rekonstruktion und Reorganisation zu fördern.

Für die Neuropsychologie ergeben sich daraus die verschiedenen Therapieansätze, welche bereits im Kapitel 3.2 vorgestellt wurden (z.B. v. Steinbüchel et al., 1990).

4.2.1.2 „Kureffekte": Der Zusammenhang zwischen Stimmung und Leistung

Neuropsychologische Rehabilitation stellt nur einen Bruchteil des gesamten Rehabilitationsprozesses dar. Neben Hirnleistungstrainings erhalten die Patienten medizinische, physiotherapeutische, logopädische, ergotherapeutische und andere Betreuungen während ihres Kuraufenthalts und damit eine hohes Maß an menschlicher Zuwendung. Es ist daher schwierig zu sagen, auf welchen Teil dieses Gesamtprozesses die Veränderungen in den Leistungen und im Befinden des Patienten zurückzuführen sind. Zu vermuten ist, daß der Kuraufenthalt durch seine „besonderen sozial-emotionalen Betreuungsbedingungen" (Hager & Hasselhorn, 1995a), durch die geschützte Umgebung, durch die Besserung des gesundheitlichen Zustands, sowie durch Rück-

meldungen über Leistungserfolge (z.B. im Hirnleistungstraining) zu einer Verbesserung der Stimmung führt.
Der Zusammenhang von Stimmungen und kognitiver Leistungsfähigkeit ist heute unumstritten. Schon Hilgard sprach 1980 von der „trilogy of mind", die Emotion, Kognition und Motivation als untrennbare Bestandteile umfaßt.
Unter Stimmungen ist die „unbestimmte Grundverfassung der Seele" zu verstehen (Abele, 1995). Dabei sind Stimmungen weniger intensiv als Gefühle, können rasch wechseln, aber auch über längere Zeit bestehen. Sie lassen sich damit von den Begriffen Gefühl und evaluatives Urteil abgrenzen. Stimmungen bestehen aus einer Bewertungs- und einer Aktivierungskomponente.
Sie werden nach Abele (1995) durch folgende Bedingungen ausgelöst:

1. Ereignisse von hedonischer Relevanz, die eine Person erlebt (interpersonelle Situationen, Erfolge, Mißerfolge...)
2. imaginative Tätigkeiten (z.B. Nachdenken über die eigene Person)
3. physiologische Veränderungen (hormonelle Schwankungen, gesundheitliche Beeinträchtigungen)
4. „Gefühlskontrolle" (die intentionale Unterdrückung intensiver Gefühlen wirkt sich in Form diffuser Stimmungen aus).

Deutlich wird dabei, daß es eine Vielzahl von Faktoren im Rehabilitationsprozeß gibt, die Stimmungen auslösen können. Diese Stimmungen verändern sich über den zeitlichen Prozeß in ihrer Qualität. So sind sie wahrscheinlich zu Beginn des Kuraufenthalts eher negativ getönt, drücken sich also durch depressive Reaktionen und Traurigkeit aus. Das ist bedingt durch den gesundheitlichen Zustand, veränderte Zukunftsvisionen, die Wahrnehmung einer eingeschränkten Leistungsfähigkeit etc. Während des Aufenthalts kommt es dann zu Erfolgen, gesundheitlichen Verbesserungen usw., so daß eine Verbesserung der Stimmung zu erwarten ist.
Damit ist es möglich, daß eine Veränderung der kognitiven Leistungsfähigkeit allein schon mit einer Veränderung der Stimmung zusammenhängt, welche durch die oben genannten Wirkungen des Kuraufenthalts verursacht wird. Die hier beschriebenen Effekte sollen im weiteren **„Kureffekte"** genannt und im Rahmen der Evaluationsstudie mituntersucht werden.
Hager & Hasselhorn (1995a) sehen aufgrund verschiedener Untersuchungen die Tatsache als gesichert an, daß diese allgemeinen Zuwendungs- und Motivationseffekte (hier „Kureffekte" genannt) zu unspezifischen Leistungssteigerungen führen und damit einen Trainingserfolg vortäuschen können, welcher gar nicht auf die eigentlichen Trainingsinhalte zurückzuführen ist.
Durch welche Mechanismen beeinflussen Stimmungen nun kognitive Leistungen?
Die Ressourcen-Verteilungstheorie (Kapazitätsmodell der Aufmerksamkeit) nach Ellis & Ashbrook (1988) postuliert die Fähigkeit eines Individuums, kognitive Ressourcen je nach Anforderung unterschiedlich zu verteilen. Die Stimmung ist dabei der regulierende Faktor. Z.B. nehmen Depressionen

kognitive Kapazitäten (Aufmerksamkeitsressourcen) in Anspruch, die dann bei der Ausübung nicht-automatisierter kognitiver Prozesse fehlen. Empirische Belege für bzw. gegen diese Theorie sind ausführlicher in Bochmann (1998) nachzulesen.

Auch die Coping-Hypothese der Aufmerksamkeit (v. Zomeren, Brouwer & Deelman, 1984) belegt den Zusammenhang von Stimmung und Leistung. Sie besagt, daß durch Aufmerksamkeits- und Gedächtnisdefizite verursachte Verhaltensstörungen vom Patienten registriert werden und zu einer erhöhten mentalen Anstrengung und einem gesteigerten psychophysiologischen Erregungsniveau führen. Durch die längere Aufrechterhaltung dieses Adaptionsniveaus ohne sichtbare Reduktion der Verhaltensdefizite entwickeln sich psychovegetative Symptome und emotionale Beschwerden.

Neben diesen Theorien, die einen Zusammenhang zwischen Stimmung und Leistung postulieren, existieren auch gegensätzliche Theorien. Untersuchungen zur Neuropsychologie von Emotionen (Derryberry & Tucker, 1992) belegten, daß neuronale Netzwerke für die Regulation von Emotionen und die der Aufmerksamkeit funktional unabhängig voneinander fungieren. Dementsprechend können keine Transferwirkungen der Aufmerksamkeitsleistung auf die emotionale Befindlichkeit erwartet werden. Auch Young & Forster (1992) weisen nach, daß Fortschritte in verschiedenen Funktionsbereichen nicht zwangsläufig zu Verbesserungen in der Befindlichkeit führen.

Abele (1995) versucht, die bisherigen Befunde in einem kognitiv-motivationalen Mediatorenmodell des Stimmungseinflusses auf die Leistung zu integrieren. Danach haben Stimmungen zwei Funktionen für die Handlungsregulation:

1. Die *Selektionsfunktion* bezieht sich auf die motivationalen Prozesse der Selektionsmotivation (Entscheidung zwischen verschiedenen Handlungsmöglichkeiten) und der Realisationsmotivation (Entscheidung über Handlungsausführung selbst). Bei der Realisationsmotivation sind Absichtsbildung und Anstrengungskalkulation stimmungsspezifisch ausgeprägt.
2. Die *Informationsfunktion* bezieht sich auf die kognitiven Prozesse der Informationsbereitstellung und -verarbeitung. Dabei sind Art und Umfang der Informationsbereitstellung und die Art der Informationsverarbeitung stimmungsabhängig ausgeprägt.

Diese stimmungskontingenten kognitiven und motivationalen Prozesse vermitteln den Zusammenhang zwischen Stimmung und Leistung. Die Stimmungsauswirkungen auf die Leistung variieren dabei anforderungskontingent. D.h., die durch die Aufgabe vorgegebene Anforderung beeinflußt kognitive und motivationale Prozesse. Je nach Anforderung kann eine Stimmung also günstige oder ungünstige Leistungsauswirkungen haben.

Untersuchungen zu diesem Modell zeigten, daß positive Stimmungen die Leistungen bei Anforderungen an das Symbolsystem am meisten gefördert, negative Stimmungen die Leistungen bei Anforderungen an das konzeptuelle System am meisten beeinträchtigt haben (Abele, 1995).

Zusammenfassend ist festzustellen, daß der Zusammenhang zwischen Stimmung und Leistung mehrfach empirisch nachgewiesen werden konnte, jedoch nicht unumstritten ist. Dabei führte positive Stimmung eher zu einer Leistungsverbesserung, negative Stimmung eher zur einer Beeinträchtigung der Leistungsfähigkeit.
Für die vorliegende Untersuchung bedeutet das, daß „Kureffekte" im Sinne von sich verändernden Stimmungen während des Rehabilitationsprozesses den Effekt von kognitiven Trainings möglicherweise mitbestimmen, d.h. durch eine Verminderung negativer Stimmung wird eine Steigerung der Leistungsfähigkeit ermöglicht. Damit ist die Gefahr gegeben, fälschlicherweise einen Trainingseffekt anzunehmen, welcher mehr auf „Kureffekte", d.h. die sozial-emotionalen Betreuungsbedingungen in der Kurklinik, als auf Trainingsinhalte zurückzuführen ist. Den Ausweg sehen Hager & Hasselhorn (1995a) in der Einführung einer Zuwendungs- bzw. Motivationsgruppe, welche sich von den Trainingsgruppen in den Inhalten der Intervention, nicht aber in den Betreuungsbedingungen unterscheidet. Üblich ist dabei die Einführung einer Pseudointervention zur Erreichung des „Placeboeffektes" (Klauer, 1993).

4.2.1.3 Das methodische Problem der Retesteffekte

Veränderungsmessungen werden überall dort eingesetzt, wo Verläufe ausgewählter Verhaltensweisen einer Person zu verschiedenen Zeitpunkten untersucht werden sollen.
Bei der Durchführung von Veränderungsmessungen gibt es einige Störfaktoren, welche sich speziell bei den hier indizierten Mehrzeitpunktmessungen im Gegensatz zu Einzeitpunktmessungen auswirken (Petermann, 1978).
So setzt sich die beobachtete Testleistung zusammen aus einer „true-score"-Komponente, einer primär und sekundär testspezifischen Komponente und einer Fehlerkomponente (Hasselhorn, 1995). Dabei wirkt sich im speziellen Fall dieser Untersuchung vor allem das Problem der Testungsfaktoren (primäre testspezifische Komponente) aus. Testungsfaktoren stellen einen Einfluß der Erst- auf die Wiederholungsmessung dar und spiegeln sich vor allem in Übungs- und Lerneffekten (z.B. Erinnern der Wörter aus dem Luria-Gedächtnistest bei der Zweitmessung), allgemeiner Testerfahrung, Testleiter- und Testsituationseffekten und Sättigungseffekten wider. Die sekundäre testspezifische Komponente kommt in motivationalen Aspekten der aktuellen Leistungssteigerung zum Ausdruck.
Retesteffekte treten bei Leistungstests, wie sie in diesem Fall eingesetzt werden, stärker auf als bei anderen Faktoren (Jäger & Scheurer, 1988). Bereits bei einfacher Testwiederholung können Retesteffekte eine Größe von d = 0.4

Standardabweichungen erreichen (Hasselhorn, 1995). Ihre Größe ist dabei abhängig von der Art der geforderten Leistung.
Testungsfaktoren lassen sich zum Teil durch den Einsatz von Paralleltestverfahren vermindern (s. Kapitel 4.2.2) und durch den Einsatz geeigneter Vergleichsgruppen kontrollieren.

4.2.2 Die Wahl geeigneter Untersuchungsdesigns und Vergleichsgruppen

Nach dem Aufzeigen verschiedener, die „Bruttowirkung" der neuropsychologischen Maßnahmen mitbeeinflussenden Faktoren gilt es nun, ein Untersuchungsdesign auszuwählen, welches den Ausschluß möglichst vieler Alternativhypothesen zur Effektivität eines Programms erlaubt. Dabei kommt es darauf an, den Anteil und die Größe programm-interner Effekte (Mittag & Hager, 1998) möglichst gering zu halten.
Da es sich bei der vorliegenden Arbeit um eine Evaluation unter Praxisbedingungen handelt, deren Ziel eine Generalisierung der Effekte beinhaltet, wird die Diskussion möglicher Designs ausschließlich auf quasi-experimentelle Untersuchungspläne beschränkt.
Wie in Tabelle 2, S. 17ff., zu sehen war, kann man vorliegende Untersuchungsansätze in gruppen- und einzelfallanalytische Designs unterscheiden. Im gruppenanalytischen Ansatz ist das mit am Abstand verbreitetste Verfahren in der Evaluationsforschung die Verwendung eines Vortest- Nachtest-Planes mit Kontrollgruppe. Der Vortest dient dabei in aller Regel der Erhebung der für die Intervention erforderlichen diagnostischen Daten (Hager, 1998). Da mit Hilfe nur einer Versuchsgruppe keine intern validen Aussagen zur Wirkung einer Intervention gemacht werden können (Campbell & Stanley, 1966), besteht der übliche Fall der Evaluation in einer Versuchs-Kontrollgruppen-Anordnung, wobei in aller Regel neben den Versuchsgruppen nur eine Kontrollgruppe realisiert wird (vgl. Tab. 2). Dabei stellt sich nach Ansicht der Autorin in der Neuropsychologie das Problem der Auswahl einer geeigneten Vergleichsgruppe, welche in den wichtigsten Kovariablen den Versuchsgruppen entspricht. Auf diese Punkte soll im folgenden näher eingegangen werden.

4.2.2.1 Die Bildung homogener Untersuchungsgruppen

In der neuropsychologischen Therapie geht man vom Wirken einer Vielzahl von Einflußfaktoren aus, welche sich in einer Interaktion von psychoreaktiven Persönlichkeitskomponenten mit dem Charakter des jeweiligen Schädigungsbildes widerspiegeln (s. Abbildung 2).

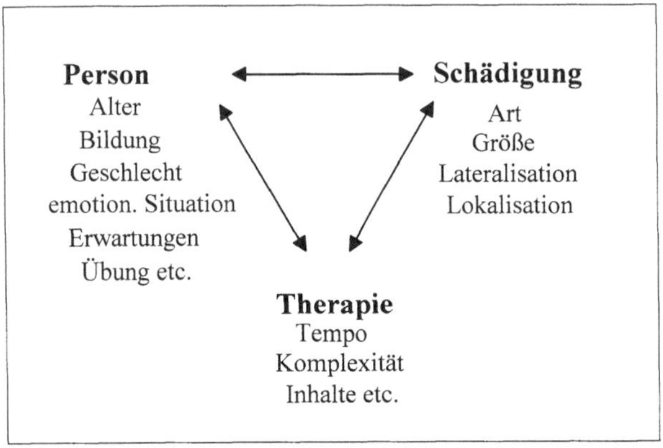

Abb. 2: Interaktion zwischen Persönlichkeits-, Schädigungs- und Therapiekomponenten (Poser, 1987)

Zu den relevanten personenbezogenen Faktoren werden in der Literatur Alter, Geschlecht, Händigkeit, prämorbide Persönlichkeitsfaktoren, psychosoziale Faktoren, sowie die Motivation zur Therapie gezählt (Grimm, 1983; v. Cramon & Zihl, 1988; Kolb & Wishaw, 1993; Kaschel, 1994; Pössl, 1996). Schädigungsbezogene Faktoren hingegen lassen sich in Schwere, Ausmaß, Lokalisation, Dauer, Ätiologie, Entstehungsgeschwindigkeit und Häufigkeit der Schädigung einteilen (Grimm, 1983; Caprez, 1984; v. Cramon & Zihl, 1988; Stein, 1990; Poeck, 1992; Pöppel & v. Steinbüchel, 1992; Todorow, Oldenkott, Poremba & Petersen, 1992; Kolb & Wishaw, 1993; Kaschel, 1994). Bei den therapiebezogenen Faktoren spielen vor allem die Dauer des Trainings und dessen Beginn in Abhängigkeit von der Schädigungsdauer eine Rolle (Stein, 1990; Malec et al., 1993). Eine ausführliche Erläuterung dieser Einflußfaktoren finden sich in Bochmann (1998).

Die oben genannten Faktoren haben vermutlich alle einen mehr oder weniger starken Einfluß auf die Effektivität der Trainingsmaßnahmen. Zu berücksichtigen ist beim Nachweis differentieller Effekte jedoch, daß die isolierte Betrachtung einzelner Kovariablen nur unzuverlässige Angaben über das Ausmaß der Wirkungen auf den Trainingseffekt machen. Eine Beschreibung der Wechselwirkungen zwischen den einzelnen Faktoren wird deswegen unabdingbar (v. Cramon und Zihl, 1988, v. Steinbüchel et al., 1990). Problematisch ist dabei, daß für die Erfassung von Wechselwirkungen zur vollständigen Besetzung der einzelnen Untersuchungsfelder große Stichproben erforderlich sind. Deswegen sind in einzelnen Studien immer nur Ausschnitte des komplexen Gefüges beschreibbar. Ein Anspruch auf Vollständigkeit kann nicht erhoben werden.

Für die Evaluation neuropsychologischer Trainingsprogramme bedeutet die vorhergehende Übersicht, daß die Vielzahl hirnorganischer Syndrome in Verbindung mit der individuellen Charakteristik jedes einzelnen Patienten und dem dadurch entstehenden jeweils spezifischen Setting eine Bildung wirklich homogener Patientengruppen unmöglich macht. Die Möglichkeit, generelle Erfolgskonzepte aufzustellen, wird damit ebenfalls in Frage gestellt.
Ein Ausweg liegt in der Erfassung und nachträglichen Kontrolle der oben genannten prognostischen Faktoren im Sinne eines Ex-post-facto-Ansatzes zur Beschreibung differentieller Effekte. Hager (1998) geht desweiteren davon aus, daß ein Versuchs-Kontrollgruppenplan mit einer Parallelisierung, mit einer Meßwiederholungs- oder einer Kovarianzanalyse verbunden sein sollte, um Störfaktoren bzw. Kovariablen in beiden Gruppen zu kontrollieren.
Abbildung 3 gibt noch einmal eine Zusammenfassung über die bisher besprochenen Faktoren, die den Trainingseffekt mitbeeinflussen. Dadurch kann die Komplexität des zu untersuchenden Geschehens und die damit verbundene Schwierigkeit der Abtrennung einzelner Faktoren verdeutlicht werden, um eine Aussage über den wirklichen Trainingseffekt („true-score- Effekt") machen zu können.

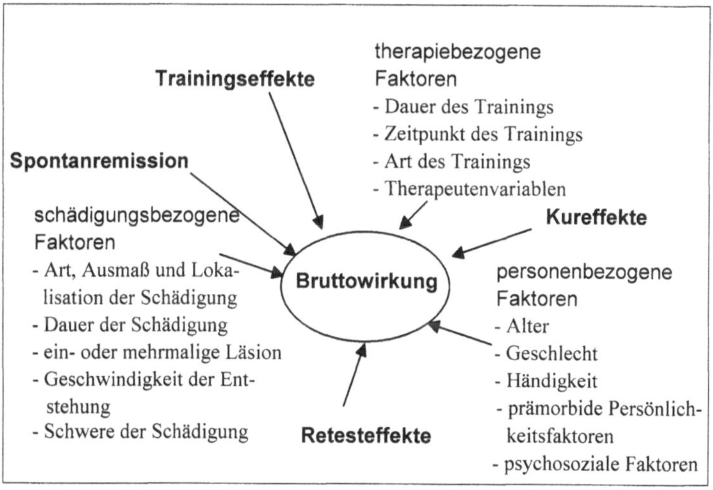

Abb. 3: Programm-externe Einflußfaktoren auf die „Bruttowirkungen" einer neuropsychologischen Intervention: Konfundierende Wirkfaktoren (Fettdruck) und prognostische Faktoren (Normaldruck)

Bei den in Abbildung 3 beschriebenen Faktoren handelt es sich um einen Teil der von Campbell & Stanley (1966) beschriebenen Einflußfaktoren auf die interne Validität: Die Spontanremissionseffekte spiegeln den Einfluß der Reifung, die „Kureffekte" den des zwischenzeitlichen Geschehens wider.

Retesteffekte stellen den Einfluß der Testwiederholung, die personen- und schädigungsbezogenen Faktoren den der Auswahlverzerrungen dar. Es kommen desweiteren Einflüsse von Versuchspersonenausfällen, der statistischen Regression, sowie der Veränderung der Meßinstrumente hinzu. Um sich einer kausalanalytischen Stringenz des Untersuchungsansatzes auch unter feldexperimentellen Bedingungen anzunähern, ist eine weitgehende Kontrolle dieser Einflußfaktoren mittels versuchsplanerischer Maßnahmen (Auswahl von Untersuchungsdesign, Kontrollgruppen, Evaluationskriterien, Meßzeitpunkten etc.) notwendig.

Auf die Möglichkeiten einer entsprechenden Kontrolle soll in den folgenden Kapiteln eingegangen werden.

4.2.2.2 Die Auswahl geeigneter Vergleichsgruppen

Ein grundlegendes, bereits an früherer Stelle dieser Arbeit beschriebenes Problem, stellt die Tatsache dar, daß für Evaluationsuntersuchungen im neuropsychologischen Bereich unterschiedliche Vergleichsgruppen verwendet werden (vgl. Kap. 4.1). Dabei stellt sich die Frage, welche der oben genannten programm-externen Faktoren, die die „Bruttowirkung" des erfaßten Effekts mitbestimmen, durch welche Vergleichsgruppe erfaßt und damit kontrolliert werden können, und inwieweit die Ergebnisse der Evaluation einer neuropsychologischen Trainingsmaßnahme abhängig sind von der Auswahl der Vergleichsgruppe.

Hager (1998) unterscheidet verschiedene Vergleichsgruppen in Abhängigkeit von der Art der Rahmenbedingungen und den Programmzielen in den Vergleichsgruppen (siehe Tabelle 3).

Tab. 3: Übersicht über die Vergleichsgruppen, die Programmarten und die beiden wichtigsten Evaluationstypen (Hager, 1998, S. 53)

		Programmziele in den Vergleichsgruppen relativ zu denen des Experimentalprogramms	
		verschieden	**gut vergleichbar**
Art der Rahmenbedingungen bei den Vergleichsprogrammen	**gut vergleichbar**	Kontrollprogramm	Quasi-Alternativ-Programm
	verschieden	kein Programm (Wartegruppe)	Alternativ-Programm
Evaluationstyp		isoliert	vergleichend

Für isolierte Evaluationen, welche die grundsätzliche Wirksamkeit eines Programms untersuchen (Hasselhorn & Hager, 1998), kommen demzufolge als Vergleichsgruppen nur Gruppen mit einem Kontrollprogramm unter gleichen Rahmenbedingungen oder Gruppen ohne Programm in Frage.

Den Nachteil von Wartegruppen bzw. untrainierten Gruppen sieht Hager (1998) in der Tatsache, daß aufgrund der unterschiedlichen Rahmenbedingungen die möglichen spezifischen Wirkungen des zu evaluierenden Programms durch nichts von denen der durch die positiven sozialen Interaktionen hervorgerufenen, und damit möglicherweise vorgetäuschten, Effekten zu unterscheiden sind. Deswegen bevorzugt Hager (1998) auch, diese Wartegruppen nicht als wirkliche Kontrollgruppen zu bezeichnen.
Betrachtet man nun die in der Neuropsychologie verwendeten Kontrollgruppen (vgl. Tab. 2, S. 17ff.), so sind die Wartegruppen und die Hirngesunden diesen untrainierten Gruppen zuzuordnen.
Da für alle Patienten der Aufenthalt in einer Kurklinik, also in einer geschützten Umgebung mit einer massiven sozialen Zuwendung, erfahrungsgemäß eine stark entlastende Komponente darstellt, ist der, gemessen an der Gesamtsituation, relativ kleine hinzukommende Anteil an Zuwendung im Hirnleistungstraining vernachlässigbar, so daß Klinikpatienten ohne Training mit trainierten Patienten in ihren sozial-emotionalen Betreuungsbedingungen als vergleichbar gelten können. Damit kann man Patienten ohne Training, soweit sie sich in einer stationären Kureinrichtung befinden, aufgrund der gleichen „emotional-sozialen Betreuungsbedingungen" als Kontrollprogrammgruppen bezeichnen.

Aufgrund der oben erläuterten Ausführungen von Hager (1998) ist es nicht wahrscheinlich, daß die Frage nach der Effektivität eines kognitiven Trainings unabhängig von der Auswahl der Vergleichsgruppe beantwortet werden kann.

Welche der die interne Validität beeinflussenden Faktoren können nun durch die benannten Vergleichsgruppen kontrolliert werden?
Um diese Frage beantworten zu können, ist die Aufmerksamkeit darauf zu richten, was die einzelnen Gruppen unterscheidet. Die Patienten ohne Training, im folgenden Klinikpatienten ohne Training genannt, sollten sich aufgrund der gleichen „emotional-sozialen Betreuungsbedingungen" von den trainierten Patienten lediglich in den Trainingseffekten unterscheiden. Nicht berücksichtigt werden dabei die unterschiedlichen kognitiven Beanspruchungen, denen die Patienten beider Gruppen dabei ausgesetzt sind (vgl. Hager & Hasselhorn, 1995). Da das Erlernen des Umgangs mit kognitiven Belastungen (Hager & Hasselhorn, 1995) aber ein Ziel neuropsychologischen Trainings ist (vgl. Kapitel 3.2), handelt es sich bei den unterschiedlichen kognitiven Beanspruchungen in Versuchs- und Kontrollgruppe nicht um einen vorgetäuschten, sondern in diesem Fall um einen erwünschten Trainingseffekt.
Mit der Gruppe der Klinikpatienten ohne Training können nach dem bisher Gesagten unter der Voraussetzung vergleichbarer Schädigungsbilder also die Gesamtheit von „Kur-", Spontanremissions- und Retesteffekten von den Trainingseffekten unterschieden werden.

Die Wartegruppe unterscheidet sich von der/den Trainingsgruppen zusätzlich zu den Trainingseffekten noch in den Rahmenbedingungen der „Intervention": Während Klinikpatienten mit oder ohne Trainingsmaßnahme in die soziale Betreuung einer Kurklinik eingebunden sind, unterscheiden sich die Patienten, welche auf die Rehabilitationsmaßnahmen zu Hause warten, grundlegend in ihren Umgebungsbedingungen. Über die Richtung der Auswirkungen kann zunächst nur spekuliert werden (vgl. Kap. 4..2.1.2). Im Unterschied zu den beiden vorgenannten Gruppen wirken hier also „nur" Spontanremissions- und Retestmechanismen, nicht aber „Kur"- und Trainingseffekte.
Die dritte Art der in den analysierten Studien vorliegenden „Kontrollgruppen" (vgl. Tab. 2, S. 17ff.) stellt die Gruppe Hirngesunder dar. Folgt man der bisherigen Argumentation, unterscheidet sich diese Gruppe von den vorhergehenden aufgrund der fehlenden Hirnschädigung darin, daß Veränderungen durch Spontanremission hier nicht auftreten können. Damit wird angenommen, daß innerhalb dieser Gruppe von den bisher genannten Faktoren lediglich die Retesteffekte auftreten. Das Problem dieser Argumentation liegt in der Tatsache, daß die Probanden der Gruppe Hirngesunder einer anderen Population angehören als die der hirngeschädigten Probanden. Damit ist wahrscheinlich, daß sich die Probanden der beiden Gruppen noch in anderen Faktoren unterscheiden als in den genannten. Da jedoch das Ziel vieler neuropsychologischer Trainings in der Wiederherstellung der kognitiven Funktionen, und damit in der Erreichung von Normwerten im gesunden Bereich liegt, soll die Gruppe Hirngesunder im Sinne des Grades der Zielerreichung mitbetrachtet, im folgenden aber aus den oben genannten Gründen als Referenzgruppe bezeichnet werden.

Abbildung 4 (S. 35) gibt die dargestellten Gruppen und die mit ihnen untersuchten Faktoren in einem schematischen Modell wieder.

Dabei wird zunächst davon ausgegangen, daß diese unterschiedlichen Effekte unabhängig voneinander existieren, sich additiv zusammensetzen und in allen Gruppen in gleichen Anteilen auftreten. Die Annahme der additiven Zusammensetzung der einzelnen Effekte findet sich auch im Modell der Prä-Posttest-Analyse von Lander (1987, 1990) wieder.
Die Anteile der einzelnen Effekte innerhalb der Untersuchungsgruppen hingegen werden nicht als gleich stark angenommen; sie sind aufgrund des fehlenden Wissens über ihre Größe im schematischen Modell der Abbildung 4 nur vereinfachend gleich groß dargestellt.
Trifft das aufgezeigte hypothetische Modell zu, bietet sich über den Einsatz mehrerer Vergleichsgruppen die Möglichkeit, einen Teil der programmexternen Faktoren vom Trainingseffekt abzutrennen, und damit Alternativerklärungen auszuschließen.

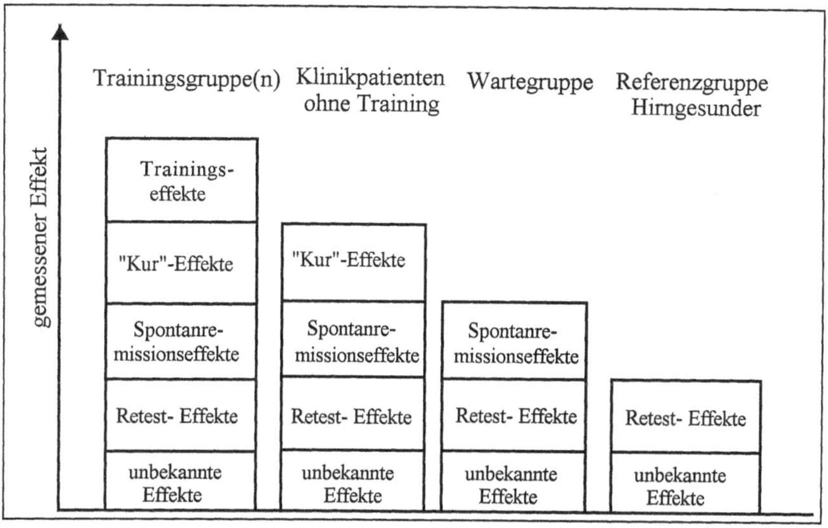

Abb. 4: Schematisches Modell der Zusammensetzung der Bruttowirkung in den einzelnen Untersuchungsgruppen (vgl. auch Lander, 1987, 1990)

Zusätzlich wird ein Anteil an „unbekannten Effekten" angenommen, welcher sich aus programm-internen und unbekannten programm-externen Faktoren zusammensetzt. Auch hier wird davon ausgegangen, daß sich dieser Anteil in allen betrachteten Gruppen gleich verteilt. Diese „unbekannten" Faktoren können z.B. Versuchspersonenausfälle, statistische Regression und Veränderungen der Meßinstrumente sein und müssen z.B. durch Methoden der Konstanthaltung kontrolliert werden.

Neben dem Nachteil der schwierigen Handhabbarkeit des Findens geeigneter Vergleichsgruppen in der Praxis kommt hinzu, daß innerhalb von gruppenanalytischen Studien in der statistischen Auswertung nicht klar wird, ob trotz einer Mittelwert-Veränderung der Gruppe einzelne Patienten nicht vom Training profitiert haben oder sich sogar verschlechtert haben können.
Sturm, Hartje, Orgaß & Willmes (1994), sowie Orgaß (1990) schlagen deswegen immer eine gruppen- und einzelfallstatistische Auswertung (Huber, 1973) vor.
Grawe (1976) diskutiert demgegenüber verschiedene Veränderungsindizes. Auch er erkennt die Probleme bei der alleinigen Diskussion von Mittelwertunterschieden. Ein Zeichen für differentielle Therapieeffekte sieht er in der Erhöhung der Varianz der Veränderungswerte in der Behandlungsgruppe gegenüber der Kontrollgruppe. Gerade in einer differentiellen Wirksamkeit einer Methode bei unterschiedlichen Personen ist zu erkennen, wie diese Methode wirkt. Das setzt allerdings voraus, daß potentiell bedeutsame

Personenvariablen miterfaßt werden, die eine Interpretation der Resultate ermöglichen.

Eine Lösung des Problems der Auswahl der geeigneten Kontrollgruppe und damit der Bildung einer homogenen Vergleichsstichprobe sehen viele Autoren in der Verlaufskontrolle anhand von Einzelfallstudien mit möglichst langfristiger Verlaufserhebung (z.B. multiple baseline design) an (vgl. Tab. 2b). Der Vorteil dieser Untersuchungsansätze liegt darin, daß im Einzelfall der Treatmenteffekt gegenüber einer stabilen Grundlinie nachweisbar ist und somit eine Kontrollgruppe unnötig macht. Diese Veränderungen im Zielverhalten können jedoch nur dann zweifelsfrei nachgewiesen werden, wenn sie sich von Spontanremissionseffekten deutlich abgrenzen lassen. Diese sind aus einem Trend in der Baseline erkennbar, der sich jedoch nur bei einer ausreichend großen Anzahl an Erhebungen in der Baseline-Phase nachweisen läßt (Schöttke & Wiedl, 1993). Damit ist der Vorteil einer höheren Praktikabilität ohne Kontrollgruppe im stationären Bereich nicht mehr gegeben. Dasselbe trifft zu für die Erhebung der 2. Baseline-Phase nach Absetzen des Trainings. Die Anwesenheitsdauer der Patienten ist in der Regel in den Kliniken nicht so lange, um eine ausreichende Baseline-Erhebung durchführen zu können, durch welche sich Stabilitäts- und Generalisierungseffekte auf den Alltag nachweisen ließen.
Für die Evaluation neuropsychologischer Trainingsmaßnahmen im an Bedeutung immer mehr gewinnenden ambulanten Bereich ergeben sich für das Einzelfalldesign jedoch zunehmend günstigere Rahmenbedingungen.
Ein großer Nachteil von Einzelfalldesigns liegt ebenfalls auf der Hand: Die Befunde sind nicht auf die Population der Hirngeschädigten verallgemeinerbar. Desweiteren sind die oben beschriebenen differentiellen Effekte (Einfluß prognostischer Faktoren auf die Trainingseffektivität) nur im Rahmen eines Gruppendesigns ausreichend untersuchbar.
Petermann (1989) schlägt deswegen zur Umgehung des Problems der Bildung homogener Untersuchungsgruppen und gleichzeitig der Nachteile einfacher Einzelfalluntersuchungen zwei mögliche Vorgehensweisen vor:

- Bestimmen vergleichbarer Personen mit Personenclusteranalyse
  D.h., es werden schrittweise Personen ausgesucht, indem Merkmalskombinationen einer Person mit Merkmalskombinationen einer weiteren verglichen werden. Anschließend werden Ausgangsmerkmale ausgewählt, die für eine Gruppierung sinnvoll erscheinen. Man unterscheidet dabei zwischen agglomerativen (Zusammenfassung von Personen zu homogenen Untereinheiten) und divisiven Vorgehen (Teilung der Stichprobe in homogene Untereinheiten).
- Die Zusammenfassung der Ergebnisse von Einzelfalluntersuchungen zu Replikationsstudien ist eine weitere Möglichkeit der Verallgemeinerung von Einzelfalluntersuchungen. Man unterscheidet dabei zwischen direkter

(Wiederholung der Untersuchung bei derselben Person oder bei verschiedenen Personen) und systematischer Replikation (Ergebnisse direkter Replikation werden unter unterschiedlichen Bedingungen wiederholt).

Insgesamt ist zu sehen, daß sowohl gruppen- als auch einzelanalytische Untersuchungsansätze verschiedene Vor- und Nachteile aufweisen. Deswegen muß die Wahl des jeweiligen Untersuchungsdesigns von der Fragestellung der Untersuchung abhängig gemacht werden. Will man also z.B. differentielle Effekte untersuchen, verschiedene programm-externe Faktoren voneinander abtrennen oder aber verallgemeinerbare Aussagen treffen, bietet sich die Wahl eines gruppenanalytischen Designs an. Besteht das Ziel hingegen in zunächst orientierenden Untersuchungen zur Effektivität eines Programms oder sollen einzelne Behandlungsverläufe detailliert beschrieben werden, fällt die Wahl des Designs eher auf einen einzelfallanalytischen Ansatz.

4.2.3 Theoriegeleitete Bestimmung aussagekräftiger Evaluationsmaße

In den vorhergehenden Kapiteln wurde zwischen programm-externen und -internen Faktoren unterschieden, welche die interne Validität einer Evaluationsstudie beeinträchtigen und damit zu falschen Schlußfolgerungen über die Effektivität eines Programms führen können. Während programm-externe Faktoren bereits ausführlich diskutiert wurden, handelt es sich bei den programm-internen Störmechanismen z.B. um stochastische Effekte, Erwartungseffekte etc. (Mittag & Hager, 1998). Innerhalb dieser Gruppe von Störfaktoren kommt der Auswahl der Zielindikatoren, sowie der Validität und Reliabilität der Meßinstrumente, mit anderen Worten der Auswahl geeigneter und aussagekräftiger Kriteriumsmaße, große Bedeutung zu.
Um diesen Aspekt der Konstruktvalidität gewährleisten zu können (vgl. Abb. 1), ist es notwendig, neben der theoriegeleiteten Ableitung der Evaluationskriterien formelle Anforderungen an diese Meßindikatoren zu beachten. Es stellt sich somit die Frage, welche Gütekriterien erfüllt sein sollten, um eine Intervention als wissenschaftlich fundiert kennzeichnen bzw. die Validität eines kognitiven Trainings überprüfen zu können (Hasselhorn & Hager, 1998; Klauer, 1989).

Belmont & Butterfield (1977) konzentrieren sich auf drei Kriterien, welche beim Nachweis der Effektivität einer Intervention erfüllt sein sollten:

1. Effektnachweis: Es muß eine hinreichende Stärke eines Effekts zufallskritisch abgesichert werden.
2. Effektdauer: Die Effekte müssen über eine gewisse Zeit aufrechterhalten werden können, diese sollen also auch in einer Katamneseuntersuchung nachweisbar sein.
3. Effekttransfer: Der Effekt sollte sich nicht auf die trainierte Leistung beschränken, wenn wie in diesem Fall Kompetenzen, also relativ stabile

Leistungsdispositionen (Mittag & Hager, 1998), gefördert werden sollen. Transfer soll an dieser Stelle verstanden werden als Transfer der Trainingseffekte auf die Bewältigung der Anforderungen des Alltags im Sinne einer Generalisierung der im Training erworbenen Fähigkeiten (s. Kap. 5).

Betrachtet man bereits vorhandene Studien unter dem Aspekt der verwendeten Evaluationskriterien (vgl. Tab. 2, S. 17ff.), ist festzustellen, daß ein Teil der Untersuchungen sich ausschließlich auf die kognitiven Veränderungen, welche sich durch psychometrische Meßinstrumente operationalisieren lassen, in ihrer Bewertung der Effektivität der Maßnahmen beschränken (z.B. Weinberg, 1977, Schweizer, 1989, Friedl-Francesconi & Binder, 1996). Effektdauer- und -transfermaße (im Sinne eines Alltagstransfers) werden hingegen seltener untersucht. Da jedoch neuropsychologische Rehabilitationsmaßnahmen ein überaus komplexes Wirkgefüge darstellen, wie in Kapitel 3.2 gezeigt werden konnte, erscheint eine adäquat komplexe Betrachtung des Trainingseffekts notwendig.
Ähnlich wie Belmont & Butterfield (1977) definieren Hasselhorn & Hager (1998) die Gütekriterien kognitiver Trainings: Neben dem Effektnachweis (Erreichung der spezifischen Nahziele des Trainings) fordern die Autoren die Untersuchung der Stabilität der Effekte, naher und weiter Transferwirkungen, sowie den Ausschluß negativer Trainingswirkungen. Ferner sollten Trainings eine weitgehende Verläßlichkeit und eine mindestens ebenso große Effektivität wie Alternativprogramme aufweisen.

Unter eher inhaltlichem Aspekt nähert sich Petermann (1989) diesem Problem. Er ist der Ansicht, daß Evaluationsmaße im klinischen Bereich folgenden Kriterien entsprechen sollten:
1. Objektivierbarkeit (Meßgenauigkeit des Verfahrens)
2. Komplexität (realitätsgerechte Abbildung der Vielgestaltigkeit im Denken, Fühlen und Handeln der Patienten)
3. subjektive Bedeutsamkeit (Repräsentativität des erfaßten Ausschnittes, d.h. Möglichkeit des Erhebungsverfahrens, die subjektiv-relevante Realität des Patienten abzubilden).

Betrachtet man wiederum die Ergebnisse der Analyse des aktuellen Stands der Evaluation im neuropsychologischen Bereich (Tab. 2), ist festzustellen, daß das Kriterium der Objektivierbarkeit am besten repräsentiert ist.
Um die wichtigsten Faktoren zu entschlüsseln, welche an der Herausbildung kognitiver Defizite beteiligt waren, sowie die Bedingungen, die sich im Trainingsverlauf niederschlagen, *objektiv* beschreiben zu können, bedarf es eines sehr präzisen methodischen und begrifflichen Inventars. Gerade im Bereich der Neuropsychologie ist jedoch das diagnostische Inventar mit einigen Problemen behaftet, welche im folgenden kurz benannt werden sollen (Lamberti, 1989):

1. Probleme der Genauigkeit der Einschätzung des prämorbiden Leistungs- und Persönlichkeitsniveaus

Die Abschätzung des prämorbiden Leistungs- und Persönlichkeitsniveaus ist eine wichtige Voraussetzung der Festlegung des Therapieziels, wenn man dieses in der Wiederherstellung oder Besserung der sekundären Beeinträchtigungen der Hirnfunktion sieht (z. B. Poser, 1987). Als Indikatoren für dieses Kriterium werden häufig entweder das Qualifikationsniveau oder der aktuelle Leistungswert der kristallinen Intelligenz verwendet. Beide Indikatoren sind jedoch sehr ungenau und umstritten.

2. Mangelnde Adaptation allgemeinpsychologischer Verfahren an neuropsychodiagnostische Belange

Bisher eingesetzte Verfahren wurden meist an der Population Hirngesunder normiert und differenzieren deswegen im Bereich Hirngeschädigter nicht ausreichend. Für die Veränderungsmessung ist dieses Problem durch die Verwendung von Rohwerten umgehbar.
Es kommt hinzu, daß die komplexen Aufgabenstrukturen nicht zur Erfassung spezifischer Funktionsbeeinträchtigungen genutzt werden können. Eine Minderleistung im Bentontest läßt sich z.B. auf eine mögliche Gedächtnisschwäche, auf Schwierigkeiten bei der visuellen Verarbeitung des figuralen Materials, auf Probleme der verbalen Codierung u.a. zurückführen (Poser, 1987). Die Funktion therapiebezogener Diagnostik ist jedoch, unter Voraussetzung einer detaillierten Aufgabenanalyse die gestörte Stelle im komplexen Leistungsfunktionsgefüge aufzusuchen. Aus Gründen der Praktikabilität ist dies aber häufig nicht realisierbar. Als Lösung dafür bietet Poser (1987) an, diese Aufgabenanalyse gleichzeitig als Prozeßdiagnostik im Übungsbereich zu nutzen, d.h. durch das Sammeln von Informationen in einzelnen Bereichen Hierarchien von Störungsmustern aufzustellen und Behandlungsprioritäten zu setzen.

3. Mangelnde Eignung der Verfahren für den Einsatz in der Veränderungsmessung

Ein weiteres Problem häufig eingesetzter Verfahren ist, daß diese meist statisch, punktuell, aktuell und nicht beliebig oft wiederholbar sind, so daß sie sich für eine Veränderungsmessung wenig eignen.

Kommt man nun wieder auf das Problem der Ableitung valider Evaluationskriterien zurück, ist festzustellen, daß aufgrund der vorgenannten diagnostischen Schwierigkeiten das Kriterium „Objektivierbarkeit" als nicht ausreichend betrachtet werden muß. Selbst die sogenannten „objektiven" Daten, welche mittels neuropsychodiagnostischer Verfahren erhoben werden, sind, wie gezeigt werden konnte, in vielen Fällen ungenau und fehlerbehaftet. Die von Petermann (1989) benannten Aspekte der Komplexität und subjektiven Bedeutsamkeit der Effekte müssen demzufolge in die Evaluation miteinbezogen werden. Daß dies herkömmliche Verfahren der „Labordiagnostik" nicht leisten können, zeigt der vierte Punkt der Kritik am aktuellen Stand der neuropsychologischen Diagnostik:

4. Inhaltliche Diskrepanz zwischen Alltags- und Laborleistungen
Ein wesentlicher Kritikpunkt der vorhandenen standardisierten Leistungsverfahren ist ihre mangelnde ökologische Validität (Kaschel, 1994; Wilson, 1991; Denzler, 1991). Nach Kaschel (1994) ist Rehabilitation mehr als die Veränderung von Testwerten. Testsituationen sind in der Regel nicht alltagsrepräsentativ und die Erhebungsintrumentarien nicht in der Lage, Alltagsprobleme vorherzusagen. Somit ist eine Aussage über die Generalisierung der Trainingseffekte auf den Alltag und damit über den Effekttransfer nur schwer möglich.

An dieser Stelle zeigt sich, daß mit Messung der Generalisierung der Trainingseffekte in den Alltag des Patienten mehrere wesentliche Gütekriterien von Evaluationsmaßen gleichzeitig erfüllt sind: auf inhaltlicher Ebene die subjektive Bedeutsamkeit und Komplexität, sowie bei einigen Kriterien die Objektivität; auf methodischer Ebene die Forderung nach dem Nachweis des Effekttransfers (vgl. auch Abbildung 5).

Um die oben genannten Probleme der Diagnostik möglichst einzuschränken, bieten Poser (1987), Poser et al. (1992) und Lamberti (1987) für die Evaluation neuropsychologischer Trainingsmaßnahmen folgende Methoden an:

- Verwendung geeigneter Parallelformen in Prä- und Posttestmessung (soweit vorhanden)
- Einsatz von Einzelfallstudien
- Berücksichtigung der Eigenart der individuellen Störung, der Persönlichkeits- und Umweltmerkmale, der Copingstile sowie der parallel verlaufenden Therapiemaßnahmen
- Zergliederung der diagnostischen Aufgaben in Einzelkomponenten, um spezifische Leistungsdefizite aufzeigen zu können
- nicht ausschließliche Beschränkung der neuropsychologischen Diagnostik auf die Erfassung gestörter und intakter Funktionen, sondern auch Einschluß von deren Auswirkungen auf grundlegende Aktivitäten des Alltags.

Zusammenfassend ist also festzustellen, daß es bei der Betrachtung der Effektivität neuropsychologischer Trainingsmaßnahmen Kriterien bedarf, welche die verschiedenen Dimensionen Effektnachweis, -dauer und -transfer objektiv erfassen und gleichzeitig der Komplexität des Untersuchungsgegenstandes gerecht werden, sowie subjektive Relevanzsysteme berücksichtigen.

Im weiteren Verlauf dieser Arbeit sollen deswegen Vorschläge für mögliche Evaluationskriterien gemacht werden, welche sowohl den Forderungen Petermanns als auch Belmonts & Butterfields genügen. Damit soll gewährleistet werden, daß die Effektivität der Trainingsmaßnahmen nicht nur einseitig bezüglich einer Leistungsverbesserung betrachtet wird. Vielmehr erfordert ein komplexes kritisches Lebensereignis wie eine Hirnverletzung eine Therapie, die den Patienten in seiner gesamten Persönlichkeit begreift und somit auch verschiedenartige Wirkungen für den Patienten aufzeigt (Leistungsveränderungen, Krankheitsbewältigung, Befindlichkeitsveränderungen ...).

Abbildung 5 zeigt diese Vorschläge für Evaluationskriterien in ihrer Beziehung zu den geforderten Gütekriterien auf. Diese sollen im folgenden näher beschrieben werden. Dabei ist jedoch noch nichts über die Güte der Operationalisierung einzelner Kriterien ausgesagt, d.h. inwieweit überhaupt valide Instrumentarien existieren, diese Kriterien zu erfassen.

Effektnachweis:
Maße zum Effektnachweis geben an, ob ein Effekt auch mathematisch nachweisbar ist. Das kann mittels unterschiedlicher statistischer Verfahren erfolgen (Effektstärke, Unterschiedstest etc.). Der Effektnachweis kann aus unterschiedlichen Sichtweisen beurteilt werden.

a) Veränderung der kognitiven Leistungen in objektiven diagnostischen Verfahren
Da es sich bei den Maßnahmen um ein Training kognitiver Fähigkeiten handelt, stellen psychometrische Maße in Leistungstests ein häufig verwendetes Kriterium objektiver Veränderungen in den überprüften Bereichen dar.
b) subjektive Einschätzung der Leistungsveränderungen durch den Patienten
Unabhängig von der objektiven Veränderung der Leistungen ist es wichtig, daß der Patient diese subjektiv auch erlebt. Denn eine objektive Veränderung, welche für den Patienten nicht nachvollziehbar und erlebbar ist, stellt deren Relevanz in Frage und umgekehrt. Eine wichtige Frage ist dabei, welches der beiden Kriterien (objektiv vs. subjektiv) für die Effektivitätsbewertung bedeutender ist.
c) Einschätzung der Veränderung durch den Therapeuten
Der Therapeut erlebt den Patienten während des gesamten Verlaufes der Therapie und kann so eine Veränderung am direktesten beobachten. Damit kann eine Fremdbeurteilung der Veränderungen der kognitiven Leistungen erhoben werden.

Dabei kann man die vorgenannten Maße in ziel- versus veränderungsorientierte Indikatoren einteilen. Häufig wird die Effektivität von neuropsychologischen Maßnahmen darüber beurteilt, ob überhaupt eine Veränderung stattfindet und wenn, ob diese andere Effekte übersteigt. Bulla-Hellwig (1996) meint jedoch:

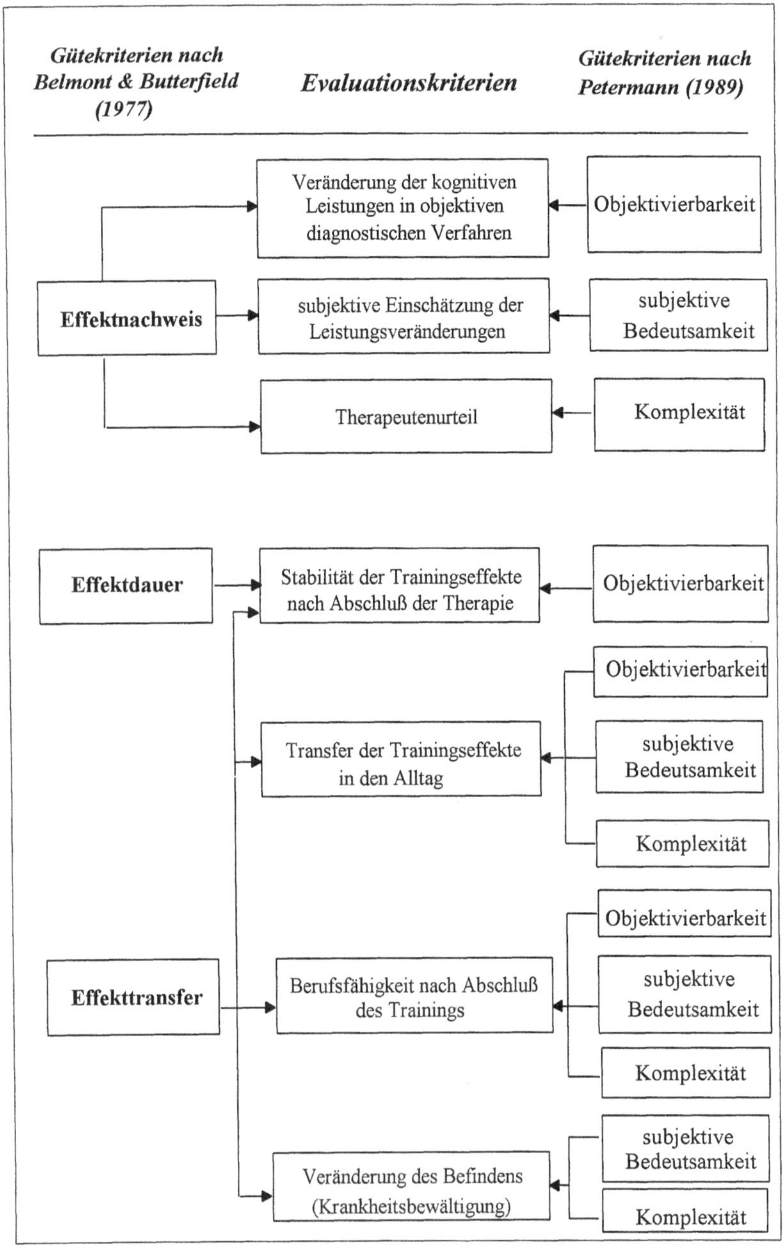

Abb. 5: Übersicht über die in der Untersuchung verwendeten Evaluationskriterien in Abhängigkeit von den Gütekriterien nach Petermann (1989) und Belmont & Butterfield (1977)

Allerdings kann es für Patienten, die z.B. trotz Hirnleistungstrainings weiterhin unter Aufmerksamkeitsschwäche leiden, unwichtig sein, zu erfahren, daß die Maßnahme besser ist als Spontanerholung: Patienten wollen „gesund werden" und so leben wie vor der Erkrankung. Sie wollen selbständig leben, wollen nicht auf fremde Hilfe angewiesen sein und wollen wieder zurück in ihren Beruf' (Bulla-Hellwig, 1996, S. 800 ff.).

Wichtig ist deswegen neben der Erfassung von Veränderungsmaßen auch die Beurteilung der Zielerreichung. Das kann auf zwei verschiedenen Wegen geschehen: zum einen wird das subjektive Therapieziel des Patienten erhoben und in seiner Erreichung beurteilt. Zum anderen besteht die objektivierbare Möglichkeit, den prozentualen Anteil der Patienten zu erfassen, welcher sich nach der Therapie im „Normbereich" befindet.

Effektdauer:
d) Stabilität der Trainingseffekte nach Abschluß der Therapie
Inwieweit sich die Effekte auch nach Abschluß des Trainings stabilisieren, ist ein wichtiges Kriterium jeglicher Evaluation. Damit soll nachgewiesen werden, daß es sich bei den Trainingseffekten nicht um reine Übungseffekte, sondern um Kompetenzveränderungen handelt. Damit ist eine wesentliche Schnittstelle zu den Kriterien des Effekttransfers vorhanden (Hasselhorn & Hager, 1998). Ein Problem stellt dabei jedoch die Zurechenbarkeit von Katamnesedaten zu den Trainingseffekten dar. Nach Bergmann (1996) verstärkt sich das Problem der Zurechenbarkeit von Erfolgen zu Interventionen mit wachsendem zeitlichen Abstand aufgrund des unkontrollierten zwischenzeitlichen Geschehens.

Effekttransfer:
Für den Nachweis eines Transfers des Trainingseffektes lassen sich Indikatoren finden, die auf verschiedenen Ebenen angelagert sind. Inwieweit diese Indikatoren zuverlässige Aussagen über einen tatsächlichen Alltagstransfer machen, soll im Rahmen dieser Studie untersucht werden (zu Möglichkeiten und Grenzen der vorhandenen Verfahren, vgl. Kap. 4.3).
e) Transfer der Trainingseffekte in den Alltag
Im Rahmen vieler ganzheitlicher Ansätze zur Rehabilitation kognitiver Fähigkeiten wird als abschließender Schritt des Trainings der Transfer des Trainingsfortschritts in den Alltag des Patienten gesehen (Adamovich, Henderson & Auerbach, 1988; Poser, 1987, Diller & Gordon, 1981). Als Ziel dieser Rehabilitationsmaßnahmen steht eine größtmögliche geistige Flexibilität und Kreativität, sowie die Steigerung der Leistungsfähigkeit. Inwieweit dieses Ziel erreicht wurde, ist für Patienten und Therapeuten erst durch das Zurechtkommen des Patienten im Alltag zu beurteilen. Ein Erzielen zufriedenstellender Testleistungen ist dann nicht ausreichend, wenn diese Testleistungen nicht den Anforderungen im Alltag entsprechen.

Die Erfassung des stattgefundenen Transfers kann im Sinne einer Beurteilung der Bewältigung von Alltagsanforderungen auf subjektivem (Fragebogen, Interview) oder objektivem Weg (Alltagssimulation) erfolgen.

f) Berufsfähigkeit des Patienten nach Abschluß der Therapie

Ob nach Abschluß des Trainings eine Wiederaufnahme der beruflichen Tätigkeit möglich ist, stellt für viele Patienten eine wichtige Frage dar.

Der Vorteil dieses Kriteriums liegt in seiner hohen Objektivität und leichten Erhebbarkeit. Demgegenüber steht jedoch der Nachteil, daß es für einen Großteil der Patienten objektiv nicht erreichbar ist, wieder arbeiten zu können. Insofern wäre ein solches Therapieziel für einen Teil der Patienten unrealistisch. Die Berufsfähigkeit ist von daher ein zwar objektives, aber nur begrenzt einsetzbares Effektivitätskriterium.

Poser et al. (1992) warnen davor, Evaluation als Legitimationsforschung zu benutzen, die versucht, global die Wirksamkeit von neuropsychologischer Rehabilitation auf die berufliche Wiedereingliederungsrate oder Lebenszufriedenheit nachzuweisen. Im Rahmen der Evaluation unter Feldbedingungen kann ein kausaler Nachweis des Zusammenhangs zwischen Effektivität des Trainings und der Berufstätigkeit aufgrund vieler anderer Einflußfaktoren nur schwer geleistet werden.

Dennoch stellt z.B. Berufsfähigkeit eine Facette der komplexen Wirkung eines Rehabilitationsprozesses dar, die sich vor allem in den persönlichen Zielen vieler Patienten widerspiegelt und deswegen auch im Sinne des Zielerreichungsgrads miterfaßt werden sollte.

g) Veränderung des Befindens des Patienten (Krankheitsbewältigung)

Eine Hirnschädigung ist ein kritisches Lebensereignis, welches gravierende Folgen für das weitere Alltagsleben des Patienten hat. Die Krankheit bzw. der Unfall bringt oft eine völlig veränderte Lebenssituation mit sich. Reaktiv depressive Verstimmungen sind oftmals die Folge.

Die Bedeutung kognitiver Leistungsstörungen für den betroffenen Patienten sind dabei nicht zu unterschätzen. Oft sind sie mit sozialer Isolation verbunden, da sie ein Ausscheiden aus dem Berufsleben oder gesellschaftliche Stigmation zur Folge haben können (Grimm, 1983).

So unterlegt u.a. die Coping-Hypothese der Aufmerksamkeit (v. Zomeren et al., 1984) den Zusammenhang zwischen Stimmung und Leistung (vgl. Kap. 4.2.1.2). Danach müßte eine Reduzierung kognitiver Defizite auch eine Befindlichkeitsverbesserung bewirken.

Betrachtet man die genannten Kriterien in Zusammenhang mit den Zielen neuropsychologischer Trainings (Kap. 3.2), ist zu sehen, daß der Transfer im Sinne der Generalisierung der Trainingseffekte in den Alltag eine übergeordnete Rolle spielt. Die Transfermaße stellen, wie Abbildung 5 zeigt, das einzige Maß dar, welches allen drei Gütekriterien Petermanns (1989) entspricht. Ebenso bilden Effektnachweis und -dauer die Voraussetzung für einen stattgefundenen Transfer, und stehen damit in engem Zusammenhang mit diesem Kriterium.

Aufgrund der herausragenden Rolle der Transfermaße im Bereich der neuropsychologischen Evaluation, soll auf ein Evaluationskonzept aus der Weiterbildungsforschung zurückgegriffen werden, welches die transferorientierte Erfolgskontrolle (Kirkpatrick, 1959, 1967, 1976; Arnold, 1992) in den Vordergrund stellt. Arnold (1992) geht davon aus, daß sich der eigentliche Erfolg einer betrieblichen Weiterbildung nicht im Lernfeld, sondern im Funktionsfeld, d.h. am Arbeitsplatz, beurteilen lassen muß. Übertragen auf den hier untersuchten Bereich heißt das, daß es unzureichend ist, Trainingseffekte im Rahmen standardisierter Testverfahren nachzuweisen (Lernfeld), deren Mangel an ökologischer Validität offensichtlich ist. Statt dessen ist es notwendig, Effekte im Alltag, wo das Gelernte in konkreten Anforderungssituationen angewendet werden muß, aufzuzeigen (Funktionsfeld).
In der vorliegenden Untersuchung soll deswegen ein besondere Schwerpunkt auf die Erhebung und Bewertung verschiedener Transferkriterien gelegt werden.
Aufgrund dieser besonderen Bedeutung des Transfers der Trainingseffekte in den Alltag des Patienten soll zunächst eine Darstellung der Möglichkeiten und Probleme der Messung dieses Kriteriums erfolgen.

4.3 Transfer der Effekte kognitiver Trainings in den Alltag der Patienten

Das von der WHO 1980 aufgestellte World Health Organization-Modell stellt die Basis für die Klassifikation der Konsequenzen von Krankheiten dar. Danach kann die Krankheit auf vier verschiedene Stufen eingeteilt werden (Wade, 1992). Was das konkret für neurologische Erkrankungen bedeutet, ist in Tabelle 4 beschrieben.

Dieses Modell gibt viele nützliche Einblicke in den Umgang mit Krankheiten mit Langzeitwirkungen. Z.B. verlagert sich der Interessenschwerpunkt mit der Zeit von der Pathologie zu den „disabilities", vom Patienten auf dessen Umgebung. Nach Wade (1992) ist der Rehabilitationsprozeß ausgerichtet auf die „disabilities", jedoch mit dem Ziel der Reduzierung der „handicaps".
In der praktischen Arbeit ist er jedoch häufig ausgerichtet auf die Ebene der „impairments" mit der Hoffnung auf Wirkungen auf die „disabilities" und „handicaps".

Für die Evaluation ergibt sich die Schlußfolgerung aus diesem Modell, daß alle Ebenen bei der Beurteilung des Prozesses miteinbezogen werden müssen. Die Ebene der Pathologie nimmt dabei eine Sonderstellung ein, weil es nicht Ziel neuropsychologischer Trainings ist, physiologische Prozesse zu verändern, sondern deren Konsequenzen zu vermindern. Sie soll deswegen in der vorliegenden Untersuchung außer acht gelassen werden.

Tab. 4: Konsequenzen einer Erkrankung nach dem WHO-Modell (Wade, 1992) am Beispiel neurologischer Erkrankungen und die daraus folgende Ableitung von Evaluationskriterien neuropsychologischer Trainingsmaßnahmen

Ebene	**Definition**	**Behandlung**	**Evaluationskriterien**
„pathology" (Pathologie)	strukturelle Abnormalität eines Organs oder Organsystems (= „Krankheit", „medizinische Diagnose"); Bsp.: gedecktes Schädel-Hirn-Trauma	medizinische Behandlung im Akut- und Rehabilitationskrankenhaus	Veränderung des medizinischen Befunds (z.B. im Computertumogramm)
„impairment" (Schädigung)	direkte neurophysiologische Konsequenzen des zugrunde liegenden pathologischen Ge schehens Bsp.: Konzentrationsstörung	kognitives Training 1. Stufe: Behandlung allgemeiner und spezifischer neuropsychologischer Defizite	- Veränderungen der kognitiven Leistungen in objektiven diagnostischen Verfahren - subjektive Einschätzung der Leistungsveränderungen durch den Patienten
„disability" (Alltagsbeeinträchtigung)	funktionale und behaviorale Konsequenzen der „pathology/impairment" (Verlust oder Reduktion der Fähigkeit, nor- male Funktionen auszuüben; auf der Stufe der Person in deren eigenen physikalischen Umgebung) Bsp.: Unfähigkeit, sich längere Zeit auf ein Buch zu konzentrieren	kognitives Training 2. Stufe: Transfer des Trainingsfortschritts in den Alltag des Patienten (Abstimmung der Trainingseinheiten auf persönliche Anforderungsbereiche des Patienten	- Stabilität der Effekte - Berufsfähigkeit - Transfer der Trainingseffekte in den Alltag der Patienten
„handicap" (Behinderung)	psychosoziale, persönlich relevante Konsequenzen der Krankheit (Reduktion der Freiheit, die sich in der Fähigkeit ausdrückt, die sozialen Funktionen und Rollen wahrzunehmen, die vom Patienten erwartet werden) Bsp.: Verlust der Fähigkeit, Auto zu fahren und damit z.B. Kinder zur Schule zu bringen	Psychotherapie mit den Zielen der Krankheitsbewältigung, Selbstfindung etc.	- Veränderung des Befindens der Patienten - Einschätzung der Lebensqualität und Alltagsbewältigung

Bisherige Untersuchungen konzentrieren sich, wie bereits mehrfach erwähnt, hauptsächlich auf die Veränderung der „impairments". Das ist darin begründet, daß Auswirkungen von „impairments" auf alltägliche Verrichtungen („disabilities") und Behinderungen bezogen auf normative Standards („handicaps") komplexer und schwerer quantifizierbar sind als die Erhebung der funktionellen Ausfälle selbst. Dennoch sind sie aber für die Rehabilitation mindestens genauso relevant (Kaschel, 1994).
Die Auswirkungen von neuropsychologischen Ausfällen im Alltag werden von Schweizer (1989) wie folgt beschrieben:

- Neuropsychologische Defizite werden häufig erst in komplexen Alltagssituationen vom Patienten bemerkt.
- Probleme bei einfachen Funktionen sind vor allem durch körperliche Behinderungen determiniert (z.B. Gleichgewichtsstörungen unter der Dusche). Die häufigere Einschränkung komplexer Funktionen korreliert stärker mit kognitiv-behavioralen Defiziten (z.B. Vergessen von Verabredungen) (Kaschel, 1994).
- Defizite in komplexen alltäglichen Handlungen stellen eine deutliche Einschränkung des sozialen Handlungsspielraums dar: z.B. können 27% der neurologischen Patienten noch Autofahren, 40% haben Probleme, deutlich, langsam und strukturiert zu sprechen, 30% können wieder berufstätig sein.
- Das späte Bemerken der Defizite hat Überforderungen, Mißverständnisse und Fehleinschätzungen zur Folge.
- Zusätzliche Fehlverhaltenweisen können sich entwickeln.

Wichtig ist deswegen eine Einschätzung der kognitiven Alltagsfähigkeiten schon im Rahmen institutioneller Einrichtungen, um

- kognitive Fähigkeiten alltagsrelevant zu trainieren,
- Krankheitseinsicht und -akzeptanz zu fördern,
- Patienten und Angehörige auf den Alltag vorzubereiten,
- Fehlanpassungen und Frustrationen zu vermeiden.

Desweiteren wird von vielen ganzheitlichen Therapierichtungen der Transfer des Trainingseffektes in den Alltag des Patienten als wichtiger Bestandteil gesehen (Ben-Yishay & Diller, 1983; Diller & Gordon, 1981 u.a.).

„Generalisation is one of the key factors in successful rehabilitation... Planning for generalisation, and indeed the actual teaching of generalisation, should perhaps feature more strongly than it has done in the past" (Wilson, 1991, S. 3).

Der Transferbegriff soll in dieser Untersuchung als Transfer im weiteren Sinne verstanden werden (Ochsner, 1975). Damit ist die Anwendung des Gelernten bei der Lösung von Problemen, die das berufliche und alltägliche Leben mit sich bringen, gemeint. Dieser Transferbegriff umfaßt die folgenden Dimensionen:

1. die Beeinflussung späteren Lernens durch vorgängige Lernergebnisse

2. die Beeinflussung des Verhaltens in Problemsituationen durch vorgängige Lernergebnisse
3. die Beeinflussung vorgängiger Lernergebnisse durch nachfolgendes Lernen.

Dabei ist für den hier angesprochenen Bereich vor allem Punkt 2 relevant. Strategien, Lernerfahrungen etc., welche im Training erworben wurden, sollen auf Alltagsprobleme angewandt werden. Da die Bewältigung kognitiver Alltagsanforderungen fortlaufende Lernprozesse erfordert, spielen jedoch auch die Punkte 1 und 3 eine Rolle.
Transfer kann in diesem Zusammenhang auch wie im pädagogischen Kontext verwendet werden. Hier wird durch Transfer die Übertragung des Gelernten auf neue Situationen beschrieben (Götz, 1993).
Wilson (1991) unterscheidet drei Arten des Transfers im Sinne einer Generalisierung:

1. Generalisierung über Personen (eine Maßnahme, die bei einer Person wirkt, wirkt auch bei anderen Personen)
2. Generalisierung über Verhaltensweisen (eine Strategie, die hilft ein Problem zu lösen, bewährt sich auch bei anderen Problemen); z.B. eine Gedächtnisstrategie wird anhand von Namenslisten erlernt und auf Einkaufslisten übertragen
3. Generalisierung über Situationen (wenn sich eine Strategie in einer Situation bewährt hat, bewährt sie sich auch in anderen Situationen); z.B. die in der Therapie erlernten Strategien werden im Alltag angewandt

Es geht hier vor allem um eine Generalisierung von Verhaltensweisen (Strategien) sowohl auf verschiedene Probleme als auch über verschiedene Situationen. Der Transferabstand ist in dieser Situation in Abhängigkeit von der Komplexität des auftretenden Alltagsproblems als unterschiedlich hoch einzustufen.

Aus dem bisher Gesagtem wird deutlich, daß ein Indikator für die Messung der Bewältigung von Alltagsanforderungen verschiedene Funktionen erfüllen kann. Er kann

1. der Feststellung des Ist-Zustandes zur Festlegung von Therapiezielen und -indikationen dienen, und
2. als Evaluationskriterium zur Messung des Effekttransfers von Trainingsmaßnahmen genutzt werden.

Leider ist die Messung des Alltagstransfers bzw. die Einschätzung der Alltagsbewältigung ein kaum untersuchtes und nicht befriedigend gelöstes Problem, welches sich nicht nur in der Neuropsychologie, sondern z.B. auch in der Gerontopsychologie und bei psychiatrischen Fragestellungen widerspiegelt.

Die Forderung von Hömberg & Wist (1989, S. 77):

„Der Nachweis eines solchen „Transfers" zur Vermeidung trivialer Übungseffekte bei bestimmten Trainingsprogrammen muß integraler Bestandteil der Evaluierung der Therapieeffektivität sein."

steht im Widerspruch zu vorhandenen Möglichkeiten und Evaluationspraktiken.
Selbst in methodisch anspruchsvollen Studien wird statistischen Erfolgskriterien ein breiter Raum gewidmet, deren Alltagsrelevanz aber wird völlig außer Acht gelassen (Kaschel, 1994). Der Trainingseffekt wird in vielen Studien mit herkömmlichen diagnostischen Leistungstests gemessen, die, wie in Kap. 4.2.2 dargestellt wurde, Kriterien der ökologischen Validität nicht genügen.

„Although a large number of studies have been concerned with remediation of memory disorders, they have generally lacked ecological validity and have therefore failed to demonstrate significant transfer of training from the laboratory to the real world" (Glisky & Schacter, 1987, S. 893).

Im folgenden soll ein Überblick über den aktuellen Stand der Möglichkeiten und Grenzen der Messung des Alltagstransfers bzw. der Bewältigung von Alltagsanforderungen gegeben werden.

4.3.1 Möglichkeiten und Probleme der Transfermessung

Hasselhorn (1995) stellt für die empirische Evaluation kognitiver Trainings die Frage nach brauchbaren Kriterien, um zwischen reinen Übungseffekten im Sinne von Coaching und Trainingseffekten, die Fähigkeitssteigerungen über verschiedene Situationen hinweg beinhalten, zu trennen. Aufgrund bisher unzureichender Möglichkeiten sieht er eine Variante des Transfernachweises in einer zeitüberdauernden Leistungssteigerung (vgl. auch Abbildung 5). Er geht dabei davon aus, daß Leistungssteigerungen zeitlich stabil sein sollten, wenn sie durch Fähigkeitsverbesserungen zustande gekommen sind. D.h., bei Aufrechterhaltung der Leistung über einen längeren Zeitraum kann von einer Kompetenzsteigerung ausgegangen werden. Damit ergibt sich neben der Forderung des Aufgabentransfers eine Forderung nach einem zeitlichen Transfer.
Problematisch ist dabei jedoch im speziellen Fall der Evaluation kognitiver Programme in Rehabilitationskliniken, daß für eine Überprüfung der Effektstabilität aus Gründen der Erreichbarkeit nur ein geringer Teil der untersuchten Stichprobe zur Verfügung stehen kann. Deswegen ist für diesen Bereich ein Kriterium, das die Forderungen des Aufgabentransfers erfüllt und gleichzeitig eine prognostische Funktion als Indikator des zeitlichen Transfers erfüllt, erforderlich.
Kaschel (1994) gibt einen Überblick über die vorhandenen Möglichkeiten der Gedächtnisdiagnostik, welche sich auch auf andere kognitive Bereiche verallgemeinern lassen (Abbildung 6).

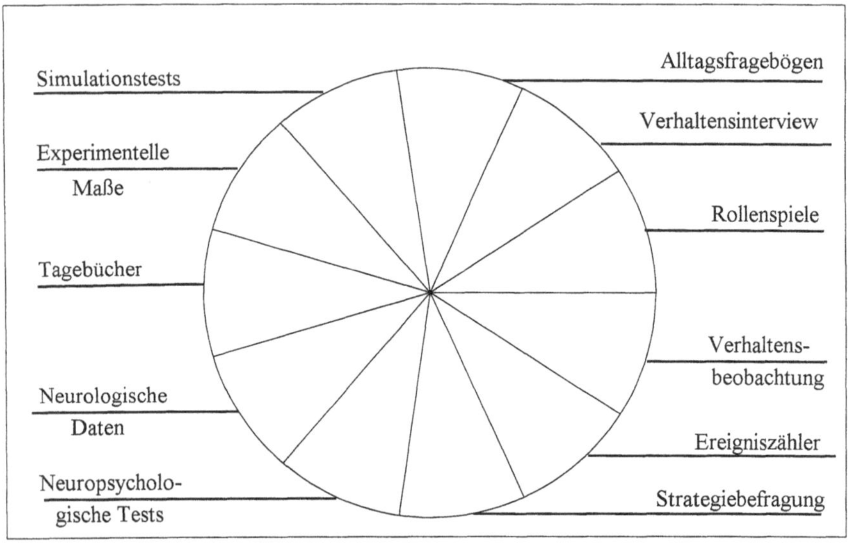

Abb. 6: Methodenkanon verhaltensorientierter Gedächtnisdiagnostik (Kaschel, 1994, S. 30)

Dabei fällt die Vielzahl möglicher methodischer Zugänge auf. Für eine Beurteilung der Bewältigung von Alltagsanforderungen, wie sie für eine Transfermessung notwendig ist, beschränken sich diese Möglichkeiten auf die Methoden der Verhaltensbeobachtung, der subjektiven Verfahren (Interview, Befragung, Tagebücher), sowie der Simulationstests.

Im folgenden sollen anhand von Beispielen diese Methoden in ihren Möglichkeiten und Grenzen diskutiert werden.

4.3.1.1 Verhaltensbeobachtung: „Activities of daily living (ADL)"-Skalen

Skalen zur Einschätzung der Aktivitäten des täglichen Lebens (ADL) als eine Variante der Verhaltensbeobachtung sollen diejenigen Bereiche aus dem alltäglichen Leben erfassen, die für einen erfolgreichen Umgang mit Alltags-erfordernissen unabdingbar sind. Sie stellen also ein Maß dar, mit dessen Hilfe die Abhängigkeit und Pflegebedürftigkeit eines Menschen abgeschätzt werden kann (Eakin, 1989a).
Obwohl mit ADL-Skalen keine kognitiven Fähigkeiten erfaßt werden, sollen an dieser Stelle daran einige ausgewählte methodische Probleme, wie sie auch bei der Beobachtung kognitiver Fähigkeiten (z.B. in Fremdeinschätzungen) auftreten, demonstriert werden.
1. Operationale Definitionen: ADL-Skalen beinhalten die Beobachtung von Aktivitäten wie „Essen" und „Laufen". Die Begriffe sind so zu wenig operationalisiert. Wenn zwei Therapeuten also diese Aktivitäten beobachten,

um sie in eine Rangreihe der Abhängigkeit bzw. Unabhängigkeit zu bringen, entspricht das wahrscheinlich der Beschreibung zweier unterschiedlicher Dinge. Einer mag den Patienten Steak essen sehen, der andere beobachtet ihn beim Verspeisen von gebratenen Eiern. Einer nimmt angepaßtes Besteck, der andere nicht... Diese unterschiedlichen subjektiven Definitionen machen jede Einschätzung unreliabel.
Es kommt hinzu, daß die operationalen Definitionen für publizierte ADL-Skalen variieren. Einige definieren Unabhängigkeit als Erbringen einer Leistung ohne Hilfe einer anderen Person oder der Benutzung einer speziellen Ausrüstung (z.B. Rollstuhl). Andere „erlauben" die Benutzung solcher Dinge, wenn keine Hilfe von anderen Personen benötigt wird. Damit ist die Einschätzung von Abhängigkeit/Unabhängigkeit recht willkürlich und hängt von der Skala ab, die man benutzt (Eakin, 1989b).
2. *Validität:* Bisher gibt es keine akzeptierte Definition darüber, was Aktivitäten des täglichen Lebens sind. Außerdem existiert keine standardisierte Meßmethode, anhand derer Neuentwicklungen validiert werden könnten. Die Folge ist, daß es große Unterschiede in den Auffassungen gibt, welche Aktivitäten zum Konstrukt ADL gehören (Problem der Konstruktvalidität). Es gibt ebenfalls keine einfachen, externen Kriterien, mit denen man ADL- Skalen korrelieren könnte (Problem der Kriterienvalidität) (Eakin, 1989b).

Zusammenfassend kann man sagen, daß der Einsatz von ADL-Skalen aufgrund der genannten methodischen Mängel sehr fraglich ist. Bezogen auf die Konstruktion von Skalen zur Einschätzung kognitiver Fähigkeiten im Alltag ist festzustellen, daß die genannten Probleme in diesem Bereich wegen der höheren Komplexität kognitiver Fähigkeiten in verstärktem Maße auftreten werden. Weder zum Konstrukt kognitiver Alltagsfähigkeiten existiert eine einheitliche Definition noch gibt es akzeptierte Außenkriterien für eine erfolgreiche Bewältigung von Alltagsanforderungen. Operationale Definitionen einzelner Leistungen fehlen fast vollständig.

4.3.1.2 Selbst- und Fremdbeurteilung instrumenteller Aktivitäten des täglichen Lebens (IADL) und kognitiver Fähigkeiten im Alltag

Die Skalen zur Beurteilung instrumenteller Aktivitäten des täglichen Lebens (IADL) enthalten Handlungen eines höheren Komplexitätsgrades zur Beschreibung von Abhängigkeit bzw. Unabhängigkeit bei der Ausübung alltäglicher Funktionen als ADL-Skalen (Olbrich & Diegritz, 1995).
Wade (1985) beschreibt dabei folgende IADL-Bereiche nach zerebralem Insult:

- Kognition
- Sprache
- Physische Funktionen (motorisch und sensibel)
- Tägliche Aktivitäten (ADL-Funktionen)
- Wohnen

- Soziale Funktionen
- Emotionaler Status

ADL- und IADL-Aktivitäten bedingen einander nicht, d.h. eine hohe Abhängigkeit bei basalen Alltagshandlungen führt nicht zwangsläufig zu einer hohen Abhängigkeit bei instrumentellen Aktivitäten. Allerdings liegen dazu widersprüchliche Befunde vor (Olbrich & Dieglitz, 1995).
Ähnlich wie bei den ADL-Skalen ist der Einsatz von IADL-Skalen aufgrund methodischer Probleme nicht unumstritten. Auf diese Probleme soll im folgenden näher eingegangen werden (Lübbers, Schöttke, Wiedl & Ackermann, 1993):
Der Einsatz von IADL-Skalen ist stark von motivationalen Aspekten abhängig. D.h., wenn sich eine bestimmte IADL-Komponente nicht feststellen läßt, heißt das nicht, daß sie nicht vorhanden ist.
IADL-Skalen sind in ihrer Validität während der stationären Behandlung stark eingeschränkt, da die Umweltbedingungen und damit die Anforderungen völlig verschieden sind von den häuslichen Bedingungen. Damit sind diese Skalen eigentlich nur katamnestisch verwendbar. Konkret heißt das, daß die Werte zu Hause im Allgemeinen aufgrund der geringeren Strukturiertheit und der höheren Anforderungen etwas höher (größere Beeinträchtigungen) sind als im Krankenhaus. Generell wirft sich hier die Frage auf, inwieweit Selbst-/ Fremdeinschätzungen von Alltagsaktivitäten im Rahmen institutioneller Einrichtungen möglich und sinnvoll sind.
Die im deutschsprachigen Raum wohl bekannteste IADL-Skala stellt die *Alltags-Aktivitäts-Skala des Nürnberger Altersinventars* von Oswald & Fleischmann (1986) dar.
Hier sollen durch Selbstbeurteilung von Alltagsaktivitäten durch den Patienten Hinweise auf Hilfs- oder Pflegebedürftigkeit gegeben werden.
Dabei werden drei Bereiche erfragt:

1. allgemeiner kognitiver Leistungsstand
2. soziale Aktivitäten
3. instrumentelle Aktivitäten

Problematisch ist dabei jedoch, daß die Bereiche 1 und 3 schlecht voneinander zu trennen sind, weil sie einander bedingen. Weiterhin ist kritisch anzumerken, daß die Testgütekriterien nicht in ausreichendem Maße erhoben wurden.
Ein weiteres Instrument zur Beurteilung von instrumentellen Aktivitäten des täglichen Lebens ist der *Fragebogen für Insultpatienten* (Lübbers et al., 1993).
Ziel war dabei die Entwicklung einer IADL-Skala zur besseren Differenzierung der Patienten hinsichtlich kognitiver Störungen und instrumenteller und sozialer IADL (höhere ökologische Validität hinsichtlich Gestaltbildung und Reasoning).
Dazu wurden folgende Bereiche erfaßt:

1. *Mobilität* (Haben Sie Schwierigkeiten, spazieren zu gehen?)

2. *Visuokognitive Funktionen* (Können Sie sich vor dem Spiegel die Haare kämmen?) = motorische Umsetzung von Handlungssequenzen für visuokognitive Anforderungen
3. *Aufmerksamkeit/Gedächtnis* (Haben Sie Schwierigkeiten, Fernsehsendungen über eine längere Zeit zu verfolgen?/ Können Sie berühmte Leute im Fernsehen oder in der Zeitung wiedererkennen?)
4. *Instrumentelle/soziale Aktivitäten* (Haben Sie Schwierigkeiten beim Telefonieren? Können Sie finanzielle Angelegenheiten selbst erledigen? Nehmen Sie an öffentlichen Veranstaltungen teil?)

Erste Ergebnisse zur Überprüfung des Verfahrens zeigten, daß es eine mögliche Variante für die Erfassung des prämorbiden Status ist, die sich jedoch zum aktuellen Stand noch in einer Entwicklungsphase befindet (Lübbers et al., 1993).

Ein wesentlicher Kritikpunkt der IADL-Skalen ist, daß die Einschränkungen der selbständigen Lebensführung in der Regel anhand mehrerer Einzelaussagen zu einer Mehrzahl von IADL erfaßt werden und die Summenbildung dann recht unreflektiert erfolgt (Olbrich & Stieglitz, 1995). Es wird darauf hingewiesen, daß die Skalen nach ihrem Generalisierungsgrad unterschiedlich sind und dementsprechend spezifisch quantifiziert werden müßten. D.h., alltagsnah ausgewählte Items aus einem bestimmten Bereich (z.B. Gedächtnisleistung) müßten zu einem spezifischen Meßinstrument zusammengefaßt werden.
Da es sich in dieser Arbeit um *kognitive* Alltagsaktivitäten handelt, sollen zwei Fragebögen vorgestellt werden, welche dies für die Bereiche Gedächtnis und Aufmerksamkeit realisiert haben.
1. Fragebogen erlebter Defizite der Aufmerksamkeit - FEDA (Zimmermann & Fimm, 1989): Der FEDA ist das einzige Verfahren zur Selbstbeurteilung der momentanen Aufmerksamkeitsleistung in unterschiedlichen Aufmerksamkeitsbereichen im deutschsprachigen Raum. Er enthält eine alltagsnahe Aussagensammlung zu den Bereichen:

1. Ablenkbarkeit und Verlangsamung bei geistigen Prozessen
2. Antriebsminderung
3. Ermüdung und Verlangsamung bei praktischen Tätigkeiten

Der Patient hat die Aufgabe, jedes Item nach seiner Häufigkeit zu beurteilen. Für jede Skala wird ein Summenscore gebildet, anhand dessen ein Vergleich des Patienten mit einer Patientenpopulation und einer Population Gesunder möglich ist.

2. Fragebogen zur Erfassung alltäglicher Gedächtniserfahrungen - FEAG (Holzapfel, 1990): Der FEAG ist ein zweigeteilter Fragebogen zur Beurteilung alltäglicher Gedächtnisleistungen. Dabei handelt es sich um:

1. Teil: aktuelle Gedächtnisprobleme
2. Teil: Erinnerung an einige Wochen - Jahre zurückliegende Ereignisse

Er stellt die modifizierte deutsche Fassung des „Inventory of Memory Experiences" von Hermann & Neisser (1978) dar. Auf einer fünfstufigen Skala wird die Häufigkeit von alltäglichen Gedächtnisproblemen erfragt.

Mit der Erhebung subjektiver kognitiver Daten sind eine Reihe von methodischen Problemen verbunden, auf die im folgenden näher eingegangen werden soll (Kaschel, 1994).
1. Fragebögen erfassen meist die Häufigkeit der gestörten kognitiven Leistung (z.B. Vergessen), ohne die Grundrate des Verhaltens (sich etwas merken müssen) einzubeziehen, d.h. ist die Grundrate des Verhaltens gering, ist auch die Wahrscheinlichkeit einer subjektiven Störung gering. Um das Problem zu umgehen, wäre nach Kaschel (1994) eine Unterscheidung einer „ability"- und einer „frequency"-Komponente sinnvoll.
Hier spiegelt sich auch das bereits erwähnte Problem des Einsatzes von Alltagsfragebögen in institutionellen Einrichtungen wider. Es wird ein Verhalten (z.B. Merken von Verabredungen) abgefragt, wie es in der aktuellen Situation gar nicht auftritt.
2. Bei der Erhebung kognitiver Probleme sind die Bezugssysteme des Befragten unklar. Bei der Frage nach der Veränderung der Bewältigung kognitiver Anforderungen ist grundsätzlich der Bezug zu

- „was ein normaler Mensch erinnern müßte"
- „was ich früher leisten konnte"
- „was ich von Haus aus eigentlich leisten müßte"

möglich (Kaschel, 1994). Mit welcher Häufigkeit kognitive Probleme berichtet werden, ist eine Funktion von Heuristiken, Anspruchsniveau, Persönlichkeit, Gedächtnis, Gewohnheit und externen Speichern (z.B. werden Fehlleistungen mit bedeutsamen Konsequenzen besser erinnert).
3. Ein bereits angedeutetes Problem ist, daß subjektive Einschätzungen von kognitiven Leistungen gering bzw. gar nicht mit Ergebnissen von objektiven Leistungstests korrelieren (Kaschel, 1994). Zur Interpretation dieses Sachverhaltes gibt es drei Möglichkeiten:
a) Patienten können ihre kognitiven Leistungen nicht einschätzen.
Dagegen spricht, daß zum einen bei Hirngesunden ähnliche Ergebnisse auftreten, zum anderen die Selbst- und die Fremdbeurteilungen in diesen Fragebögen sehr hoch korrelieren. Der in Punkt 1 genannte Einwand, daß Patienten innerhalb institutioneller Einrichtungen nicht in der Lage sind, Alltagsprobleme einzuschätzen, kommt hier wieder zum Tragen. Dieses Problem kann über eine Untersuchung gelöst werden, die die Fragebögen einmal im institutionellen Rahmen und einmal im Rahmen der Katamnese erhebt und dadurch eine mögliche Veränderung der Stärke des Zusammenhangs untersuchbar macht (s. empirischer Teil). Auch v. Cramon, Mai & Ziegler (1995) sind der Meinung, daß die Validität von Selbst- und

Fremdbeurteilungen mit dem Ausmaß der Alltagserfahrungen steigt, das der Beurteiler sammeln kann.
b) Möglicherweise erfassen die Fragebögen nicht die typischen Alltagsanforderungen (geringe externe bzw. konkurrente Validität). Auch gegen diese Variante spricht die hohe Übereinstimmung zwischen Selbst- und Fremdbeurteilung. Entscheidend für die Validität des Verfahrens ist jedoch vor allem, zu welchem Zeitpunkt es zum Einsatz kommt (s. a)).
c) Die dritte Möglichkeit ist, daß es sich bei den objektiven Leistungstests um eine heterogene Abfrage von Verhaltensstichproben handelt, d.h. die Tests messen andere Anforderungen, als im Alltag vorkommen. Diese Variante ist die wahrscheinlichste, so daß das Problem der mangelnden ökologischen Validität der herkömmlichen Meßinstrumente auch von vielen Autoren beschrieben wird (Lamberti, 1987; Denzler, 1990; Wilson, 1991; Kaschel, 1994; Schöttke, 1997 etc.).

Eine weitere Möglichkeit der differenzierten Einschätzung kognitiver Fähigkeiten stellen *Interviews zu kognitiven Alltagsproblemen* dar.
Strukturierte Verfahren, welche auf neuropsychologische Fragestellungen zugeschnitten sind, sind leider auch hier sehr selten. Ein Beispiel aus dem gerontologischen Bereich ist das Strukturierte Interview für die Diagnose einer Demenz vom Alzheimer Typ, der Multiinfarkt- (oder vaskulären) Demenz und Demenzen anderer Ätiologie nach DSM-III-R, DSM-IV und ICD-10 (SIDAM) von Zaudig & Hiller (1996). Das SIDAM versucht eine Integration der bisher vorgestellten Verfahren:

- semistrukturierter klinischer Überblick
- Leistungsteil (Beurteilung des allgemeinen kognitiven Funktionsstandes: Orientierheit, unmittelbare Wiedergabe, Kurzzeitgedächtnis, Langzeitgedächtnis, Gesamtgedächtnisscore, intellektuelle Leistungsfähigkeit, verbale/rechnerische Fähigkeiten, Konstruktionsfähigkeit, Aphasie/ Apraxie)
- klinische Beurteilung des psychosozialen Leistungsstandes, sowie Persönlichkeitseinschätzung
- Quantifizierung der psychosozialen Leistungsfähigkeit mittels einer integrierten ADL-Skala

Damit ist das SIDAM ein Screeningsinstrument zur Erfassung und Schweregradbestimmung kognitiver Funktionsdefizite. Kritisch zu bemerken ist jedoch, daß damit die Probleme der ADL-/ IADL-Skalen nicht ausgeräumt sind und sich die Beurteilung der kognitiven Funktionen ebenfalls nicht an alltagsnahen Anforderungen orientiert.
Für die Entwicklung eines alltagsorientierten Interviews ist nach v. Cramon et al. (1995) so vorzugehen, daß zunächst spontane Veränderungen kognitiver Leistungen erfragt und dann nach einem Fragekatalog kognitive Leistungen in verschiedenen Alltagssituationen beurteilt werden. Das läßt eine individuellere,

weil konkretere und damit für den Patienten faßbare Beurteilung von Alltagsproblemen zu.

Zusammenfassend ist zur Methode der subjektiven Verfahren zu sagen, daß trotz verschiedener methodischer Probleme ihr Einsatz sinnvoll ist, weil bestimmte Informationen nur so zu erhalten sind. So kann man zunächst problemrelevante Dimensionen der Alltagsfähigkeiten über ein Interview identifizieren und zusätzliche wichtige Informationen über die Einschätzungen der Probleme (Leidensdruck, Krankheitseinsicht) nutzen. Bereits vorhandene Verfahren müßten allerdings um die oben genannten Punkte erweitert bzw. diesbezüglich verändert werden.

4.3.1.3 Simulationstests

Eine weitere, objektive Methode der Erfassung kognitiver Alltagsfähigkeiten sind Simulationstests. Darunter sind alle Tests zur Erfassung mnestischer Leistungen zu verstehen, die vorgeben, kognitive Alltagsleistungen nachzubilden (Kaschel, 1994).
Hinter Simulationstechniken steht die Überlegung, daß die direkte Erfassung interessierender Leistungen wünschenswert ist und gleichzeitig eine hohe Augenscheinvalidität aufweist. Ein weiterer Vorteil ist laut Dörner, Kreuzig, Reither & Stäudel (1983) das gewöhnlich hohe Ausmaß an Motivation und Engagement der Versuchspersonen.
Dabei geht es in der Regel nicht darum, z.B. rechts- und linkstemporale Gedächtnisprobleme zu differenzieren (dies ist eine Leistung herkömmlicher Verfahren), sondern um eine Ergänzung der herkömmlichen Verfahren durch alltagsrelevantes Material, um Aussagen zu Ausmaß, Schwere und Art alltäglicher kognitiver Probleme zu machen.
Wichtig ist für die Alltagsrelevanz die Simulation komplexer Alltagssituationen, die verschiedene kognitive Leistungen vereinen (z.B. Aufmerksamkeit und Gedächtnis).
Im Gegensatz zu herkömmlichen Testanforderungen, die eine spezifische kognitive Fähigkeit beanspruchen, ist im Alltag meist die Integration verschiedener Leistungen gefordert. Dies sollte sich auch in der Simulation widerspiegeln.
Zu beachten ist dabei jedoch, daß auch die Simulation nur einen Ausschnitt der Alltagsanforderungen darstellen kann. Dieser jedoch sollte repräsentativ für die Gesamtheit kognitiver Alltagsanforderungen sein.
Der bekannteste vorhandene Simulationstest im deutschsprachigen Raum ist der *Rivermead Behavioral Memory Test* von Wilson, Cockburn & Baddeley (1992) zur Messung des Alltagsgedächtnisses. Sein Ziel ist die Entdeckung alltäglicher Gedächtnisprobleme und die Erfassung von deren Veränderungen.
Die ökologische Validierung erfolgte anhand von Therapeutenchecklisten, wobei aufgrund der im vorhergehenden Kapitel genannten Probleme fraglich

ist, inwieweit eine Einschätzung dieser alltäglichen Probleme durch den Therapeuten überhaupt möglich ist. Weitere Probleme des Verfahrens sind, daß zur Zeit keine deutsche Normierung existiert und daß die Durchführungs- und Auswertungsobjektivität zum Teil problematisch ist (Kaschel, 1994). In eigenen Untersuchungen fiel desweiteren auf, daß bei Hirngeschädigten mit nur geringen Gedächtnisdefiziten der Test unzureichend differenzierte und daß ein Vergleich mit Hirngesunden aufgrund dieser Deckeneffekte unmöglich war.
Eine weitere Möglichkeit der Erhebung von Alltagsgedächtnisproblemen sind die *Simulationsverfahren zur Gedächtnisdiagnostik* nach Kaschel (1994). Diese beinhalten drei verschiedene alltagsorientierte Instrumente (Video-Simulationstest, Radionachrichten, Verlaufsmaterial), in denen Anforderungen aus relevanten Gedächtnisbereichen gestellt werden. Validiert wurden die Verfahren anhand standardisierter Verfahren und an einem Außenkriterium (Wiederfinden eines Weges) für die konvergente Validität, und anhand von Persönlichkeitsfragebögen für die divergente Validität.
Zur Bewertung ist zu sagen, daß es sich dabei um gut überprüfte, an verschiedenen Populationen eingesetzte Gedächtnissimulationen handelt. Problematisch ist jedoch die Validierung anhand standardisierter Verfahren, bei denen von einer geringen ökologischen Validität ausgegangen wird. Wenn beide Testverfahren also hoch korrelieren, ist die Entwicklung eines neuen Verfahrens nicht unbedingt sinnvoll. Beim Teil der Radionachrichten werden äußere Störquellen bewußt ausgeschlossen, was zwar den Vorteil einer hohen Standardisierung bietet, aber einer hohen Alltagsnähe widerspricht (Dilemma zwischen externer und interner Validität).
Tabelle 5 gibt einen Überblick über vorhandene, in der Neuropsychologie eingesetzte Alltagssimulationen in den einzelnen kognitiven Bereichen.

Tab. 5: Übersicht über vorhandene Alltagssimulationstests

Kognitiver Bereich	**Verfahren zur Alltagssimulation**
Gedächtnis	Rivermead Behavioral Memory Test (Wilson et al., 1992) Simulationsverfahren zur Gedächtnisdiagnostik (Kaschel, 1994)
Aufmerksamkeit	Fotosafari (Weber, Hartje & Janzik, 1989) Radarbeobachtung (Sturm, 1990)
Planen/ Problemlösen	Script Monitoring Test (Grube- Unglaub & Funke, 1995)
Gestaltorganisation und schlußfolgerndes Denken	Verhaltenstest für Insultpatienten (Lübbers et al., 1993)

Zusammenfassend ist festzustellen, daß eine Reihe von Alltagssimulationstests kognitiver Fähigkeiten existieren, die aber in ihrer Praktikabilität zum Teil eingeschränkt sind. Auffällig ist, daß sich diese Tests immer nur auf einen kognitiven Bereich beziehen, nachdem die Forderung nach der Integration verschiedener Fähigkeiten z.B. von Kaschel (1994) selbst aufgestellt wurde.

Alltagsrelevante Verfahren müssen komplexe kognitive Anforderungen simulieren, was notwendigerweise mehrere elementare Funktionen und deren Interaktion umfaßt. Eine losgelöste Betrachtung des Alltagsgedächtnisses erscheint danach wenig sinnvoll.
Ein weiteres Problem stellt die Validierung der Verfahren dar. Genau wie bei den ADL-Listen ist es schwierig, ein Außenkriterium für kognitive Alltagsfähigkeiten zu finden.

4.3.2 Zusammenfassung der Transferproblematik

Ausgehend von der Kritik herkömmlicher Verfahren zur Messung der kognitiven Leistungsfähigkeit bezüglich deren ökologischer Validität wurde eine Übersicht über vorhandene Möglichkeiten der Einschätzung der Bewältigung kognitiver Alltagsfähigkeiten gegeben. Eine solche Einschätzung ist in der Neuropsychologie zum einen für die Therapieplanung, zum anderen als Evaluationskriterium neuropsychologischer Trainingsmaßnahmen notwendig.
Anhand dieses Kriteriums können Trainingseffekte im Sinne einer Fähigkeitssteigerung von reinen Coaching- (Übungs-) Effekten getrennt werden.
Es wurde deutlich, daß eine Reihe von Möglichkeiten zur Verfügung stehen, die aber mit zum Teil erheblichen methodischen Problemen verbunden sind. Diese Probleme lassen sich nach allgemeinen, d.h. alle Verfahren betreffende (Punkt 1- 2), sowie für einzelne Verfahren spezifische (Punkt 3- 6) Kritikpunkte einteilen und wie folgt zusammenfassen:

1. Es gibt keine Definition des Konstrukts kognitiver Alltagsfähigkeiten.
2. Es gibt kein anerkanntes Validierungskriterium für die Entwicklung eines Verfahrens zur Messung kognitiver Alltagsfähigkeiten (ökologische Validität sollte über bloße Augenscheinvalidität hinausgehen). Damit ist die Validität vorhandener Verfahren in Frage gestellt.
3. Die Validität und Reliabilität subjektiver Daten ist aufgrund vorgenannter Probleme fraglich.
4. Bisherige Verfahren werden in überwiegendem Maße katamnestisch eingesetzt. Nach Bergmann (1996) verstärkt sich das Problem der Zurechenbarkeit von Erfolgen zu Interventionen mit wachsendem zeitlichem Abstand.
5. Es existieren keine wirklich standardisierten Verfahren zur Beobachtung von Alltagsfähigkeiten, welche eine Vergleichbarkeit der Urteile untereinander gewährleisten würden.
6. Die ökologische Validität herkömmlicher standardisierter Verfahren ist eingeschränkt.

Die vorhandenen Möglichkeiten zur Erfassung kognitiver Alltagsfähigkeiten stehen damit im Widerspruch zu deren Bedarf.

„Obwohl unter Trainingsforscher(inne)n breiter Konsens über die Wichtigkeit von Transfereffekten besteht, sind transfertheoretische Überlegungen wie auch überzeugende empirische Transfereffekte bei vorliegenden kognitiven Trainingsprogrammen bis heute eher die Ausnahme" (Hasselhorn , 1995, S. 33).

Die Untersuchung der Bewältigung kognitiver Anforderungen im Alltag sollte ein wichtiger Bestandteil der Evaluation von neuropsychologischen Trainingsmaßnahmen sein. Therapeut und vor allem Patient messen den Effekt einer Therapiemaßnahme in erster Linie am Grad der Selbständigkeit des Patienten, d.h. bezogen auf kognitive Probleme, inwieweit der Patient in der Lage ist, mit Alltagsproblemen umzugehen. Eine Ergänzung herkömmlicher Verfahren zur Untersuchung dieser Problematik ist deswegen unumgänglich.

5 Auf der Suche nach geeigneten Evaluationsstandards: Transferorientierte Erfolgskontrolle am Beispiel der Trainingsmaßnahmen der Klinik Schloß Pulsnitz

5.1 Konkretisierung des Untersuchungsziels

In den vorangegangenen Kapiteln wurde deutlich, daß die Evaluation von Trainingsmaßnahmen im Bereich der Neuropsychologie aufgrund vielfältiger methodischer Probleme bisher zu kurz gekommen ist. Dies steht im Kontrast zur wachsenden Bedeutung dieses Gebietes innerhalb der Klinischen Psychologie. Neue, methodische Forderungen berücksichtigende Ansätze zur Evaluation neuropsychologischer Maßnahmen werden deshalb notwendig.
So fordern z.B. Diller & Gordon (1981), daß neuropsychologische Defizite sowohl im alltäglichen Verhalten als auch in standardisierten Verfahren nachweisbar sein sollten. Verschiedene diagnostische Operationalisierungen erhöhen dabei die Reliabilität der Messung. Desweiteren ist mit Hilfe der Evaluation der Trainingseffekt gegenüber anderen möglichen Einflußfaktoren abzugrenzen, und sollte durch die Erfassung größerer Patientenzahlen verallgemeinerbar sein. Als ebenfalls wichtig sehen die Autoren den Nachweis des Effekttransfers sowohl auf trainingsähnliche Verfahren als auch auf den Alltag an.

Damit kann das bisher Gesagte in folgende, die interne und externe Validität der Erfolgskontrolle einschränkende grundlegende Probleme zusammengefaßt werden:

1. Abtrennung des Trainingseffekts von der Bruttowirkung des gemessenen Effekts
2. Bildung und Auswahl geeigneter Vergleichsgruppen zur Abschätzung des Trainingseffekts
3. Auswahl aussagekräftiger und valider Evaluationsmaße
4. Messung der Generalisierung der Trainingseffekte in den Alltag des Patienten.

Um diese Problembereiche abdecken zu können, ist es notwendig, methodisch fundierte Evaluationsstandards zur Untersuchungsplanung und -durchführung zu explizieren und einzusetzen. Die mit dem kognitiven Training gegebene inhaltliche Ähnlichkeit der Interventionsinhalte bei pädagogisch- und neuropsychologischen Maßnahmen erlaubt eine Anpassung solcher Evaluationsstandards aus dem pädagogischen Bereich an neuropsychologische Belange. Diese Standards beinhalten Evaluationskonzepte unter feldexperimentellen Bedingungen, welche besondere Schwerpunkte setzen beim Nachweis der „Nettowirkung" eines Trainingseffekts, der Bildung von Vergleichsgruppen, der Auswahl von Evaluationskriterien, sowie beim Nachweis von Transfereffekten (Beck, 1998, Hasselhorn & Hager, 1998, Klauer, 1989). Damit findet sich eine Schnittstelle zu den oben genannten Problembereichen in der Evaluation neuropsychologischer Maßnahmen.

In der vorliegenden Untersuchung soll deswegen am Beispiel einer vorhandenen stationären Rehabilitationsmaßnahme ein Evaluationskonzept formuliert und im Sinne einer Metaevaluation überprüft werden. Dabei ist es das Ziel, sich durch kontrolliertes methodisches Vorgehen einer kausalanalytischen Stringenz des Untersuchungsansatzes auch unter feldexperimentellen Bedingungen anzunähern.

Die Rehabilitationsmaßnahme der Klinik Schloß Pulsnitz, welche im folgenden Kapitel 5.2 ausführlicher beschrieben wird, ist dadurch charakterisiert, daß es sich um eine stationäre Intervention handelt, welche möglichst wenig Eingriff bzw. Veränderung durch das Evaluationsprojekt erfahren soll. Dadurch ist ein randomisiertes, experimentelles Vorgehen in der Evaluation nicht möglich, so daß die Wahl auf einen quasiexperimentellen Untersuchungsansatz fällt, d.h., daß die Evaluation anhand vorgefundener Untersuchungsgruppen durchgeführt wird und der Untersucher somit keinen Einfluß auf die Zuteilung der Probanden auf die einzelnen Untersuchungsgruppen hat (Bortz & Döring, 1995). An dieser Stelle kommt das von Müller (1987) beschriebene Dilemma zwischen methodischen Forderungen und praktischen Realisierungsmöglichkeiten im Rahmen von Evaluationsstudien zum Tragen. Brandtstädter (1990) geht jedoch davon aus, daß bei kontrolliertem methodischem Vorgehen auch mit Hilfe quasiexperimenteller Versuchspläne kausale Schlüsse zur Effektivität von Interventionen möglich sind.

Aufgrund des bereits formulierten Anspruchs der Trennung einzelner, die „Bruttowirkung" des Effekts bildender Faktoren, sowie der Auswahl geeigneter Vergleichsgruppen, entfällt die Möglichkeit eines einzelfallanalytischen Vorgehens.
Deshalb soll ein Mehrgruppenplan, welcher die in der Analyse des aktuellen Stands der Evaluation verwendeten Vergleichsgruppen (Tab. 2, S. 17ff.) einbezieht, im Prä-Posttest-Design mit zwei Katamneseuntersuchungen

aufgestellt werden. Mit Hilfe dieses Untersuchungsansatzes soll die Möglichkeit überprüft werden, inwieweit Aussagen zu den oben genannten Punkten (1.-4.) gemacht werden können. Nach Bergmann (1999) ist das Grundmuster von Versuch-Kontrollgruppen-Plänen für Evaluationsstudien angemessen, da aufgrund der Möglichkeit zur Variation Kovariablen mit unterschiedlicher Sorgfalt kontrolliert werden können. Dabei sollte sich jedoch möglichst um eine Gleichwertigkeit der Gruppen bemüht werden.

Bezüglich der Auswahl der Evaluationsmaße richtet sich der Ansatz am Konzept der transferorientierten Erfolgskontrolle (Kirkpatrick, 1595; 1967; 1976; Arnold, 1992) aus. Es konnte in den vorhergehenden Kapiteln gezeigt werden, daß die Generalisierung der Trainingseffekte in den Alltag des Patienten ein wesentliches Ziel verschiedener Trainingsansätze darstellt. Desweiteren wurde herausgearbeitet, daß damit vor allem die Transferkriterien die inhaltliche Forderungen Petermanns (1989) an Evaluationskriterien (Objektivierbarkeit, subjektive Bedeutsamkeit, Komplexität) erfüllen. Im Sinne des transferorientierten Evaluationskonzepts liegt der Schwerpunkt der Effektivitätsbestimmung somit in der Erhebung von Kriterien zum Effekttransfer, wobei Effektnachweis und -dauer als wichtige Voraussetzungen für Transfermöglichkeiten nicht außer Acht gelassen werden sollen. Diese Evaluationskriterien sollen bezüglich ihrer Güte und Aussagekraft für den verwendeten Bereich beurteilt werden.

Zusammenfassend ist das Ziel der vorliegenden Arbeit also nicht in der Evaluation einer konkreten Trainingsmaßnahme, sondern in der Überprüfung des transferorientierten Konzepts der Erfolgskontrolle am Beispiel einer vorhandenen stationären Rehabilitationsmaßnahme im Sinne einer Metaevaluation zu sehen. Zunächst soll deswegen eine Beschreibung und Einordnung dieser Maßnahmen in vorhandene Trainingsansätze (vgl. Kapitel 3.2) erfolgen.

5.2 Beschreibung und Einordnung des neuropsychologischen Trainings der Klinik Schloß Pulsnitz

In der neurologischen Rehabilitationsklinik Schloß Pulsnitz wird eine stationäre medizinische und psychologische Betreuung von Patienten durchgeführt, welche durch Schädel-Hirn-Traumata, cerebrovaskuläre Erkrankungen, Hirntumore, entzündliche Erkrankungen usw. erworbene Hirnschädigungen aufweisen. Diese Maßnahmen schließen sich in mehr oder weniger langem Abstand an die Behandlung der Patienten in einem Akutkrankenhaus an.

Den hauptsächlichen Teil der psychologischen Behandlung stellt das in verschiedenen Varianten durchgeführte Hirnleistungstraining dar. Dieses

Training lehnt sich an die theoretische Konzeption des „Mentalen Aktivierungstrainings" nach Lehrl, Fischer & Lehrl (1990) an.

„Es ist ausgerichtet auf das Training des Kurz- oder Arbeitsspeichers, also insbesondere auf das Üben der Basisgrößen Informationsverarbeitungsgeschwindigkeit und Gegenwartsdauer (unmittelbares Behalten), in das auch das mittelbare Behalten mit einbezogen werden kann. Es soll dazu beitragen, die geistige Leistungsfähigkeit zu erhalten und zu verbessern, es soll anregen, bestätigen und Erfolgserlebnisse vermitteln" (neurodate, 4/1999, S. 45).

Das Prinzip dieses Ansatzes liegt darin, daß in jeder Sitzung Übungen auf drei verschiedenen Ebenen durchgeführt werden. Zunächst werden die Basisfähigkeiten Informationsverarbeitungsgeschwindigkeit und Gegenwartsdauer/ Aufmerksamkeitsspanne trainiert, bevor man zu Übungen in den Bereichen übergeht, in denen bei den einzelnen Patienten Teilleistungsstörungen diagnostiziert wurden. Die Aufgaben werden dabei in Schwierigkeit und Komplexität gestaffelt angeboten und passen sich dem jeweiligen Leistungsniveau des Patienten an.

In der Klinik werden zwei unterschiedliche Varianten des Trainings durchgeführt:

1. Neuropsychologisches Hirnleistungstraining am Computer (Einzeltraining)

Am Computer werden aufbauend auf den kognitiven Basisfähigkeiten Übungen zu verschiedenen kognitiven Bereichen, welche sich in der Diagnostik als defizitär erwiesen, durchgeführt. Die Therapeutin ist ständig anwesend, um Instruktionen und Hinweise zum Lösen der Aufgabe und Rückmeldungen zu geben. Die Aufgaben sind zum Teil grob nach Schwierigkeit gestaffelt (leicht, mittel, schwer), und orientieren sich am jeweiligen Leistungsniveau des Patienten. Die Darbietung einzelner Aufgaben in spielerischer Form sollen motivationssteigernd wirken, und den Bezug zum Alltag herstellen.

Eine Indikation zum Einzeltraining erfolgt in erster Linie, wenn schwerere Defizite in mehreren kognitiven Bereichen diagnostiziert wurden, aber auch wenn das Therapieziel der Berufsfähigkeit, vor allem bei jungen Patienten, eine individuelle Therapiebetreuung notwendig macht.

2. Konzentrations- und Gedächtnistraining in der Gruppe

In einer Gruppe von ca. 5-6 Patienten werden Übungen mit Papier und Bleistift durchgeführt. Die Therapeutin erläutert die Aufgaben, vermittelt Gedächtnisstrategien (PQRST-Technik, Paarassoziationslernen etc.) und gibt Rückmeldungen. Der Schwerpunkt der Übungen liegt jedoch auf dem Üben von Basisfähigkeiten, was ungefähr ein Drittel der zur Verfügung stehenden Zeit in Anspruch nimmt (Uhlemann, 1995).

Die Schwierigkeit der Aufgaben wird dem Leistungsniveau der Gruppe angepaßt. Zum Abschluß jeder Stunde haben die Patienten die Möglichkeit, sich bezüglich eigener Erfahrungen auszutauschen.

Durch die Übungen soll der Bezug zu Alltagsdingen hergestellt und somit eine Steigerung der Motivation erreicht werden. Ebenfalls motivationssteigernd sollen die Verwendung von Spielen, sowie die Diskussion von krankheitsbezogenen Problemen (soweit von Patienten erwünscht) wirken. Es handelt sich um offene Gruppen, so daß die Besetzung und der Leistungsstand der Gruppe nie völlig gleich sind. Diese Tatsache bildet eine mögliche Quelle von Frustrationen über- oder unterforderter Patienten.
Eine Zuteilung zur Konzentrations- und Gedächtnisgruppe erfolgt bei spezifischen Ausfällen der Merkfähigkeit und der allgemeinen Belastbarkeit, sowie bei sozial auffälligem Verhalten bzw. bei Verdacht auf mangelnde soziale Einbindung.

Insgesamt wird den Patienten ein umfassendes Rehabilitationsprogramm angeboten, welches medizinische und psychologische Schwerpunkte in der Betreuung von Patienten mit erworbenen Hirnschädigungen setzt.
Der Klinikaufenthalt läuft dabei im Allgemeinen wie folgt ab:

1. Neuropsychologische Eingangsdiagnostik
2. Therapiemaßnahmen:
   a) Hirnleistungstraining am Computer (Einzeltraining)
   und/ oder
   b) Gedächtnis- und Konzentrationsgruppe
   Parallel dazu werden andere Therapien besucht (Angebot zu Gesprächen zur Krankheitsbewältigung, Physiotherapie, Sprachtherapie, autogenes Training etc.)
3. Abschlußdiagnostik

Die durchschnittliche Dauer des Klinikaufenthaltes beträgt 4- 6 Wochen.

Zusammenfassend ist das Einzeltraining eher den reduktionistischen Ansätzen zuzuordnen, das Gruppentraining durch den Einbezug von Krankheitsbewältigungsaspekten eher unter ganzheitlichem Schwerpunkt zu betrachten. Jedoch sind beide Trainingsvarianten auf dem Kontinuum zwischen Reduktionismus und Ganzheitlichkeit mit unterschiedlicher Schwerpunktsetzung einzuordnen (vgl. Tab. 6). Bezüglich der Einteilung nach Therapiezielen (Bulla-Hellwig, 1996) geht das Hirnleistungstraining mit unterschiedlichem Gewicht in den einzelnen Varianten nach den Konzepten der Restitution und Substitution vor. Tabelle 6 zeigt eine zusammenfassende Übersicht zu den Einordnungskriterien beider Trainingsvarianten.

Eine detailliertere Beschreibung beider Trainingsvarianten bezüglich Gemeinsamkeiten und Unterschiede findet sich in Bochmann, Kunz & Uhlemann (1996).

Tab. 6: Gegenüberstellung der in der Klinik Schloß Pulsnitz angebotenen Trainingsformen

	Einzeltraining am Computer	**Konzentrations- und Gedächtnisgruppe**
Trainingskonzept	Mentales Aktivierungstraining	Mentales Aktivierungstraining
Trainingsart	unspezifisch	unspezifisch
soziale Einbindung	Einzeltraining	Gruppentraining
Schwerpunktmäßiges Therapieprinzip	Restitution Substitution	Substitution Restitution
Ganzheitlichkeit	eher reduktionistisch	eher ganzheitlich
Trainingsmedium	Computer	paper- pencil
Häufigkeit	4- 5 mal wöchentlich	4- 5 mal wöchentlich

In der vorliegenden Untersuchung soll nun anhand dieser neuropsychologischen Maßnahme das im vorhergehenden Kapitel beschriebene methodische Vorgehen im Sinne einer Metaevaluation überprüft werden. Dabei sollen Fragen zur Möglichkeit der Trennung verschiedener Einflußfaktoren auf den Trainingseffekt, der Eignung der Vergleichsgruppen, der Auswahl der Evaluationskriterien und der Möglichkeiten der Messung des Effekttransfers beantwortet werden.

6 Empirischer Teil zur Evaluationsstudie stationärer neuropsychologischer Interventionen

6.1 Fragestellungen

Aus den im vorhergehenden Kapitel abgeleiteten Zielstellungen der Untersuchung ergeben sich folgende konkretisierte Fragestellungen:

1. Inwieweit ist es möglich, mit Hilfe eines quasiexperimentellen Mehrgruppenplans im Prä-Posttest-Design die „Nettowirkung" des Trainingseffekts von der „Bruttowirkung" des gemessenen Effekts abzutrennen?
   a. Gelingt es, auf der Grundlage des in Abbildung 4, S. 35, aufgestellten schematischen Modells der Komponentenzerlegung, die verschiedenen Einflußfaktoren (Trainings-, Spontanremissions-, „Kur-" und Retesteffekte) auf die „Bruttowirkung" durch Differenzenbildung der Ergebnisse in den einzelnen Gruppen voneinander abzutrennen?
   b. Läßt sich dieses schematische Modell der Komponentenzerlegung empirisch bestätigen?

2. Beeinflußt die Auswahl der Vergleichsgruppe das Ergebnis der Evaluation der neuropsychologischen Intervention?
   a. Welche Aussagen lassen die einzelnen Vergleichsgruppen (Wartegruppe, Klinikpatienten ohne Training, Referenzgruppe Hirngesunder) im Evaluationsprozeß zu?
   b. Welche Vergleichsgruppe erweist sich sowohl unter methodischen, als auch unter praktischen Gesichtspunkten für die Evaluation stationärer neuropsychologischer Interventionen am geeignetsten?

3. Inwieweit sind die ausgewählten Evaluationskriterien (vgl. Kapitel 4.2.3) für den neuropsychologischen Bereich unter den Aspekten der Messung von Effektstärke, -dauer und -transfer aussagekräftig?
   a. Inwieweit ist es möglich, den Alltagstransfer der erzielten Trainingseffekte mit vorhandenen Mitteln nachzuweisen?
   b. Weisen objektive und subjektive Kriterien bei der Erhebung von Effektstärke, -dauer und -transfer in eine Richtung?
   c. Inwieweit sind die Ergebnisse zur Effektdauer und zum Effekttransfer abhängig vom Zeitpunkt der Katamneseuntersuchung?

In den folgenden Kapiteln soll eine Konkretisierung des in Kapitel 5.2 dargestellten methodischen Vorgehens zur Beantwortung der oben genannten Fragestellungen vollzogen werden.

6.2 Untersuchungsmethodik

6.2.1 Untersuchungsplan

Im Kapitel 5.2 dieser Arbeit wurde herausgearbeitet, daß aufgrund der vorliegenden Bedingungen die Untersuchungsmethode der Wahl ein quasiexperimenteller Mehrgruppenplan im Prä-Posttest-Design ist. Dazu wurden die folgenden Untersuchungsgruppen ausgewählt:

1. Versuchsgruppe1: Patienten, die als neuropsychologische Maßnahme ausschließlich das Einzeltraining am Computer erhielten (N = 36)
2. Versuchsgruppe 2: Patienten, die ausschließlich am Konzentrations- und Gedächtnistraining in der Gruppe teilnahmen (N = 39)
3. Kontrollgruppe: Patienten, die sich in der Rehabilitationsklinik befinden, aber kein Hirnleistungstraining erhalten (N = 15)
4. Wartegruppe: Patienten, die für die Rehabilitationsmaßnahme angemeldet waren, jedoch noch auf ihre Aufnahme warteten (N = 19)
5. Referenzgruppe: Hirngesunde (N = 12).

Die Versuchsgruppen wurden eingeteilt nach den in der Klinik angebotenen Trainingsvarianten. Da es sich bei dieser Evaluation um einen grundsätzlichen Wirkungsnachweis im Sinne einer isolierten Evaluation handeln soll und auch die Rahmenbedingungen der einzelnen Trainingsvarianten zu unterschiedlich sind, werden die Ergebnisse der Trainingsgruppen getrennt dargestellt und sollen nicht miteinander, sondern gegenüber den Vergleichsgruppen verglichen werden.

Die Auswahl der Vergleichsgruppen ergab sich zum einen aus der Analyse des aktuellen Standes der Evaluation in der Neuropsychologie und der in den dabei beschriebenen Untersuchungen verwendeten Vergleichsgruppen (s. Tab. 2, S. 17ff.). Dabei soll die Frage untersucht werden, inwieweit das Ergebnis der Evaluation abhängig ist von der ausgewählten Vergleichsgruppe. Zum anderen soll mit Hilfe der verschiedenen Vergleichsgruppen der Versuch unternommen werden, den Trainingseffekt von anderen Einflußfaktoren abzutrennen, um damit die Größe der „Nettowirkung" bestimmen zu können.

Wie in Kapitel 4.2.2.2 dargestellt wurde, wird dabei davon ausgegangen, daß sich der gemessene Effekt summativ aus einzelnen Komponenten (Trainings-, Spontanremissions-, „Kur-" und Retesteffekte) zusammensetzt (vgl. auch Lander, 1987; 1990). Um diese Komponenten in ihrer Wirkung zu trennen, werden Vergleichsgruppen verwendet, die dieser summativen Zusammensetzung der einzelnen Komponenten entsprechen (vgl. Abb. 4, S. 35).
Es wird dabei angenommen, daß die Größe des gemessenen Effekts von der Anzahl der darin enthaltenen Komponenten abhängt und diese unabhängig voneinander existieren. Patienten aus den Trainingsgruppen müßten demzufolge die größten Effekte zeigen, weil innerhalb dieser Gruppen alle Wirkmechanismen zum Tragen kommen. Hirngeschädigte Patienten, welche sich in der Klinik aufhalten, jedoch kein Training bekommen, müßten innerhalb des Untersuchungszeitraumes hingegen Effekte zeigen, welche sich aus Spontan-

remissions- „Kur"- und Retesteffekten zusammensetzen und damit um die Trainingseffekte vermindert sind. Bei hirngeschädigten Patienten, welche zu Hause auf den Kuraufenthalt warten, sich also nicht in der Klinik befinden, reduziert sich die Größe des Effekts weiter um die „Kureffekte". Bei Probanden ohne Hirnschädigung, welche ebenfalls außerhalb des Klinkablaufs stehen, kann der gemessene Effekt nur noch auf Retesteffekte zurückgeführt werden.

Die unterschiedliche Größe der einzelnen Untersuchungsgruppen ergibt sich aus dem quasiexperimentellen Vorgehen, d.h. aus der Anzahl der im Untersuchungszeitraum zur Verfügung stehenden Probanden in den einzelnen Gruppen.

Aus der Auswahl dieser Untersuchungsgruppen ergab sich ein mehrfaktorielles, multivariates Untersuchungsdesign, welches in Tabelle 7 (S. 68) dargestellt wird.

Die von Campbell & Stanley (1966) geforderte Kontrolle der Einflußfaktoren auf die interne Validität innerhalb quasiexperimenteller Untersuchungen erfolgte dabei mit Hilfe des Einsatzes von Vergleichsgruppen zur Kontrolle von Reifungs- und Testwiederholungseffekten, sowie des zwischenzeitlichen Geschehens. Um Ausgangswert- und Deckeneffekte zu kontrollieren, wurden die Gruppen in Probanden mit unterdurchschnittlichem, durchschnittlichem und überdurchschnittlichem Ausgangswert (Prä-Wert) eingeteilt (vgl. Kap. 6.2.2). Diese unterschiedliche Leistungsspanne in der Patientenpopulation ergab sich daraus, daß alle Patienten der gesamten Hirnleistungsdiagnostik unterzogen wurden, und auch bei Defiziten in nur einzelnen kognitiven Bereichen eine neuropsychologische Intervention erhielten. Somit war es also z.B. möglich, daß die Konzentrationsfähigkeit bei einem überdurchschnittlich, die figurale Merkfähigkeit hingegen unterdurchschnittlich ausgeprägt war. Die im Untersuchungsdesign vorgenommene Einteilung in über-, unter- und durchschnittliche Probanden erfolgte demzufolge für jeden Leistungsbereich neu (vgl. Tab. 1, Anhang II).

Um auch Fehlinterpretationen durch Mortalitätseffekte zu verhindern, wurden in die Auswertung nur Probanden einbezogen, welche sowohl an der Prä- als auch an der Post1-Messung teilgenommen hatten. Selektionseffekte sollten durch die kovarianzanalytische Kontrolle der prognostischen Faktoren verringert werden (vgl. Kap. 6.2.4).

Die dargestellten Katamneseuntersuchungen dienten der Erfassung der Effektdauer und des Effekttransfers. In Abhängigkeit von der Operationalisierung dieser Kriterien konnten unterschiedlich große Stichproben gewonnen werden: An den schriftlichen Katamneseuntersuchungen, welche drei und fünfzehn Monate nach der Entlassung aus der Klinik stattfanden, nahmen 52 (Katamnese1) bzw. 34 Patienten (Katamnese 2) teil.

Tab. 7: Untersuchungsdesign

Untersuchungsgruppe		Prä-Messung	Intervention	Post-Messung	Katamnese1	Katamnese 2
Versuchsgruppe1: Einzeltraining am Computer	Patienten mit unterdurchschnittlichem Ausgangswert					
	Patienten mit durchschnittlichem Ausgangswert	$Y_{prä}$	X_1	Y_{post1}	Y_{post2}	Y_{post3}
	Patienten mit überdurchschnittlichem Ausgangswert					
Versuchsgruppe2: Konzentrations-/Gedächtnistraining in der Gruppe	Patienten mit unterdurchschnittlichem Ausgangswert					
	Patienten mit durchschnittlichem Ausgangswert	$Y_{prä}$	X_2	$Y_{post 1}$	Y_{post2}	Y_{post3}
	Patienten mit überdurchschnittlichem Ausgangswert					
Kontrollgruppe: Patienten in der Klinik ohne Hirnleistungstraining	Patienten mit unterdurchschnittlichem Ausgangswert					
	Patienten mit durchschnittlichem Ausgangswert	$Y_{prä}$	X_0	$Y_{post 1}$	Y_{post2}	Y_{post3}
	Patienten mit überdurchschnittlichem Ausgangswert					
Wartegruppe	Patienten mit unterdurchschnittlichem Ausgangswert					
	Patienten mit durchschnittlichem Ausgangswert	$Y_{prä}$	X_0	$Y_{post 1}$	-	-
	Patienten mit überdurchschnittlichem Ausgangswert					
Referenzgruppe: Hirngesunde	Probanden mit unterdurchschnittlichem Ausgangswert					
	Probanden mit durchschnittlichem Ausgangswert	$Y_{prä}$	X_0	$Y_{post 1}$	-	Y_{post3}
	Probanden mit überdurchschnittlichem Ausgangswert					

6.2.2 Variablenplan

Unabhängige Variablen

Entsprechend des Versuchsplans können die Untersuchungsgruppen in drei unabhängigen Variablen unterschieden werden:

1. Intervention: - Einzeltraining am Computer (Versuchsgruppe 1)
- Konzentrations- und Gedächtnistraining (Versuchsgruppe 2)
- ohne Training (alle Vergleichsgruppen)

2. Klinikaufenthalt (gleiche emotional-soziale Betreuungsbedingungen):
- ja (Trainingsgruppen, Klinikpatienten ohne Training)
- nein (Wartegruppe, Hirngesunde)

3. Hirnschädigung:- ja (Trainingsgruppen; Klinikpatienten ohne Training; Wartegruppe)
  - unterdurchschnittlicher Ausgangswert
  - durchschnittlicher Ausgangswert
  - überdurchschnittlicher Ausgangswert
- nein (Hirngesunde)

Aus den Stufen der unabhängigen Variablen ergeben sich die einzelnen Komponenten des gemessenen Effekts (vgl. Abb. 4, S. 35).

Das für die hier dargestellte Studie gewählte Untersuchungsdesign ist ein quasiexperimenteller Versuchs-Kontrollgruppenplan. Neben dem Vorteil der Praktikabilität eines solchen Vorgehens in der klinischen Praxis, ist nach Bortz & Döring (1995) auch dessen interne Validität akzeptabel, wenn sich die Ausgangswerte in den Gruppen in Mittelwerten und Streuungen nicht zu sehr unterscheiden. Bei großen Diskrepanzen bestände sonst die Gefahr von Regressionseffekten, d.h. hohe Prätestdifferenzen verkleinern sich im Post-Test, ohne auf Interventionswirkungen zurückgeführt werden zu können.
Die Bildung homogener und damit vergleichbarer Untersuchungsgruppen stellt jedoch, wie im Kapitel 4.2.2.3 ausgeführt wurde, ein wesentliches Problem in der neuropsychologischen Evaluationsforschung dar. Aufgrund der unterschiedlichen Indikationen zu den Gruppen (s. Kap. 5.2) ist eine vorherige Zuteilung im Sinne einer Parallelisierungsstrategie nicht möglich. Desweiteren sind die Patienten in ihrem Ausgangsniveau aufgrund der Trainingsindikation sehr unterschiedlich.
Um dennoch die Forderung nach ausgangswerthomogenen Untersuchungsgruppen zu erfüllen, und den Einflußfaktor der statistischen Regression möglichst gering zu halten, bieten sich zwei mögliche Wege an: Zum einen die kovarianzanalytische Kontrolle des Ausgangswertes (Bortz & Döring, 1995), zum anderen die sekundäre Maßzahlselektion (Lienert, 1955), bei der die tatsächlich auftretende Streuung durch Manipulation an den Extremwerten verringert wird. Für jeden einzelnen Meßwert, der von der Verarbeitung

ausgeschlossen wird, muß es jedoch dabei eine hinreichende Begründung geben.
In der vorliegenden Untersuchung wurde der Weg der sekundären Maßzahlselektion gewählt, um differenziertere Aussagen bezüglich der einzelnen in den Ausgangswerten unterschiedlichen Untergruppen zu erhalten. Das entsprechende Vorgehen soll an dieser Stelle ausführlich beschrieben werden.
Eine erste Anpassung der Ausgangswerte in den Gruppen erfolgte bereits durch die oben erwähnte Umwandlung der Kovariable Ausgangsniveau in eine unabhängige Variable, d. h., laut Versuchsplan wurden die Patienten innerhalb der Versuchsgruppen nochmals in Patienten mit unterdurchschnittlichem, durchschnittlichem und überdurchschnittlichem Ausgangswert eingeteilt (s. Kap. 6.2.1). Dies geschah auf der Grundlage der standardisierten Werte der Prä-Messung in den jeweiligen diagnostischen Verfahren (c-Werte, Standardwerte, T-Werte). Konnten in diesen Untergruppen danach immer noch Unterschiede in Mittelwerten oder Streuungen nachgewiesen werden, wurden auf Rohwertebene Extremwerte ausgeschlossen. Dabei handelte es sich entweder um herausragend niedrige Leistungen (ZBT-A, ZBT-B, d2) oder altersnormbedingte Überlappungen in den Rohwerten zwischen durchschnittlichem und unterdurchschnittlichem Bereich (DCS-L, LGT-L). Bei einer signifikant höheren Ausgangsleistung der Referenzgruppe Hirngesunder, die nicht durch Selektion von Extremwerten ausgeglichen werden konnte (KVT-Zeit, LGT-M, RBMT, FWL, INT), wurde der Ausgangswert zusätzlich kovarianzanalytisch kontrolliert. Der Ausschluß von Patienten erfolgte nach Festlegung eines entsprechenden Kriteriums gleichmäßig über alle Gruppen. Die ausführliche Darstellung der Mittelwerte, Streuungen, Gruppengrößen und Ausschlußkriterien erfolgt in Tabelle 1 des Anhangs II.

Nachteilig bei diesem Vorgehen ist zum einen, daß sich die Stichprobengröße in den einzelnen Untersuchungsgruppen durch die Dreiteilung weiter verringert und ein Teil der Felder nicht ausreichend besetzt ist (so konnten z.B. überdurchschnittliche Leistungen bei hirngeschädigten Patienten nur in vereinzelten Bereichen erreicht werden), was die statistische Auswertung erschwerte und die angezielte Trennung von Trainings-, Spontanremissions-, „Kur"- und Retesteffekten schon aus diesem Grunde nicht immer ermöglichte. Zum anderen zeigte sich, daß der Ausgangswert in vielen kognitiven Bereichen im umgekehrten Verhältnis zum Trainingserfolg steht. Das heißt, je niedriger der Ausgangswert, desto größer ist der gemessene Effekt. Durch die sekundäre Maßzahlselektion fallen nun Patienten mit sehr niedrigem Ausgangswert und damit sehr hohem Trainingserfolg aufgrund mangelnder Vergleichbarkeit mit Vergleichsgruppenpatienten aus der Stichprobe heraus, so daß es dadurch zu einer Unterschätzung des Trainingseffekts kommen kann. Dieser Nachteil wird jedoch zugunsten der Homogenität der Untersuchungsgruppen in Kauf genommen.

Abhängige Variablen

Tabelle 8 zeigt die erfaßten abhängigen Variablen (Evaluationsmaße) und deren Operationalisierung, sowie den jeweiligen Erhebungszeitpunkt.

Die Auswahl der abhängigen Variablen lehnte sich dabei an die geforderten Gütekriterien von Belmont & Butterfield (1977), sowie von Petermann (1989) an (vgl. Kap. 4.2.3).

Da es ein Ziel dieser Untersuchung war, die Evaluation so zu gestalten, daß der Klinikablauf möglichst unbeeinträchtigt weiterverlief, richteten wir uns in der Operationalisierung der Leistungskriterien nach den in der Klinik zum damaligen Zeitpunkt eingesetzten Verfahren, sowie nach v. Cramon et al. (1995) und Wolfram, Neumann & Wieczorek (1986).

Tab. 8: Abhängige Variablen und ihre Operationalisierung

Abhängige Variable	**Kriterien**	**Operationalisierung**	**Erhebungszeitpunkt**
Leistungskriterien	Aufmerksamkeit		
	Informationsverarbeitungsgeschwindigkeit	Zahlen-Buchstabentest A	prä- post1 (post2)
	selektive Aufmerksamkeit	d2 (Gesamtzahl - Fehler)	prä- post1 (post2)
	geteilte Aufmerksamkeit	Zahlen-Buchstabentest B	prä- post1 (post2)
	Daueraufmerksamkeit	Konzentrationsverlaufstest (Zeit, Fehler)	prä- post 1(post2)
	Alertness	Reaktionszeitmessung ohne Vorwarnreiz	prä- post 1(nur VG1+WG)
	Gedächtnis		
	Merk-/ Lernfähigkeit für bildhaftes Material	Diagnosticum cerebraler Störungen	prä- post 1
	Merk-/ Lernfähigkeit für sprachliches Material	Luria- Gedächtnistest	prä- post1 (post2)
	Intellektuelle Leistungsfähigkeit		
	verbale Intelligenzleistung	Mehrfachwahlwortschatztest	prä- post1
	induktives Denken	Leistungsprüfsystem UT3	prä- post1
	Interferenzneigung	Farb-Wort-Interferenztest	prä- post1

Fortsetzung von Tab. 8:

Abhängige Variable	**Kriterien**	**Operationalisierung**	**Erhebungszeitpunkt**
Transfer der Trainingseffekte in den Alltag	Gedächtnis	Rivermead Behavioral Memory Test	prä- post1 (VG2 + WG, HG)
	Aufmerksamkeit	Fragebogen erlebter Defizite der Aufmerksamkeit	prä- post1- post2- post3
	kognitive Alltagsanforderungen	Interview zur Bewältigung kognitiver Alltagsanforderungen	post2
subjektive Einschätzung der Leistungsveränderung durch den Patienten	Einschätzung eigener Fähigkeiten	Patientenrating	post2-post3
	subjektive Ziele/ Zielerreichung	subjektives Zielkriterium	prä- post1
Veränderung des Befinden des Patienten	aktuelles Befinden	Beurteilung des körperlichen und emotionalen Wohlbefindens	Verlaufsmessung 1x pro Woche vor und nach der Trainingssitzung
	Krankheitsbewältigung	Freiburger Fragebogen zur Krankheitsverarbeitung	prä- post1- post2- post3
Therapeutenurteil		Therapeutenrating	prä- post1
Berufsfähigkeit des Patienten		Befragung	post2- post3

Kovariablen

Die Wirkung eines Trainings auf den einzelnen Patienten wird nicht nur durch das Training an sich, sondern, wie bereits erwähnt, durch die Wechselwirkung von Schädigungs- und Persönlichkeitskomponenten mitbestimmt.

Um differentielle Wirkungen erfassen, d.h. Aussagen darüber machen zu können, für welche Patienten das Training effektiv ist und für welche nicht, ist es notwendig, Persönlichkeits- und Schädigungskomponenten mitzuerfassen, welche einen Einfluß auf die Effektivität haben und in einem Ex-post-facto-Ansatz in ihren Bedeutungen überprüft werden können.

Tabelle 9 gibt die erfaßten Kovariablen und ihre Erhebungsquelle wieder. Dabei werden Variablen mit metrischen Datenniveau (z.B. Alter) nicht dichotimisiert, sondern kovarianzanalytisch kontolliert. Bei den anderen Variablen ist das jeweilige Trennkriterium ebenfalls in Tabelle 9 angegeben.

Die erfaßten Komponenten spiegeln sich u.a. in den prognostischen Faktoren wider.

Tab. 9: Erfaßte Kovariablen und deren Erhebungsquelle

Kovariablen		Trennkriterium	Erhebungs-quelle
Personenbezogene Faktoren	Alter	-	Krankenakte
	Geschlecht	männlich weiblich	Krankenakte
	Händigkeit	rechts links	Krankenakte Exploration
	prämorbides Intelligenzniveau	IQ Ausbildungsniveau: - ungelernt - Teil-Facharbeiter - Facharbeiter - Fachschule/ Meister - Hochschule - in Ausbildung	MWT-B Krankenakte
	psychosoziale Faktoren	Familienstand - mit Partner - ohne Partner	Exploration Krankenakte
Schädigungsbezogene Faktoren	Art der Schädigung	- akute Zirkulationsstörung - raumfordernder intrakranel-ler Prozeß - Gefäßmißbildungen - entzündliche Erkrankungen - traumatische Schädigungen	Krankenakte
	Dauer der Schädigung	-	
	Lokalisation	- rechts - links - diffus	
	Häufigkeit der Läsion	-	
	Schwere des SHT	- leicht - mittelschwer - schwer	
Therapiebezogene Faktoren	Dauer des Trainings	-	Therapie-protokoll
	Art des Trainings	- Einzeltraining - Gruppentraining	
	Therapeut	Name des jeweiligen Therapeuten	
	Therapeutenverhalten	-	Patienten-rating
	Therapiemotivation	-	Patienten- und Thera-peutenrating
Weitere Einflußfaktoren	Antrag auf Erwerbsunfähigkeit	ja/ nein	Krankenakte
	Art der parallel verlau-fenden Therapien	Physiotherapie/ Bäder Autogenes Training Ergotherapie/ Logopädie	

6.2.3 Untersuchungsmethoden

Auf eine ausführliche Beschreibung der verwendeten standardisierten Verfahren soll an dieser Stelle verzichtet werden. Es wird dazu auf die Veröffentlichungen von Wolfram et al. (1986) und v. Cramon et al. (1995) verwiesen.
Es soll im folgenden eine kurze Beschreibung einiger, für die Untersuchung relevanter selbstentwickelter Ratings, welche im Anhang I enthalten sind, erfolgen.

Erfassung des subjektiven Erfolgskriteriums
Zu Beginn des Trainings wird das subjektive Therapieziel des Patienten erhoben. Dazu erfolgt eine Operationalisierung der verschiedenen kognitiven Bereiche anhand von Alltagsanforderungen, die dem Patienten erklärt werden. Daran wird dem Patienten an einer c-Skala sein aktueller Leistungsstand erläutert. Auf dieser Skala soll dann der Patient sein Ziel eintragen.
Nach Abschluß des Trainings wird auf derselben Skala gefragt, was der Patient im Vergleich zum vorgegebenen Ausgangswert glaubt, erreicht zu haben.
In der Auswertung wird die vom Patienten angegebene Wichtung der einzelnen Bereiche einbezogen.

Katamnesefragebogen
In den Katamneseuntersuchungen werden dem Patienten eine Reihe offener und geschlossener Fragen zu familiären, beruflichen und sozialen Veränderungen gestellt. Desweiteren sollen Probleme im Umgang mit Alltagsanforderungen genannt werden.
Bezüglich seiner kognitiven Leistungen soll er diese im Vergleich zu Gleichaltrigen einschätzen und Veränderungen seit dem Klinikaufenthalt angeben.

Interview zur Bewältigung kognitiver Alltagsanforderungen
Mit Hilfe eines Leitfaden-Interviews werden bei einem Teil der Patienten, welche für eine objektive Katamneseuntersuchung zur Verfügung standen, drei Monate nach der Klinikentlassung detaillierte Informationen über auftretende Probleme bei der Bewältigung kognitiver Alltagsanforderungen eingeholt. Dazu werden zunächst Fragen zu spontan berichteten Probleme in verschiedenen Bereichen (Familie, Beruf, Freizeit, Alltag etc.) gestellt, bevor dem Patienten ein Fragenkatalog für verschiedene Anforderungen in unterschiedlichen kognitiven Bereichen vorgelegt wird (v. Cramon et al., 1995). Diese Anforderungen werden bezüglich ihrer Auftretenshäufigkeit, ihrer Problematik und ihrer Bewältigung anhand von konkret auftretenden Situationen besprochen. Inhaltlich wird der Interviewleitfaden dabei in Anlehnung an das Interview von Wiedl & Schöttner (1987) zum Belastungs- und Bewältigungserleben bei schizophrenen Erkrankungen an die Situation neurologischer Patienten angepaßt. Dabei werden die folgenden Themenbereiche erfaßt (nach Wiedl & Schöttner, 1987):

Bewältigungsrelevante Anforderungen
1. Oberbereich Krankheit
2. Oberbereich Individuum
3. Oberbereich Umwelt
Wahrnehmung
1. Zutreffen problematischer Situationen
2. Belastungen
Bewertung
1. Wandelbarkeit
2. Kontrollierbarkeit
Bewältigung
Ebenen: Handlung, Kognition, Emotion
Bewältigungseffekt
Zufriedenheit mit dem Ausgang der Bemühungen
Zufriedenheit mit institutioneller Hilfe (Pulsnitz)

Der komplette Interviewleitfaden ist im Anhang I einzusehen. Die Auswertung erfolgt mittels quantitativer Inhaltsanalyse anhand des Würzburger Verfahrens zur Codierung von halbstrukturiertem Interviewmaterial (Wittkowski, 1994).

6.2.4 Stichprobenbeschreibung

An der Untersuchung nahmen insgesamt 121 Patienten teil. Diese unterteilten sich in die oben genannten Untersuchungsgruppen. Einschlußkriterium für die Untersuchung war für die Patientengruppen eine computertomographisch nachweisbare Schädigung oben genannter Ätiologie.
Ausschlußkriterien für die Untersuchungsgruppen waren:
- Alter jünger als 19 und älter als 60 Jahre (a)
- schwere Aphasie, Hemianopsie oder Hemiparese des dominanten Armes bzw. der dominanten Hand (b)
- schwere Persönlichkeitsveränderungen (c)
- Vorliegen bzw. Verdacht einer progressiv fortschreitenden Hirnerkrankung (d).

Die Ausschlußkriterien wurden gewählt, um zum einen eine instruktionsgemäße Testausführung gewährleisten zu können (b, c) und zum anderen, um nicht kontrollierbare, dem Training entgegenlaufende Prozesse wie z. B. Altersdemenzen auszuschließen (a, d).
Eine *schwere* Ausprägung der Faktoren b und c meint dabei, daß die Ergebnisse der Hirnleistungsdiagnostik soweit verfälscht sind, daß sie zum überwiegenden Teil nicht auf die kognitive Beeinträchtigung, sondern z.B. auf ein Nichtverständnis der Testinstruktion bei einer Aphasie zurückzuführen wären. Die Einschätzung der Ausprägung erfolgte innerhalb der Erstdiagnostik durch den behandelnden Therapeuten.

Die Patienten der Wartegruppe wurde aus vorliegenden Anmeldedaten ausgewählt, d.h. die Patienten befanden sich zu Hause und warteten auf ihre Aufnahme in die Klinik. Die Probanden der Referenzgruppe Hirngesunder wurden in Alter und Geschlecht mit den Patientengruppen parallelisiert. Die Auswahl der Patienten in der Klinik erfolgte zufällig, ihre Teilnahme an der Untersuchung war freiwillig.

Die folgenden Tabellen 10 a-c stellen die Zusammensetzung der Gesamtstichprobe bezüglich personen-, schädigungs- und therapiebezogener Faktoren dar. Dabei ist jedoch zu beachten, daß sich die Stichprobenzusammensetzung in Abhängigkeit der Einteilung der Untergruppen in den einzelnen kognitiven Bereichen verändert, so daß eine entsprechende Kontrolle der prognostischen Faktoren für den jeweiligen Leistungsbereich erfolgen muß. Die unterschiedliche Gesamt-Stichprobengröße ergibt sich aus den verschiedenen Gruppenzusammensetzungen (schädigungsbezogene Faktoren ohne Hirngesunde; therapiebezogene Faktoren nur trainierte Patienten).
Die Ergebnisse des statistischen Vergleichs der Gruppen bezüglich der in den Tabellen genannten Faktoren findet sich in den Tabellen 2a und b des Anhangs II. Da es sich bei der Untersuchung um einen Vergleich der Trainings- mit den einzelnen Vergleichsgruppen handelt, wurde auf einen Globalvergleich verzichtet.

Tab. 10a: Stichprobenzusammensetzung bezüglich personenbezogener Faktoren

		VG1 N = 36	**VG2** N = 39	**KG** N = 15	**WG** N = 19	**HG** N = 12	**Gesamt** N = 121
Geschlecht	**männlich**	29	25	8	10	6	78
	weiblich	7	14	7	9	6	43
Alter	**19 - 39 Jahre**	14	14	6	6	6	46
	40 - 60 Jahre	22	25	9	13	6	75
	Mittelwert	41,36	41,54	44,13	46,16	34,83	41,67
	Streuung	13,88	13,32	9,95	11,12	15,1	13,13
Berufsausbildung	**Teil- Facharbeiter**	1	1	-	-	-	2
	Facharbeiter	26	19	10	9	3	67
	Fachschule/ Meister/ Fernstudium	7	5	3	8	2	25
	Hochschule	1	7	2	2	2	14
	in Ausbildung	1	7	-	1	5	14
MWT Prä-Wert	**Mittelwert (RW)**	25,72	26,23	26,4	26,89	32,42	26,82
	Streuung	4,62	4,92	6,63	8,49	2,43	5,75
	Mittelwert (IQ-Wert)	98,90	101,30	105,10	105,10	120,90	103,60

Fortsetzung von Tab. 10a:

		VG1 N = 36	VG2 N = 39	KG N = 15	WG N = 19	HG N = 12	Gesamt N = 121
soziale Einbindung	**mit Partner**	26	31	10	14	9	90
	ohne Partner	10	8	4	3	3	28
Händigkeit	**rechts**	36	34	14	18	-	102
	links	-	4	1	-	-	5
Verdacht/ Diagnose Epilepsie	**ja**	2	2	1	-	-	5
	nein	34	37	14	19	-	104
Depressive Krankheitsver-arbeitung prä	**Mittelwert**	1,85	1,91	1,85	1,84	-	1,87
	Streuung	0,60	0,63	0,64	0,53	-	0,60
Verdacht/Diagnose Alkoholabusus	**ja**	2	4	2	1	-	9
	nein	24	35	13	18	-	100
Antrag auf Erwerbsunfähig-keit	**ja**	7	3	1	1	-	12
	nein	28	34	14	15	-	91
	entfällt	1	2	-	3	-	6

Der statistische Vergleich der Untersuchungsgruppen bezüglich der personenbezogenen Faktoren ergab einen Geschlechtsunterschied zwischen der Versuchsgruppe 1 und allen Vergleichsgruppen, einen Unterschied in der Berufsausbildung zwischen der Versuchsgruppe 1 und der Referenzgruppe Hirngesunder, sowie einen Unterschied im Wert der kristallinen Intelligenz (MWT) zwischen den Trainingsgruppen und der Referenzgruppe Hirngesunder. Diese Unterschiede sind bei der Auswertung zu beachten, und in die Interpretation mit einzubeziehen.

Tabelle 10b zeigt die Stichprobenzusammensetzung bezüglich der schädigungsbezogenen Faktoren.

Der statistische Einzelvergleich zwischen den Gruppen (Tab. 2b, Anhang II) ergab signifikante Unterschiede in Ätiologie und Lokalisation der Schädigung zwischen den Trainings- und der Wartegruppe, sowie in der Dauer der Schädigung zwischen der Versuchsgruppe 1 und der Wartegruppe. Das ist in erster Linie durch die Indikation zu den Gruppen erklärbar. So werden traumatische Schädigungen meist sofort im Anschluß an das Akutkrankenhaus zur Rehabilitation überwiesen, so daß eine Einbeziehung dieser Patienten in die Vergleichsgruppe unmöglich ist.
Die unterschiedlichen Verteilungen erschweren die Interpretation der Daten und müssen beachtet werden, indem z.B. der Einfluß der Ätiologie auf den Trainingseffekt als Kovariable einbezogen wird.

Tabelle 10b: Stichprobenzusammensetzung bezüglich schädigungsbezogener Faktoren

		VG1 N = 36	**VG2** N = 39	**KG** N = 15	**WG** N = 19	**Gesamt** N = 109
Ätiologie	Akute Zirkulationsstörung im ZNS	12	12	6	7	37
	Traumatische Schädigung des ZNS	15	13	1	1	30
	Gefäßmißbildung	4	9	4	2	19
	Raumfordernder intrakranieller Prozeß	3	3	2	9	17
	Entzündliche Erkrankung	2	2	1	-	5
Lokalisation	rechts	10	9	6	9	34
	links	8	9	4	8	29
	diffus	18	21	5	2	46
	dominante Hemisphäre	8	11	4	9	32
	nichtdominante Hemisphäre	10	7	6	8	31
	diffus	18	21	5	2	46
Dauer der Schädigung zum Zeitpunkt der prä- Messung (in Wochen)	bis 12 Wochen	22	29	10	18	78
	über 12 Wochen	14	10	5	1	30
	Mittelwert	15,03	13,12	14,29	6,63	12,78
	Streuung	12,64	11,71	16,21	15,05	13,42
	Spannbreite	2 - 55	2 - 59	4 - 60	2- 68	2 - 68
Schwere der Schädigung (nur SHT)	I. Grades	1	2	-	1	4
	II. Grades	1	1	1	-	3
	III. Grades	9	8	-	-	17
Komatöser Zustand	ja	6	-	-	-	6
	nein	30	39	15	19	103
Länge des Komas in Tagen	Mittelwert	19,71	-	-	-	-
	Streuung	15,52	-	-	-	-
	Spannbreite	2 - 42	-	-	-	-
Appallisches Syndrom	ja	1	2	-	-	3
	nein	35	37	15	19	106
Gesichtsfeldeinschränkungen	ja	5	1	-	1	7
	nein	31	38	15	18	102

Tabelle 10c stellt die deskriptive Stichprobenzusammensetzung bezüglich der therapiebezogenen Faktoren dar. Auf einen statistischen Vergleich beider Gruppen wurde aus Grund der fehlenden Fragestellung verzichtet.

Tab. 10c: Stichprobenzusammensetzung bezüglich therapiebezogener Faktoren

		VG1 N = 36	**VG2** N = 39	**Gesamt** N = 75
Anzahl der Trainingsstunden	bis 12 Stunden	11	19	30
	über 12 Stunden	25	20	45
	Mittelwert	13,90	12,08	12,90
	Streuung	3,32	2,75	3,13
	Spannbreite	8 - 21	6 - 16	6 - 21
Motivation zur Therapie (Mitarbeitsbereitschaft; prä, Therapeutenrating)	Mittelwert	6,34	6,21	6,27
	Streuung	1,06	0,93	0,99
weitere psychologische Betreuung (Gespräch, AT)	ja	10	11	21
	nein	26	28	54

Da vor allem eine Bedeutung der Wechselwirkungen zwischen den einzelnen Faktoren vermutet wird, soll in der folgenden Tabelle 11 eine detailliertere exemplarische Darstellung der schädigungsbezogenen Faktoren erfolgen. Eine sicherlich bedeutsame Wechselwirkung soll am Beispiel der Abhängigkeit von Ätiologie und Lokalisation der Schädigung bei den Patientengruppen aufgezeigt werden.

Tab. 11: Lokalisation der Schädigung in Abhängigkeit von der Schädigungsart

Diagnose	**Lokalisation der Schädigung**		
	rechts	**links**	**diffus**
Akute Zirkulationsstörung im ZNS	13	15	9
Traumatische Schädigung im ZNS	2	2	26
Gefäßmißbildung	9	4	5
Raumfordernder intrakranieller Prozeß	8	8	-
Entzündliche Erkrankung	2	-	3
Gesamt	**34**	**29**	**43**

Der Chi^2- Test erbrachte einen hochsignifikanten Unterschied von $p < .001$***. Damit wird die Wichtigkeit der Untersuchung von Wechselwirkungen unterstrichen.

Die Prä-Post1-Messungen wurden zur Erhebung der Kriterien Effektdauer und -transfer um zwei Katamneseuntersuchungen ergänzt, an denen nur ein Teil der Probanden teilnahm.

Diese Katamneseuntersuchungen müssen in objektive und subjektive Erhebungen eingeteilt werden. Eine objektive Messung von Leistungsdaten

fand an einer Teilstichprobe von 8 Patienten aus den Trainingsgruppen nach 15 Monaten nach der Entlassung aus der Klinik statt.
Um die Repräsentativität dieser Katamnese-Stichprobe zu überprüfen und Alternativerklärungen durch Auswahlverzerrungen auszuschließen, wurden die wichtigsten prognostischen Faktoren, sowie die Ausgangswerte in den geprüften kognitiven Bereichen sowohl zwischen der Katamnese-Stichprobe und der Gesamtstichprobe (Repräsentativität) als auch zwischen der Katamnese-Stichprobe und der vorhandenen Referenzgruppe Hirngesunder (Vergleichbarkeit) auf Mittelwertunterschiede bzw. Häufigkeitsverteilungen hin verglichen (vgl. 3a, b, Anhang II).
Dabei sind keine signifikanten Unterschiede zwischen Katamnese- und Gesamtstichprobe nachzuweisen. Ausnahmen bilden die Ätiologie der Schädigung, sowie tendenziell die Länge des Trainings. Gegenüber der Referenzgruppe Hirngesunder fällt auf, daß sich vor allem die Ausgangswerte in der sprachlichen Intelligenz und damit im Indikator für das zugrundeliegende Intelligenzniveau unterscheiden. Trotz der fehlenden signifikanten Unterschiede in den meisten prognostischen Faktoren ist die Annahme von Repräsentativität bzw. Vergleichbarkeit aufgrund der kleinen Katamnese-Stichprobe nur eingeschränkt möglich.

Beim Vergleich der Ausgangswerte zwischen Katamnese- und Gesamt-Stichprobe sind keine signifikanten Unterschiede festzustellen, während die der hirngesunden Probanden im allgemeinen höher liegen als in der Patienten-Katamnese-Stichprobe (vgl. Tab. 3b, Anhang II). Da die kleine Stichprobengröße keine Homogenisierung der Ausgangswerte wie im Vergleich der Prä-Post1-Test-Differenzen erlaubt, wird der Ausgangswert in diesem Fall kovarianzanalytisch kontrolliert, um einen diesbezüglichen Einfluß weitgehend ausschließen zu können.

Für die schriftlichen Katamneseuntersuchungen konnte ein höherer Prozentsatz an Patienten einbezogen (Zeitpunkt 1: N = 51 (= 57% der Gesamtpopulation); Zeitpunkt 2: N = 35 (= 39% der Gesamtpopulation)), sowie auch auf einen kleinen Teil der Kontrollgruppenpatienten (Zeitpunkt 1: N = 5; Zeitpunkt 2: N = 3), zurückgegriffen werden. Durch diese sehr kleine Stichprobengröße war allerdings nur ein deskriptiver Vergleich mit den trainierten Patienten möglich. Die Überprüfung der Repräsentativität dieser Katamnese-Stichproben ergab, daß weder zum Zeitpunkt 1 noch zum Zeitpunkt 2 signifikante Unterschiede in wesentlichen prognostischen Faktoren oder in den Ausgangswerten im Vergleich zur Gesamtstichprobe auftraten (vgl. Tab. 4a, b, Anhang II). Von einer Repräsentativität dieser Stichproben kann demzufolge ausgegangen werden.

6.2.5 Auswertungsmethoden

Um die Trainingseffekte möglichst genau beschreiben und Widersprüche aufdecken zu können, werden zur Auswertung der Daten verschiedene Methoden genutzt. Diese sollen im folgenden dargestellt werden.

1 Gruppenanalytische Auswertung
Um die allgemeinen Unterschiede zwischen den Gruppen in der Effektivität des Trainings, sowie die Abgrenzung von Spontanremissions-, „Kur"- und Retesteffekten zu untersuchen, wurden Mittelwertvergleiche über die absoluten Differenzen (Post1-Prätest-Wert) zwischen Trainings- und Vergleichsgruppen in den verschiedenen kognitiven Bereichen vorgenommen.
Auf einen Globalvergleich zwischen den Gruppen wurde verzichtet, da es gerade um die Unterschiede zwischen den einzelnen Gruppen geht. Je nach statistischen Voraussetzungen kommen für die Einzelvergleiche der t-Test für unabhängige Stichproben bzw. der Mann- Whitney-U-Test zum Einsatz.
Die Ablehnung der Nullhypothese erfolgt mit $\alpha = 0.05$. Ist die Überprüfung einer Hypothese mit mehr als einem Verfahren nötig (z.B. KVT), erfolgt zum Ausgleich der Kumulierung des α-Fehlers eine Adjustierung entsprechend der Bonferroni-Korrektur. Nach Bortz & Döring (1995) kann die globale Nullhypothese verworfen werden, wenn mindestens ein Einzelvergleich die adjustierte Fehlerwahrscheinlichkeit unterschreitet.

2 Prüfung der Effektstärke (ES)
Ein wesentlicher Kritikpunkt an der Evaluationsforschung im klinisch-therapeutischen Bereich ist, daß alleinige statistische Signifikanz häufig nicht der klinischen Relevanz entspricht. Eine inhaltliche Erklärung der Ergebnisse wird deswegen notwendig.
Die Berechnung der Effektstärke (ES), mit deren Hilfe man Unterschiede in Relation zu den Standardabweichungen zwischen zwei Gruppen ohne den Bezug auf statistische Fehlerwahrscheinlichkeiten erhält, stellt eine mögliche Interpretationshilfe über die statistische Signifikanz hinaus dar.
Die Quantifizierung in einem standardisierten Maß bietet die Möglichkeit des Vergleichs von Studien mit unterschiedlichen Meßparametern. Effektstärken können für jedes in der Untersuchung erhobene Maß berechnet werden und gewährleisten somit einen Einzelvergleich der Gruppen bezüglichen jedes einzelnen Leistungskriteriums.
Das hier verwendete Effektstärkemaß gibt an, um welchen Anteil einer Standardabweichung die Versuchsgruppe von der Kontrollgruppe verschieden ist. Es setzt sich zusammen aus der Differenz der Mittelwerte der Gruppen, dividiert durch die gepoolte Standardabweichung.

Die dargestellte Netto-Effektstärke ergibt sich nach Klauer (1989) aus ES_{post}-$ES_{prä}$..

Als kleiner Effekt gilt nach Cohen (1988) eine ES = 0.2, als mittlerer eine ES = 0.5 und als großer Effekt eine ES = 0.8.

3 Einzelfallbetrachtung

Da im neuropsychologischen Bereich eine große Schwierigkeit besteht, homogene Untersuchungsgruppen zu bilden, schlagen Sturm et al. (1994) immer eine gruppen- und einzelfallanalytische Auswertung der Daten vor.

Bei der Einzelfallbetrachtung geht es darum, den prozentualen Anteil der Patienten zu ermitteln, die sich in dem jeweiligen Leistungsbereich gebessert, verschlechtert haben oder unverändert geblieben sind.

Dazu wird das Konzept der kritischen Differenzen nach Huber (1973) verwendet. Es wird eine kritische Differenz für die Testwerte errechnet, mit deren Hilfe kontrolliert werden kann, ob die gegebene Differenz als überzufällig zu betrachten ist (Orgaß, 1990).

Diese kritische Differenz errechnet sich wie folgt (Orgaß, 1990):

$$d_{crit\,(p)} = z_p \times st \times \sqrt{2(1 - r_{tt})}$$

$d_{crit\,(p)}$	kritische Differenz in den jeweiligen Normwerten mit der gewählten Irrtumswahrscheinlichkeit p
z_p	z-Wert der Standardnormalverteilung mit der kumulativer Wahrscheinlichkeit p
st	Standardabweichung der entsprechenden Normwertskala
r_{tt}	Reliabilitätskoeffizient des Tests

4 Vergleich mit den Normwerten Hirngesunder

Wie in Kapitel 4.2.3 dargestellt, ist es wichtig, neben Veränderungsmaßen auch den Grad der Zielerreichung zu beurteilen. Schöttke et al. (1997) bezeichnen das Erreichen eines Leistungsniveaus, das mit dem einer gesunden Stichprobe vergleichbar ist, als Effekt von klinischer Relevanz.

Da es außerdem das Ziel neuropsychologischer Hirnleistungstrainings ist, die geschädigten Funktionen wiederherzustellen bzw. zu bessern (vgl. Kap. 3.2), soll mittels deskriptiven Vergleichs mit den Normwerten Hirngesunder überprüft werden, wie groß der Anteil der Patienten ist, die nach dem Training wieder durchschnittliche Werte in den einzelnen kognitiven Bereichen erlangen. Dieser Vergleich erfolgt auf der Grundlage von c-Werten (Ausnahme: LPS, MWT: IQ-Werte; d2: Standardwerte). Dabei soll ermittelt werden, wieviel Prozent der Patienten, welche sich vor dem Training im unterdurchschnittlichen Bereich befanden, den qualitativen Sprung in den Durchschnittsbereich geschafft haben.

5 Prüfung von differentiellen Effekten

Der Einfluß einzelner prognostischer Faktoren und deren Wechselwirkungen auf den Trainingseffekt gilt in der Literatur als unumstritten (vgl. Kap. 4.2.2.1), so daß deren Kontrolle zur Bestimmung differentieller Effekte unabdingbar ist. Bei metrisch skalierten Variablen (z.B. Alter) wird der Einfluß dieser Faktoren auf die unabhängigen Variablen kovarianzanalytisch ermittelt und eliminiert. Im Falle von kategorialen Daten (z.B. Ätiologie) werden Unterschiede zwischen den dadurch gebildeten Gruppen mittels einfaktorieller Varianzanalyse untersucht.
Wechselwirkungen zwischen den einzelnen Kovariablen werden mittels mehrfaktorieller Varianzanalyse ermittelt.

6.3 Ergebnisse zur Evaluationsstudie einer stationären neuropsychologischen Intervention

Im folgenden sollen die Ergebnisse der Evaluationsstudie getrennt nach den einzelnen Fragestellungen (Kap. 6.1) dargestellt werden. Da es in der Interpretation jedoch weniger um trainingsspezifische als um methodenkritische Aussagen geht, erfolgt diese Ergebnisdarstellung zusammengefaßt und auf wesentliche Punkte komprimiert.

6.3.1 Die Bestimmung der „Nettowirkung" des Trainings

Ein Problem der Evaluation neuropsychologischer Trainingsmaßnahmen stellt die Trennung von Trainings-, Spontanremissions-, „Kur-" und Retesteffekten dar (Poser, 1987; Poser et al., 1992; Schöttke, 1997). Es wurde deswegen in der vorliegenden Studie ein schematisches Modell aufgestellt, welches aussagt, mit Hilfe welcher Vergleichsgruppen die einzelnen Komponenten der „Bruttowirkung" zerlegt werden können (vgl. Abb. 4, S. 35). Dabei wurde davon ausgegangen, daß diese Komponenten unabhängig voneinander sind, sich summativ zusammensetzen, sowie in den Untersuchungsgruppen gleich verteilt sind.
Inwieweit dieses Zerlegung der einzelnen Komponenten gelingt, und sich damit dieses schematische Modell bestätigen läßt, soll in den folgenden Kapiteln dargestellt werden. Dazu werden die einzelnen Vergleichsgruppen getrennt gegenübergestellt, und die Ergebnisse danach zusammenfassend interpretiert.

6.3.1.1 Der Vergleich von Wartegruppe und Referenzgruppe Hirngesunder

Folgt man dem hypothetischen Modell der Komponentenzerlegung (Abb. 4, S. 35), unterscheiden sich die Patienten der Wartegruppe von den Probanden ohne Hirnschädigung (Referenzgruppe Hirngesunder) lediglich durch die Spontanremissionseffekte. Die Differenz zwischen den Ergebnissen dieser beiden Gruppen müßte demzufolge die Größe der Spontanremission bei den hirngeschädigten Patienten im jeweiligen kognitiven Bereich ergeben.

Tabelle 12 zeigt die mittleren absoluten Differenzen, sowie den Vergleich der Warte- und der Referenzgruppe Hirngesunder in den erfaßten kognitiven Bereichen, getrennt nach unterdurchschnittlichem, durchschnittlichem und überdurchschnittlichem Ausgangswert.
Die hervorgehobenen Zahlen der Spalten „mittlere absolute Differenzen" geben dabei die im Vergleich beider Gruppen größere Veränderung von der Prä- zur Post1-Messung wieder. Der Anteil, wie häufig die eine Vergleichsgruppe der jeweilig anderen in dieser Veränderung überlegen ist, ist in der letzten Zeile im Rahmen einer prozentualen Häufigkeit zusammengefaßt.

Tab. 12: Mittlere absolute Differenzen (Post1-Prä-Test: Rohwertdifferenzen) in den einzelnen kognitiven Leistungsbereichen im Vergleich der Wartegruppe mit der Referenzgruppe Hirngesunder zum Nachweis von Spontanremissionseffekten

Kognitiver Bereich		**Patienten mit unterdurchschnittlichem Ausgangswert**			**Patienten mit durchschnittlichem Ausgangswert**			**Patienten mit überdurchschnittlichem Ausgangswert**		
		mittlere absolute Differenzen		**Vergleich** Signifikanz niveau	**mittlere absolute Differenzen**		**Vergleich** Signifikanz niveau	**mittlere absolute Differenzen**		**Vergleich** Signifikanz niveau
		Warte-gruppe	Hirnge-sunde		Warte-gruppe	Hirnge-sunde		Warte-gruppe	Hirnge-sunde	
Informationsverarbeitungs-geschwindigkeit		51,00	-	-	**24,40**	17,25	.668 n.s.	-0,33	**3,67**	.583 n.s.
Geteilte Aufmerksamkeit		64,00	-	-	**24,20**	11,40	.550 n.s.	**19,25**	14,17	.860 n.s.
Selektive Aufmerksamkeit		22,67	-	-	36,64	**78,75**	*0.86 n.s.*	0,50	**39,25**	(.611n.s.)
Daueraufmerksamkeit	Zeit	110,6	**145,00**	(.761 n.s.)	29,47	**74,50**	.173 n.s.[1]	78,00	-	-
	Fehler	-1,75	-	-	-1,41	**0,71**	.238 n.s.	-	-	-
Sprachliche Merkfähigkeit		1,60	-	-	0,67	**1,40**	.234 n.s.[1]	-	-	-
Sprachliche Lernfähigkeit		14,37	**20,00**	.779 n.s.	**1,80**	-15,00	.251 n.s.	-23,62	**-17,60**	.737 n.s.
Figurale Merkfähigkeit		19,00	**21,33**	.888 n.s.	11,45	**12,33**	.883 n.s.	-	-	-
Figurale Lernfähigkeit		0,23	**7,00**	(.319 n.s.)	3,70	**9,00**	.228 n.s.	-	-	-
Alltagsgedächtnis		-	-	-	-0,40	-0,33	-.725 n.s.[1]	-	-	-
Induktives Denken		2,33	-	-	0,27	**4,00**	.365 n.s.	0,60	**1,37**	.721 n.s.
Sprachliche Intelligenz		0,67	-	-	-0,03	**0,00**	.851 n.s.	-2,50	**-1,57**	.343 n.s.
Interferenzneigung	Farbwörter lesen	-	-	-	-	0,08	-	-		-
	Farbstriche benennen	-	-	-	-	1,17	-	-		-
	Interferenz	-	-	-	-	6,00	-	-1,33	**1,40**	.366 n.s.
Überlegenheit der einen Vergleichsgruppe gegenüber der jeweils anderen in %		**0%**	**100%**		**27%**	**73%**		**14%**	**86%**	

[1] kovarianzanalytische Kontrolle des Ausgangswertes
( ) aufgrund der kleinen Stichprobe sind die Ergebnisse des statistische Vergleich nur bedingt interpretierbar
\- Untersuchungsfeld nicht besetzt
Fettdruck Überlegenheit in der Testwertveränderung gegenüber der Vergleichgruppe

Zunächst fällt bei der Betrachtung der Ergebnisse der Tabelle 12 auf, daß es keine signifikanten Unterschiede in den Veränderungen zwischen beiden Gruppen gibt. Das ist zum Teil durch die kleinen Stichprobengrößen (vgl. Anhang II, Tab. 1) bedingt, welche durch die Einteilung nach dem Ausgangsniveau verursacht wurden. Deswegen soll an dieser Stelle eine deskriptive Betrachtung der Ergebnisse in den Vordergrund rücken.
Dabei ist zu sehen, daß die Probanden der Referenzgruppe Hirngesunder unabhängig vom Ausgangswert in den meisten Fällen größere Veränderungen aufzuweisen haben als die Patienten der Wartegruppe. Diese Überlegenheit der hirngesunden Probanden zeigt sich besonders in sogenannten Lerntests wie z.B. dem d2-Test (selektive Aufmerksamkeit), dem Luria-Gedächtnistest (sprachliche Merkfähigkeit) oder dem Diagnosticum cerebraler Schädigungen (figurale Merkfähigkeit), in denen Testwiederholungseffekte besonders stark auftreten, zumal keine Paralleltestformen existieren. Im Bereich der selektiven Aufmerksamkeit wird dieser Effekt sogar fast signifikant (p = .086 n.s.). Weniger stark bzw. entgegengesetzt dazu zeigen sich dagegen die Resultate in kognitiven Bereichen, für welche diagnostische Verfahren in Paralleltestvarianten vorliegen (ZBT-A/B; MWT).
Dieses Ergebnis verhält sich konträr zu den Erwartungen des aufgestellten Komponentenmodells, in welchem die Veränderungen der Patienten der Wartegruppe denen der Hirngesunden um den Anteil der Spontanremissionseffekte überlegen sein müßten. Das bedeutet, daß in diesem Fall die Retesteffekte der Hirngesunden die Summe der Retest- und Spontanremissionseffekte der Wartegruppe übersteigen. Damit muß von unterschiedlichen Anteilen des Einflußfaktors Testwiederholung in beiden Gruppen ausgegangen werden. Betrachtet man die Ergebnisse in den Tabellen 3a-c des Anhangs II, ist festzustellen, daß sich diese höheren Retesteffekte auch in den meisten Fällen gegenüber den anderen Untersuchungsgruppen bestätigen lassen.
Die Variable, in denen sich die Untersuchungsgruppen unterscheiden, ist demnach die vorhandene versus nicht vorhandene Hirnschädigung. Damit gehören diese Gruppen unterschiedlichen Populationen an. Wie bereits in Kapitel 4.2.2.2 ausgeführt wurde, handelt es sich bei der Referenzgruppe Hirngesunder nicht um eine Kontrollgruppe im eigentlichen Sinne, da es außer der fehlenden Intervention noch andere, die Gruppen unterscheidende Faktoren gibt.
Die unterschiedlich starken Testwiederholungseffekte in den beiden Populationen lassen sich somit zumindestens im unterdurchschnittlichen Bereich durch die unterschiedlichen kognitiven Kapazitäten und Leistungsmöglichkeiten begründen.
Wodurch lassen sich aber nun höhere Retesteffekte Hirngesunder gegenüber hirnerkrankten Patienten mit bereits durchschnittlichem Ausgangswert erklären, also in Leistungsbereichen, in welchen es Überschneidungen zwischen

den Populationen Hirngesunder und Hirnerkrankter gibt (vgl.Tab. 1, Anhang II)?
Dabei ist zunächst zu beachten, daß Patienten in der Prä-Messung zwar durchschnittliche und damit normgerechte Ausgangswerte erreichen können, dies aber noch nicht bedeuten muß, daß keine Defizite in diesem Bereich vorliegen. In Abhängigkeit vom unbekannten prämorbiden Leistungsniveau sind auch bei durchschnittlichen Leistungen Defizite denkbar. Z.B. kann also bei einem überdurchschnittlichen prämorbiden Leistungsniveau eine durchschnittliche Leistung im Prä-Test durchaus defizitär sein. Damit können auch hier, ähnlich wie bei den Patienten mit unterdurchschnittlichem Ausgangswert, ungleiche kognitive Kapazitäten zwischen beiden Populationen als Erklärungsmöglichkeit herangezogen werden.

Eine andere Erklärung für die höheren Retesteffekte der hirngesunden Probanden im Gegensatz zu Patienten mit Hirnerkrankungen im Fall der durchschnittlichen Ausgangswerte bietet das Modell der funktionellen Kompensation (Luria, 1970). Danach übernimmt ein Subsystem innerhalb des ZNS nach der Schädigung eines anderen Subsystems allmählich dessen Funktion. Dieser Prozeß kann durch ein gezieltes Training gefördert werden. Dabei kann es jedoch zu einem Konflikt zwischen ursprünglicher und neu aufzunehmender Funktion kommen, d.h. das „zweckentfremdete Subsystem" kann seine ursprüngliche Funktion weniger effizient ausführen (Grimm, 1983). Wenn also Verbesserungen in verschiedenen kognitiven Bereichen auf dem Mechanismus der funktionellen Kompensation beruhen, kann das eine Verschlechterung oder eben eine geringere Verbesserung anderer Funktionen zur Folge haben. Bei der Betrachtung der Mittelwerte der Veränderungen in allen Gruppen mit überdurchschnittlichem Ausgangswert (vgl. Tab. 3c, Anhang II) fällt ebenfalls auf, daß in mehreren Bereichen in den Vergleichsgruppen positive und in den Trainingsgruppen negative Veränderungen zwischen Prä- und Post1-Messung zu finden sind. Würde es sich bei diesen negativen Veränderungen um reine Decken- bzw. Regressionseffekte handeln, müßten sich diese bei hirngeschädigten Probanden ebenso niederschlagen wie bei gesunden. Da die Veränderungen aber in beiden Populationen in unterschiedliche Richtungen verlaufen, muß ein weiterer Mechanismus eine Rolle spielen. Auch hier bietet sich als mögliche Erklärung das oben beschriebene Modell der funktionellen Kompensation an.

Um diese Interpretation empirisch zu überprüfen, wurden exemplarisch die Patienten mit überdurchschnittlichem Ausgangswert im Bereich der Informationsverarbeitungsgeschwindigkeit ausgewählt, und deren Veränderungen in den anderen untersuchten kognitiven Bereichen betrachtet. Sollte das Modell der funktionellen Kompensation zutreffen, müßten sich auf Kosten der Informationsverarbeitungsgeschwindigkeit defizitäre kognitive Bereiche in positiver

Richtung verändern, während Bereiche mit überdurchschnittlichem Ausgangswert Verschlechterungen unterworfen sein müßten.
Tabelle 13 zeigt exemplarisch diese Ergebnisse für die Patienten des Gruppentrainings, die in der Informationsverarbeitungsgeschwindigkeit einen überdurchschnittlichen Ausgangswert erzielten. Dabei werden die Patienten in Probanden mit unter-, über- und durchschnittlichen Ausgangswert im jeweiligen kognitiven Bereich eingeteilt, um ausgangswertabhängige Unterschiede demonstrieren zu können.

Tab. 13: Veränderungen der kognitiven Leistungen von Patienten des Gruppentrainings mit im Bereich der Informationsverarbeitungsgeschwindigkeit überdurchschnittlichem Ausgangswert in Abhängigkeit vom Ausgangswert im jeweiligen untersuchten kognitiven Bereich (N = 14)

Untersuchter kognitiver Bereich	**Mittlere absolute Differenzen bei Patienten mit**		
	unterdurchschnittlichem Ausgangswert	durchschnittlichem Ausgangswert	überdurchschnittlichem Ausgangswert
Geteilte Aufmerksamkeit (Sekunden)	39,00	25,75	-6,00
Selektive Aufmerksamkeit (GZ- F)	49,00	30,75	-
Sprachliche Merkfähigkeit (Punkte)	2,00	0,50	-1,50
Sprachliche Lernfähigkeit (Punkte)	13,00	11,60	-38,00
Figurale Merkfähigkeit (Punkte)	6,00	11,40	-
Figurale Lernfähigkeit (Punkte)	3,40	1,00	-
Alltagsgedächtnis (Punkte)	4,20	-1,00	-
Induktives Denken (Punkte)	3,00	0,28	-
Sprachliche Intelligenz (Punkte)	-	-0,77	-
Farbwörterlesen (Sekunden)	-	-2,00	-
Farbstrichebenennen (Sekunden)	-	1,00	-
Interferenzneigung (Sekunden)	-	-0,33	-4,00

Das Modell der funktionellen Kompensation bestätigend, zeigt sich, daß sich die Patienten in allen Bereichen, in denen sie unterdurchschnittliche Ausgangswerte aufweisen (Tabelle 13: Spalte 2) und im überwiegenden Teil in den Bereichen, in denen sie durchschnittliche Ausgangswerte zeigen (Tabelle 13: Spalte 3) im Mittelwert verbessern. Hingegen sind in den Bereichen mit im Prä-Test überdurchschnittlichen Werten ausschließlich Verschlechterungen zu verzeichnen. Aufgrund der unterschiedlichen Ergebnisse von hirngeschädigten und gesunden Probanden (s.o.), kann der Mechanismus der funktionellen Kompensation somit nicht ausgeschlossen, und als *eine* mögliche Interpretation für die unterschiedlich großen Retesteffekte in beiden Populationen herangezogen werden. Konfundierend wirken hier allerdings Regressionseffekte (Ausgangswert- und Deckeneffekte), da es sich bei unter- und überdurchschnittlichen Patienten um Extremgruppen handelt.

Bestätigend für das Modell der funktionellen Kompensation wirkt desweiteren, daß die Ergebnisse der Wartegruppe, d.h. einer Patientengruppe, welche aufgrund der Spontanremission im Sinne von Reifungsprozessen ebenfalls positiven Veränderungen kognitiver Leistungen unterliegt, geringere Veränderungswerte gegenüber den anderen Vergleichsgruppen aufweist. Der Prozeß der funktionellen Kompensation findet dabei als ein Spontanremissionsmechanismus auch ohne ein gezieltes Training statt, kann aber durch ein solches gefördert werden. Das heißt, daß auch hier Verbesserungen in defizitären kognitiven Bereichen auf Kosten ungeschädigter Funktionen denkbar sind.

Zusammenfassend kann also festgestellt werden, daß die Retesteffekte bei den untersuchten Probanden ohne Hirnerkrankungen aus verschiedenen Gründen (z.B. fehlende funktionelle Kompensation, unterschiedliche kognitive Kapazitäten) höher sind als bei hirngeschädigten Patienten, und deren Vergleich mit hirnerkrankten Patienten im Rahmen einer Trainingsevaluation die Gefahr einer Unterschätzung des Trainingseffekts in sich birgt.
Der Anteil höherer Retesteffekte Hirngesunder gegenüber hirngeschädigten Patienten ist dabei vor allem deswegen problematisch, weil auch Reliabilitäten über die Retesteffekte Hirngesunder berechnet werden, die dann wiederum z.B. für die einzelfallanalytische Berechnung von Leistungsveränderungen Hirngeschädigter (Orgaß, 1990, Sturm et al., 1994) herangezogen werden. Damit wird eine Veränderung über das Übersteigen der Retesteffekte Hirngesunder definiert, obwohl diese Effekte zwischen Gesunden und Kranken offensichtlich nicht vergleichbar sind. Eine Unterschätzung des Trainingseffekts bzw. die Herbeiführung eines Nulleffekts sind damit zumindestens bei kleineren Trainingseffekten vorprogrammiert.

6.3.1.2 Vergleich von Klinikpatienten ohne Training mit der Wartegruppe

Im folgenden sollen nun die Ergebnisse der Klinikpatienten ohne Training mit denen der Wartegruppe verglichen werden. Nach dem Modell der Komponentenzerlegung (Abb. 4, S. 35) unterscheiden sich diese beiden Gruppen durch den Anteil der sozial-emotionalen Betreuungsbedingungen, die „Kureffekte". Tabelle 14 gibt die mittleren absoluten Differenzen in den untersuchten kognitiven Bereichen, sowie den statistischen Vergleich zwischen beiden Gruppen wieder.

Tab. 14: Mittlere absolute Differenzen (Post1-Prätest) in den einzelnen kognitiven Leistungsbereichen im Vergleich der Klinikpatienten ohne Training mit der Wartegruppe zum Nachweis von „Kureffekten" bei kovarianzanalytischer Kontrolle des Faktors Schädigungsdauer

Kognitiver Bereich		**Patienten mit unterdurchschnittlichem Ausgangswert**			**Patienten mit durchschnittlichem Ausgangswert**			**Patienten mit überdurchschnittlichem Ausgangswert**		
		mittlere absolute Differenzen		**Vergleich** Signifikanz niveau	**mittlere absolute Differenzen**		**Vergleich** Signifikanz niveau	**mittlere absolute Differenzen**		**Vergleich** Signifikanz niveau
		Klinikpatienten ohne Training	Wartegruppe		Klinikpatienten ohne Training	Wartegruppe		Klinikpatienten ohne Training	Wartegruppe	
Informationsverarbeitungsgeschwindigkeit		-1,00	**51,00**	.400 n.s.	22,50	**24,40**	.988 n.s.	**4,00**	-0,33	*.077 n.s.*
Geteilte Aufmerksamkeit		23,83	**64,00**	.847 n.s.	13,57	**24,20**	.467 n.s.	-	19,25	-
Selektive Aufmerksamkeit		-	22,67	-	**49,10**	36,64	**0.39 ***	**48,00**	0,50	.427 n.s.
Daueraufmerksamkeit	Zeit	-	110,60	-	-26,00	**29,47**	.310 n.s.[1]	78,00	-	-
	Fehler	-	-1,75	-	-3,60	**-1,41**	.400 n.s.	-	-	-
Sprachliche Merkfähigkeit		1,00	**1,60**	.717 n.s.	**0,92**	0,67	.866 n.s.[1]	-	-	-
Sprachliche Lernfähigkeit		**15,00**	14,37	.827 n.s.	-0,17	**1,80**	.988 n.s.	-33,00	**-23,62**	.668 n.s.
Figurale Merkfähigkeit		-	19,00	-	7,50	**11,45**	.556 n.s.	-	-	-
Figurale Lernfähigkeit		-5,00	**0,23**	.435 n.s.	**10,33**	3,70	.155 n.s.	-	-	-
Induktives Denken		-	2,33	-	**0,89**	0,27	.998 n.s.	-2,50	**0,60**	.689 n.s.
Sprachliche Intelligenz		-	0,67	-	**0,36**	-0,03	.389 n.s.	**-1,00**	-2,50	.465 n.s.
Interferenzneigung	Farbwörter lesen	-	-	-	-0,14	-	-	-	-	-
	Farbstriche benennen	-	-	-	-1,75	-	-	-	-	-
	Interferenz	-	-	-	4,00	-	-	-	-1,33	-
Überlegenheit der einen Vergleichsgruppe gegenüber der jeweils anderen in %		**20%**	**80%**		**45%**	**55%**		**60%**	**40%**	

1 kovarianzanalytische Kontrolle des Ausgangswertes
\- Untersuchungsfeld nicht besetzt
Fettdruck Überlegenheit in der Testwertveränderung gegenüber der Vergleichgruppe

Die Ergebnisse der Tabelle 14 zeigen, daß die Gegenüberstellung der beiden Vergleichsgruppen ein differenziertes Bild in Abhängigkeit vom Ausgangswert ergibt: Während bei Patienten mit unterdurchschnittlichem Ausgangswert eine deutliche Überlegenheit der Wartegruppe gegenüber den Klinikpatienten ohne Training vorliegt, ändert sich dieses Resultat mit zunehmendem Ausgangswert. Dennoch entsprechen diese Ergebnisse ebenfalls nicht bzw. nur in einzelnen Fällen (z.B. selektive Aufmerksamkeit bei durchschnittlichem Ausgangswert) dem aufgestellten Komponentenmodell.
Vergleicht man die Ergebnisse der Wartegruppe mit denen der Trainingsgruppen (Tab. 3a- c, Anhang II), ist zu sehen, daß sich dieses Resultat gegenüber den Patienten des Gruppentrainings besonders im unterdurchschnittlichen Bereich ebenfalls bestätigen läßt. Gegenüber den Patienten des Einzeltrainings zeigt sich eine Überlegenheit der Wartegruppe in weniger Fällen, aber dabei auch im unterdurchschnittlichen Bereich am häufigsten.
Dieses der Erwartung entgegengesetzte Ergebnis muß ebenfalls durch ungleiche Anteile der verschiedenen Komponenten der Trainingswirkung in den einzelnen Gruppen erklärt werden.
Neben den sozial-emotionalen Betreuungsbedingungen unterscheiden sich Klinikpatienten und Patienten der Wartegruppe desweiteren im Faktor Schädigungsdauer (vgl. Tab. 2b, Anhang II). Das ist durch das Aufnahmeverfahren in die Klinik zwangsweise bedingt. Da man aber von einem nichtlinearen Verlauf der Spontanremission ausgeht, schlägt sich diese am deutlichsten in den ersten Wochen nach der Schädigung nieder (v. Cramon & Zihl, 1988, Kaschel, 1994).
Aufgrund des dem Modell der Komponentenzerlegung konträren Ergebnisses zwischen Patienten in und außerhalb der Klinik, muß die Überlegenheit der Wartegruppe durch erhöhte Spontanremissionseffekte erklärt werden. Diese Interpretation unterstützend wirkt die Tatsache, daß sich die Überlegenheit der Wartegruppe vor allem im unterdurchschnittlichen Leistungsbereich zeigt, in welchem Spontanremissionseffekte aufgrund der größeren Defizite am stärksten wirken. Besonders wird das bei kognitiven Basisfähigkeiten, wie z.B. der Informationsverarbeitungsgeschwindigkeit sichtbar, wo der absolute Veränderungswert der Wartegruppe höher ist als in den anderen Gruppen (vgl. Tab. 3a, Anhang II).

Ein erster Schritt zur Ausschaltung des Einflußfaktors Schädigungsdauer wurde bereits durch seine kovarianzanalytische Kontrolle unternommen. Um die Wirkung dieses Faktors genauer betrachten zu können, und damit die Interpretation der größeren Spontanremissionseffekte zu überprüfen, wurden die Patienten in einem Ex-post-facto-Ansatz in weitere, die Schädigungsdauer differenzierende Untergruppen eingeteilt.
Abbildung 7 zeigt die Abhängigkeit der Größe des gemessenen Effekts von der Dauer der Schädigung am Beispiel der Informationsverarbeitungsgeschwindigkeit.

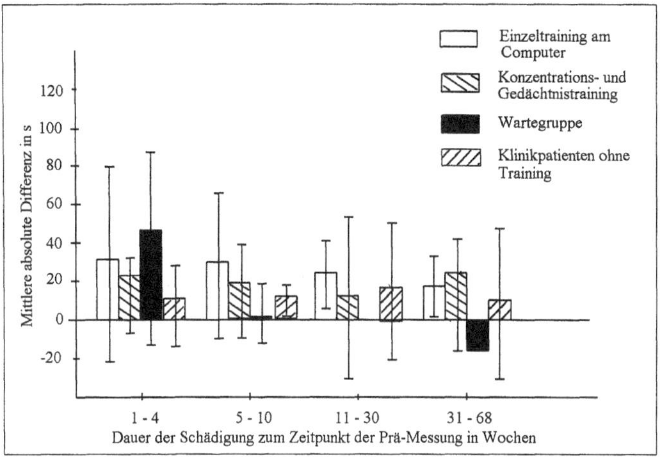

Abb. 7: Veränderung der Informationsverarbeitungsgeschwindigkeit über den Untersuchungszeitraum in Abhängigkeit von Dauer der Schädigung und Untersuchungsgruppe (Mittelwerte und Standardabweichungen der absoluten Differenzen)

In der Abbildung 7 zeigt sich die deutliche Überlegenheit der Wartegruppe in den ersten vier Wochen nach Beginn der Schädigung. Nach dieser Zeit fällt die Stärke der Spontanremission deutlich ab, so daß trainierte Patienten, bei denen das Training frühzeitig einsetzt, größere Effekte vorweisen können. Nach der 31. Woche führt eine fehlende Intervention schließlich zu einer Verschlechterung der Ergebnisse. Diese Resultate stützen die Befunde von Stein (1990), der die Effektivität eines frühen Beginns der Intervention nachweisen konnte. Vergleicht man mittels mehrfaktorieller Varianzanalyse den Einfluß von Dauer der Schädigung und Untersuchungsgruppen (Trainings- vs. Vergleichsgruppe) auf die Veränderung der Informationsverarbeitungsgeschwindigkeit, ist festzustellen, daß der Faktor Dauer einen tendenziellen und damit größeren Einfluß ($p = .086$ n.s.) als der Faktor Gruppe hat ($p = .689$ n.s.) hat. Wechselwirkungen konnten nicht nachgewiesen werden ($p = .545$ n.s.).
Abbildung 7 legt desweiteren die Interpretation nahe, daß in den ersten vier Wochen nach Beginn der Schädigung die Spontanremission den Trainingseffekten in diesem Bereich überlegen ist. Dieser Eindruck entsteht jedoch nur aufgrund unterschiedlicher Verteilungen der Patientenzahlen innerhalb der Untergruppen der Schädigungsdauer.
In Abbildung 8 soll deswegen der Zeitraum der ersten vier Wochen nach der Schädigung und dessen Auswirkung auf die Veränderungen der Informationsverarbeitungsgeschwindigkeit detaillierter betrachtet werden.

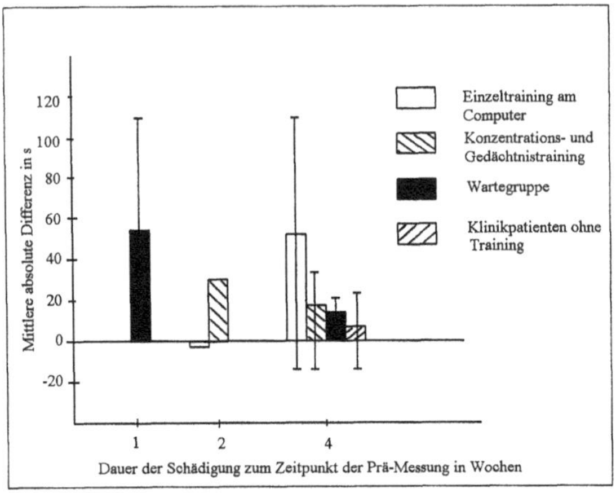

Abb. 8: Veränderung der Informationsverarbeitungsgeschwindigkeit innerhalb der ersten vier Wochen nach der Schädigung in Abhängigkeit von der Untersuchungsgruppe (Mittelwerte und Standardabweichungen der absoluten Differenzen)

Dabei zeigt sich, daß 40% der Patienten der Wartegruppe (N = 9) bereits eine Woche nach Beginn der Schädigung untersucht wurden, also zu einem Zeitpunkt, an welchem die Spontanremission sehr hoch ist. Zu diesem Zeitpunkt konnten aber noch keine Patienten in der Klinik für einen Vergleich herangezogen werden. Untersucht man jedoch die Patienten mit gleicher Schädigungsdauer, zeigen sich trainierte Patienten untrainierten Probanden außerhalb der Klinik immer überlegen (vgl. Abb. 7 und 8).
Auch die Gegenüberstellung der beiden Patientenvergleichsgruppen zeigt unter Berücksichtigung des Faktors Schädigungsdauer eine Überlegenheit der Klinikpatienten ohne Training gegenüber der Wartegruppe, welche nach dem Komponentenmodell auf die „Kureffekte" zurückzuführen sein müßten.

Um diesen als „Kureffekt" definierten Zusammenhang zwischen Stimmung und Leistung näher zu untersuchen, wurde den Patienten in der Klinik einmal wöchentlich ein Befindlichkeitsfragebogen (Sauter, 1993) vorgelegt.
Abbildung 9 gibt den Verlauf der allgemeinen Befindlichkeit über den Kuraufenthalt in den drei Klinikgruppen wieder.

Eine Varianzanalyse mit Meßwiederholung ergibt einen hochsignifikanten Unterschied über den Faktor Verlauf ($p < .001$***), während sich die Unterschiede zwischen den Gruppen als nicht signifikant erweisen ($p = .162$ n.s.). Darüber hinaus ist eine Wechselwirkung zwischen beiden Faktoren nachweisbar ($p = .030$*). Das bedeutet, daß sich die Befindlichkeitsverläufe über den Untersuchungszeitraum zwischen den Gruppen unterscheiden: Während die Trainingsgruppen in ihrem Befinden relativ stabil bleiben, d.h. die erwarteten

„Kureffekte" nicht auftreten, ist bei den Klinikpatienten ohne Training eine Befindlichkeitssteigerung zu verzeichnen.

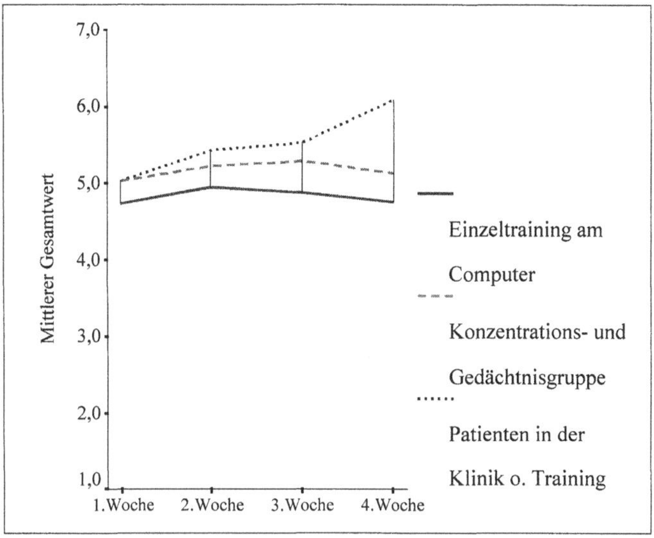

Abb. 9: Verlauf der allgemeinen Befindlichkeit in den Untersuchungsgruppen über den Untersuchungszeitraum (1 ... schlechte allgemeine Befindlichkeit; 7 ... gute allgemeine Befindlichkeit)

Eine mögliche Erklärung für dieses in den Gruppen unterschiedliche Ergebnis ist in der ungleichen Ausprägung der Defizite zwischen den Gruppen zu suchen. Geringere kognitive Defizite, wie sie bei den Klinikpatienten ohne Training gegeben sind (Verteilung der Patienten nach Ausgangswerten, vgl. Tab. 1, Anhang II), sind häufig auch mit geringeren körperlichen Beeinträchtigungen verbunden. So weisen z.B. im Gegensatz zu den trainierten Patienten (Einzeltraining: 83%, Gruppentraining: 72%) nur 27% der untrainierten Patienten motorische Beeinträchtigungen auf.

Betrachtet man nun die einzelnen Faktoren der Gesamtbefindlichkeit (Tab. 4, Anhang II), so fällt auf, daß sich die trainierten und untrainierten Patienten hochsignifikant in ihrem körperlichen Empfinden unterscheiden ($p<.001^{***}$), und sich die zeitlichen Verläufe dieses Faktors in Abhängigkeit von der Untersuchungsgruppe verändern ($p=.035^{*}$). Abbildung 10 gibt dieses Ergebnis graphisch wieder.

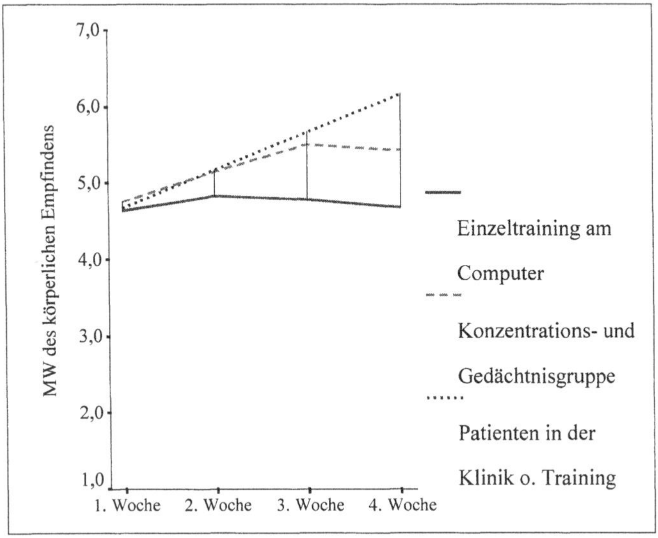

Abb. 10: Ausprägung des körperlichen Empfindens in Abhängigkeit von der Untersuchungsgruppe und vom Zeitpunkt des Klinikaufenthalts (1 ... schlechtes körperliches Empfinden, 7 ... gutes körperliches Empfinden)

Dabei ist zu sehen, daß in der Gruppe der Klinikpatienten ohne Training ein kontinuierlicher Anstieg des körperlichen Empfindens stattfindet, während z.B. bei den Patienten des Einzeltrainings diese Befindlichkeit eher absinkt. Das bestätigt die Vermutung, daß weniger kognitive, als motorische Defizite und deren Veränderungen im Rahmen des Klinikaufenthalts ausschlaggebend sind für die Veränderung des Wohlbefindens und damit für das Auftreten von „Kureffekten", von deren Existenz aufgrund der Ergebnisse des Vergleichs von Klinikpatienten ohne Training und der Wartegruppe bei Konstanthaltung der Dauer der Schädigung auszugehen ist.

In Kapitel 4.2.1.2 wurde gezeigt, daß Stimmungsveränderungen die kognitive Leistungsfähigkeit beeinflussen können. Inwieweit die „Kureffekte" durch einen solchen Zusammenhang bedingt sind, soll im folgenden geprüft werden. Tabelle 15 gibt die Zusammenhänge zwischen Leistungs- und Befindlichkeitsveränderungen, getrennt nach Untersuchungsgruppen wieder.

Die Ergebnisse zeigen, daß Zusammenhänge zwischen Leistungs- und Befindlichkeitsveränderungen nur in ausgewählten kognitiven Bereichen und nur bei untrainierten Patienten nachweisbar sind. Da, wie in Abbildung 9 dargestellt wurde, in den Trainingsgruppen kaum Befindlichkeitsveränderungen, hingegen aber größere Leistungsveränderungen als bei den Klinikpatienten ohne Training stattfinden (vgl. Tab. 3a- c, Anhang II), ist das Fehlen dieser

Korrelationen erklärbar. Damit findet sich eine Bestätigung der Vermutung, daß die kognitiven Veränderungen im Gesamtprozeß der Rehabilitation nicht durch die Veränderungen im Befinden bedingt sind.

Tab. 15: Zusammenhang zwischen Leistungs- und Befindlichkeitsveränderung (absolute Differenzen) in den Klinikgruppen

Kognitiver Leistungsbereich		**Trainingsgruppen**			**Klinikpatienten ohne Training**		
		N	Korrelations-koeffizient	Signifikanz-niveau	N	Korrelations-koeffizient	Signifikanz-niveau
Informationsverarbei-tungsgeschwindigkeit		65	r = .015	p = .907	15	r =-.251	p = .348
Geteilte Aufmerksamkeit		62	r = .118	p = .359	15	r = .085	p = .754
Selektive Aufmerksamkeit		63	r = .225	p = .076	15	r =-.225	p = .402
Dauerauf-merksamkeit	Zeit	31	r = .217	p = .241	8	r = -.471	p = .347
	Fehler	31	r = .195	p = .293	8	r = .991	**p< .001*****
Alertness		20	r = .119	p = .616	-	-	-
Sprachliche Merkfähigkeit		65	r = .125	p = .322	15	r = .158	p = .559
Sprachliche Lernfähigkeit		62	r = .045	p = .728	15	r = .442	p = .113
Figurale Merkfähigkeit		58	r = -.041	p = .762	7	r = .845	**p = .034** *
Figurale Lernfähigkeit		58	r = -.189	p = .889	7	r = -.317	p = .423
Alltagsgedächtnis		21	r = -.074	p = .755	-	-	-
Induktives Denken		61	r = -.068	p = .601	15	r = -.052	p = .924
Sprachliche Intelligenz		65	r = -.219	p = .079	15	r = .406	p = .119

Hingegen zeigen die Klinikpatienten ohne Training in den Bereichen Daueraufmerksamkeit (Fehlerleistung) und figurale Lernfähigkeit sehr hohe Korrelationen (98 % bzw. 71% Varianzaufklärung) mit den Befindlichkeitsveränderungen.

Um methodische Artefakte aufgrund der Auswahl des Meßinstrumentariums auszuschließen, wurde desweiteren der Einfluß zwischen Veränderung des depressiven Copingstils und der kognitiven Leistungen untersucht. Dabei handelt es sich im Gegensatz zu den vorher geprüften aktuellen Befindlichkeiten um eine relativ stabile, länger andauernde Stimmungslage.
Wie in Tabelle 5 des Anhangs II zu sehen ist, zeigt sich der Verlauf der depressiven Krankheitsverarbeitung in den Trainingsgruppen über den Zeitraum des Klinikaufenthalts wiederum als relativ stabil. Klinikpatienten ohne Training haben dagegen innerhalb dieses Zeitraums eine Abnahme der Stärke dieses Copingstils zu verzeichnen.

Ellis & Ashbrook (1988) gehen nun davon aus, daß Depressionen kognitive Kapazitäten einnehmen, die dann bei der Ausübung nicht-automatisierter kognitiver Prozesse fehlen. Inwieweit sich in der vorliegenden Untersuchung über den Faktor depressive Krankheitsverarbeitung als ein Indikator für relative stabile Stimmungen die angenommenen „Kureffekte" nachweisen lassen, soll in Tabelle 16 wiedergegeben werden.

Tab. 16: Zusammenhang zwischen Veränderung der depressiven Verarbeitung und Leistungsveränderungen (absolute Differenzen) in den Klinikgruppen über die Dauer des Klinikaufenthalts

Kognitiver Leistungsbereich		**Trainingsgruppen**			**Klinik- Kontrollgruppe**		
		N	Korrelationskoeffizient	Signifikanzniveau	N	Korrelationskoeffizient	Signifikanzniveau
Informationsverarbeitungsgeschwindigkeit		66	r = -.195	p = .116	14	r =-.513	*p = .061*
Geteilte Aufmerksamkeit		63	r = .075	p = .561	14	r = -.693	**p = .006****
Selektive Aufmerksamkeit		64	r = -.042	p = .742	14	r =-.406	p = .149
Daueraufmerksamkeit	Zeit	30	r = -.154	p = .416	6	r = -.066	p = .856
	Fehler	30	r = .319	*p = .086*	6	r = .101	p = .782
Alertness		19	r = -.089	p = .715	-	-	-
Sprachliche Merkfähigkeit		66	r = -.068	p = .568	14	r = .257	p = .378
Sprachliche Lernfähigkeit		63	r = .062	p = .631	14	r = .242	p = .448
Figurale Merkfähigkeit		60	r = -.043	p = .746	7	r = .524	*p = .080*
Figurale Lernfähigkeit		60	r = -.203	p = .119	7	r = .257	p = .419
Alltagsgedächtnis		24	r = .185	p = .386	-	-	-
Induktives Denken		63	r = -.045	p = .727	14	r = .895	**p<.001*****
Sprachliche Intelligenz		66	r = -.030	p = .810	14	r = -.524	*p = .080*

Wie bereits bei den Ergebnissen zur aktuellen Befindlichkeit zeigt sich, daß signifikante Zusammenhänge zwischen beiden Faktoren nur in zwei kognitiven Bereichen und nur in der Klinik-Kontrollgruppe gefunden werden können. Tendenzielle Signifikanzen sind auch noch in den Bereichen Informationsverarbeitungsgeschwindigkeit, figurale Merkfähigkeit und sprachliche Intelligenz zu finden. Damit sind die Korrelationen in den meisten kognitiven Bereichen höher ausgeprägt als bei den Ergebnissen zur aktuellen Befindlichkeit.

Zusammenfassend ist also zu sagen, daß „Kureffekte" im Vergleich von Klinikpatienten ohne Training und Patienten einer Wartegruppe unter der Bedingung nachgewiesen werden können, daß die Schädigungsdauer bei beiden

Gruppen konstantgehalten wird. Bei unterschiedlicher Schädigungsdauer hingegen sind die Spontanremissionseffekte aufgrund des kürzeren Abstandes zum Schädigungszeitpunkt den „Kureffekten" überlegen.
Diese „Kureffekte" sind wahrscheinlich bedingt durch Veränderungen körperlicher Befindlichkeiten. Dadurch treten sie in den Klinikgruppen in unterschiedlichem Ausmaß auf. Hingegen beeinflußt die kognitive Leistungsfähigkeit eher aktuelle Stimmungen, welche schneller wechseln.
Insgesamt ist dabei jedoch deutlich geworden, daß der Faktor Zuwendung innerhalb des kognitiven Trainings im Gesamtprozeß der Rehabilitation eine geringere Rolle spielt. Die Einführung einer zusätzlichen Kontrollgruppe mit einer „Pseudointervention" erscheint deswegen unter diesem Aspekt nicht notwendig. Die sozial-emotionalen Betreuungsbedingungen während des Kuraufenthalts hingegen zeigen Wirkungen auf die Leistungsfähigkeit, so daß die „Kureffekte" durch die Gruppe von Klinikpatienten ohne Training untersucht werden können.

6.3.1.3 Der Vergleich der Trainingsgruppen mit den Klinikpatienten ohne Training

Im folgenden sollen die beiden Arten von Untersuchungsgruppen gegenübergestellt werden, durch deren Vergleich nach dem Modell der Komponentenzerlegung die Herausfilterung des „Nettoeffekts" des Trainings möglich ist. Die Tabellen 17a und b auf den folgenden Seiten geben die Ergebnisse der Gegenüberstellung der Trainingsgruppen und der Klinikpatienten ohne Training wieder.
Dabei ist zu sehen, daß das Einzeltraining in Abhängigkeit vom Ausgangswert zum Teil signifikante Trainingseffekte erbringt. Diese sind, entsprechend der Erwartung und der Indikation zum Training, im unterdurchschnittlichen Bereich am deutlichsten ausgeprägt. Hier zeigen die Patienten in 80% der untersuchten kognitiven Bereiche tendenziell größere Veränderungen als die untrainierten Patienten. In 40% der Fälle sind diese Trainingseffekte signifikant, und durch große Effektstärken gekennzeichnet. Mit zunehmendem Ausgangswert sinkt die Überlegenheit der Trainingsgruppen gegenüber der Kontrollgruppe ab, so daß im überdurchschnittlichen Bereich die Klinikpatienten ohne Training bereits in 67% der untersuchten Fälle den trainierten Patienten überlegen sind. Diese Unterlegenheit im oberen Normwertbereich läßt sich möglicherweise durch den bereits diskutierten Mechanismus der funktionellen Kompensation erklären, da Patienten der Trainingsgruppen auch bei überdurchschnittlichen Ausgangswerten in vereinzelten kognitiven Bereichen aufgrund ihrer Indikation zum Training defizitäre Leistungen in anderen Bereichen aufweisen mußten. Davon ist bei den Kontrollgruppenpatienten nicht auszugehen, so daß es sich bei den überdurchschnittlichen Patienten um Probanden handelt, welche in ihrer kognitiven Leistungsfähigkeit den gesunden Probanden entsprechen (vgl. Kap. 6.3.1.1).

Tab. 17a: Mittlere absolute Differenzen (Post1-Prätest: Rohwertdifferenzen) in den einzelnen kognitiven Leistungsbereichen im Vergleich der Patienten des Einzeltrainings mit den Klinikpatienten ohne Training zum Nachweis von Trainingseffekten

Kognitiver Bereich		Patienten mit unterdurchschnittlichem Ausgangswert			Patienten mit durchschnittlichem Ausgangswert			Patienten mit überdurchschnittlichem Ausgangswert		
		mittlere absolute Differenzen		**Vergleich** Signifikanz niveau	**mittlere absolute Differenzen**		**Vergleich** Signifikan z niveau	**mittlere absolute Differenzen**		**Vergleich** Signifikanz niveau
		Einzeltraining am Computer	Klinikpatienten ohne Training		Einzeltraining am Computer	Klinikpatienten ohne Training		Einzeltraining am Computer	Klinikpatienten ohne Training	
Informationsverarbeitungsgeschwindigkeit		**34,68**	-1,00	**.030 ***	10,90	**22,50**	.178 n.s.	-11,50	**4,00**	.381 n.s.
Geteilte Aufmerksamkeit		**41,71**	23,83	.428 n.s.	**21,75**	13,57	.702 n.s.	-9,00	-	-
Selektive Aufmerksamkeit		53,65	-	-	42,00	**49,10**	783 n.s.	-	48,00	-
Daueraufmerksamkeit	Zeit	211,85	-	-	**48,65**	-26,00	.157 n.s.[1]	-	-	-
	Fehler	-5,43	-	-	**-0,85**	-3,60	.359 n.s.	2,25	-	-
Sprachliche Merkfähigkeit		**2,28**	1,00	.124 n.s.	0,84	**0,92**	.711 n.s.[1]	-1,25	-	-
Sprachliche Lernfähigkeit		6,45	**15,00**	.561 n.s.	-6,36	**-0,17**	.398 n.s.	**-13,50**	-33,00	-
Figurale Merkfähigkeit		12,06	-	-	**12,53**	7,50	.176 n.s.	-	-	-
Figurale Lernfähigkeit		**7,61**	-5,00	**. 050 ***	-2,00	**10,33**	.237 n.s.	-	-	-
Induktives Denken		3,30	-	-	**2,17**	0,89	.381 n.s.	-	-2,50	-
Sprachliche Intelligenz		6,00	-	-	**1,07**	0,36	.502 n.s.	-1,33	**-1,00**	.851 n.s.
Interferenzneigung	Farbwörter lesen	4,50	-	-	1,20	**1,50**	.824 n.s.[1]	-	-	-
	Farbstriche benennen	-	-	-	4,18	-	-	-	-	-
	Interferenz	-	-	-	6,05	-	-	-1,00	-	-
Überlegenheit der einen Vergleichsgruppe gegenüber der jeweils anderen in %		**80%**	**20%**		**50%**	**50%**		**33%**	**67%**	

Tab. 17b: Mittlere absolute Differenzen (Post1-Prätest: Rohwertdifferenzen) in den einzelnen kognitiven Leistungsbereichen im Vergleich der Patienten des Gruppentrainings mit den Klinikpatienten ohne Training zum Nachweis von Trainingseffekten

Kognitiver Bereich		**Patienten mit unterdurchschnittlichem Ausgangswert**			**Patienten mit durchschnittlichem Ausgangswert**			**Patienten mit überdurchschnittlichem Ausgangswert**		
		mittlere absolute Differenzen		**Vergleich** Signifikanz niveau	**mittlere absolute Differenzen**		**Vergleich** Signifikanz niveau	**mittlere absolute Differenzen**		**Vergleich** Signifikanz niveau
		Konzentrations- & Gedächtnistraining	Klinikpatienten ohne Training		Konzentrations- & Gedächtnistraining	Klinikpatienten ohne Training		Konzentrations- & Gedächtnistraining	Klinikpatienten ohne Training	
Informationsverarbeitungsgeschwindigkeit		**27,06**	-1,00	.184 n.s.	14,36	**22,50**	.310 n.s.	-1,44	**4,00**	.606 n.s.
Geteilte Aufmerksamkeit		21,64	**23,83**	.941 n.s.	-9,08	**13,57**	.242 n.s.	-42,50	-	-
Selektive Aufmerksamkeit		51,00	-	-	46,04	**49,10**	.867 n.s.	-20,50	**48,00**	.207 n.s.
Daueraufmerksamkeit	Zeit	-	-	-	-48,00	**-26,00**	.655 n.s.[1]	-	-	-
	Fehler	-	-	-	-4,67	**-3,60**	.789 n.s.	-	-	-
Sprachliche Merkfähigkeit		1,00	1,00	1.00 n.s.	0,38	**0,92**	.196 n.s[1].	-0,5	-	-
Sprachliche Lernfähigkeit		10,30	**15,00**	.744 n.s.	**13,56**	-0,17	*.083 n.s.*	**-22,33**	-33,00	.581 n.s.
Figurale Merkfähigkeit		12,67	-	-	**11,24**	7,50	.322 n.s.	-	-	-
Figurale Lernfähigkeit		**6,16**	-5,00	*.083 n.s.*	-2,57	**10,33**	.244 n.s.	-	-	-
Induktives Denken		4,75	-	-	**1,40**	0,89	.797 n.s.	-	-2,50	-
Sprachliche Intelligenz		1,50	-	-	**0,67**	0,36	.786 n.s.	-	-1,00	-
Interferenzneigung	Farbwörter lesen	3,50	-	-	-0,09	**1,50**	.415 n.s.[1]	-	-	-
	Farbstriche benennen	-	-	-	1,50	-	-	-	-	-
	Interferenz	-	-	-	6,21	-	-	-0,50	-	-
Überlegenheit der einen Vergleichsgruppe gegenüber der jeweils anderen in %		**40%**	**40%**		**33%**	**67%**		**33%**	**67%**	

[1]kovarianzanalytische Kontrolle des Ausgangswerts

\- Untersuchungsfeld nicht besetzt

Fettdruck Überlegenheit in der Testwertveränderung gegenüber der Vergleichgruppe

Aufgrund dieser Ergebnisse erscheint die Indikation zum Einzeltraining für Patienten mit unterdurchschnittlichen Ausgangswerten am günstigsten.
Ein etwas anderes Bild zeigt sich hingegen bei der Betrachtung der Ergebnisse des Konzentrations- und Gedächtnistrainings in der Gruppe (Tab. 17b). Hier können keine ausgeprägten Effekte gegenüber der Kontrollgruppe ausgemacht werden. Während bei Patienten mit unter- und durchschnittlichem Ausgangswert in der Hälfte der untersuchten kognitiven Bereiche zumindestens tendenzielle Überlegenheiten in den Leistungsveränderungen bei Patienten des Gruppentrainings ausgemacht werden können, hat auch hier im überdurchschnittlichen Bereich die Kontrollgruppe den größeren Anteil an Verbesserungen aufzuweisen.
Von einer nachgewiesenen Wirksamkeit des Gruppentrainings kann demzufolge nicht ausgegangen werden.
Betrachtet man allerdings die Ergebnisse der psychometrischen Einzelfallanalyse (Tab. 7, Anhang II), bietet sich ein etwas differenzierteres Bild. Bei dieser Auswertungsstrategie bleibt die absolute Größe der Veränderung unberücksichtigt, sofern sie einen bestimmten, überzufälligen Wert (kritische Differenz) überschreitet. Dadurch ist zu sehen, daß sich im Gruppentraining z.B. mehr Patienten mit unterdurchschnittlichem Ausgangswert im Bereich der Informationsverarbeitungsgeschwindigkeit verbessern als die Vergleichsgruppen (Ausnahme Hirngesunde), wobei die Stärke der Veränderung nicht groß genug ist, um sich in einem Mittelwertunterschied zwischen den Gruppen signifikant niederzuschlagen. Somit liefert die zusätzliche Einbeziehung der psychometrischen Einzelfallanalyse wichtige Hinweise für eine detaillierte Interpretation der Ergebnisse, auf welche aufgrund der methodischen Fragestellungen dieser Studie an dieser Stelle verzichtet werden soll .

Stellt man nun die Trainingsgruppen auch den anderen Vergleichsgruppen gegenüber (vgl. Tab. 3a-c, Anhang II), ist zu sehen, daß sich die nachgewiesenen Effekte gegenüber den anderen Vergleichsgruppen nur in Einzelfällen (figurale Lernfähigkeit; sprachliche Intelligenz bei fehlendem Vergleich mit der Klinikkontrollgruppe im unterdurchschnittlichem Bereich) bestätigen lassen.
Die Überlegenheit der Patienten des Gruppentrainings mit durchschnittlichem Ausgangswert gegenüber den Hirngesunden im Bereich der sprachlichen Lernfähigkeit muß, wie im folgenden gezeigt wird, auf Deckeneffekte in der Referenzgruppe Hirngesunder zurückgeführt werden: Die sprachliche Lernfähigkeit (Zuwachsrate) steht im umgekehrten Zusammenhang zur Merkfähigkeit (Leistung im 1. Durchgang). Die Patienten des Gruppentrainings unterscheiden sich nun mit einem mittleren Post1-Wert in der sprachlichen Merkfähigkeit von 6,67 Punkten bereits signifikant von den hirngesunden Probanden mit einem mittleren Post1-Wert von 8,25 Punkten (p=.007**). Damit ist bei den hirngesunden Probanden im Vergleich zur Prä-Messung eine Verbesserung erreicht, die dem maximal möglichen Testwert von 10 Punkten

bereits sehr nahekommt. Somit sind die Möglichkeiten eines positiven Lernzuwachses in den darauffolgenden Durchgängen äußerst gering. Der Lernfähigkeitswert muß sich demzufolge aufgrund des im Vergleich zur Prä-Messung (LGT-M $_{\text{prä,KG3 = 7,25 Punkte}}$) deutlich höheren Merkfähigkeitswertes verringern.
Der signifikante Unterschied in der Lernfähigkeit zwischen den beiden Gruppen ist somit nicht auf einen Trainingseffekt zurückzuführen. Die hohen Deckeneffekte in diesem Bereich lassen sich ebenfalls bei den Patienten mit überdurchschnittlichem Ausgangswert bestätigen (vgl. Tab. 3c, Anhang II).
Alle anderen signifikanten Effekte in der Gegenüberstellung der Trainingsgruppen und der Probanden der Referenzgruppe Hirngesunder, deuten auf umgekehrte Effekte, d.h. auf eine Überlegenheit der Vergleichsgruppe gegenüber der Trainingsgruppe hin. Dabei handelt es sich in allen Fällen um eine Überlegenheit der hirngesunden gegenüber den hirngeschädigten Patienten, was die in Kapitel 6.3.1.1 gemachten Ausführungen über die stärkeren Retesteffekte hirngesunder Probanden bestätigt.

6.3.1.4 Zusammenfassung und Beantwortung der Fragestellungen

Ein Ziel der vorliegenden Untersuchung war die Zerlegung der gemessenen „Bruttowirkung" eines neuropsychologischen Trainings in deren einzelne Komponenten, sowie die empirische Überprüfung des in Kapitel 4.2.2.2 aufgestellten Modells der Komponentenzerlegung.
Dazu wurden innerhalb eines quasiexperimentellen Versuchs-Kontrollgruppenplans verschiedene Untersuchungsgruppen gegenübergestellt, welche sich in diesen Einzelkomponenten (Trainings-, Spontanremissions-, „Kur-" und Retesteffekte) unterschieden. Es wurde dabei davon ausgegangen, daß sich die Einzeleffekte in diesen Gruppen summativ zusammensetzen und gleich verteilen (vgl. Abb. 4, S. 35).
Anhand der im folgenden zusammengefaßten Ergebnissen kann jedoch gezeigt werden, daß die Annahme einer Gleichverteilung der Anteile dieser Komponenten in den einzelnen Untersuchungsgruppen nur zum Teil und unter Berücksichtigung bestimmter Voraussetzungen haltbar ist:

- Es gibt keine signifikanten Unterschiede zwischen den einzelnen Vergleichsgruppen, mit Ausnahme der Gegenüberstellung von Klinikpatienten ohne Training und der Referenzgruppe Hirngesunder, bei der negative Effekte zu verzeichnen sind (vgl. Tab. 3b, Anhang II).
- Signifikante Trainingseffekte können nur für Patienten des Einzeltrainings mit unterdurchschnittlichem Ausgangswert gegenüber den Klinikpatienten ohne Training nachgewiesen werden.
- Gegenüber der Referenzgruppe Hirngesunder sind signifikante negative Trainingseffekte in einzelnen kognitiven Bereichen auszumachen.
- Unter der Bedingung der Kontrolle des Faktors Schädigungsdauer zeigt sich eine tendenzielle Überlegenheit der Klinikpatienten gegenüber der Wartegruppe.

- „Kureffekte" können nur für Klinikpatienten ohne Training nachgewiesen werden, und sind vor allem auf unterschiedliche körperliche Befindlich- keiten zurückzuführen.

Aufgrund dieser Ergebnisse ist das aufgestellte Komponentenmodell so nicht mehr haltbar, so daß eine Korrektur dessen erfolgen muß. Da die Ergebnisse der Leistungsveränderungen sehr vom jeweiligen kognitiven Bereich abhängig sind, ist es jedoch schwierig, ein allgemeingültiges Modell aufzustellen. In Abbildung 11 soll deswegen ein korrigiertes *schematisches* Modell für den Fall, daß ein Trainingseffekt vorhanden ist, dargestellt werden, welches den oben genannten Ergebnissen Rechnung trägt. Dabei wird sich vor allem auf die Resultate der Patienten mit unterdurchschnittlichem Ausgangswert bezogen, da für diese die Indikation zum Training erfolgte. Die unterbrochene Linie bei den „Kureffekten" bedeutet dabei, daß sich diese nicht in allen Bereichen nachweisen ließen.

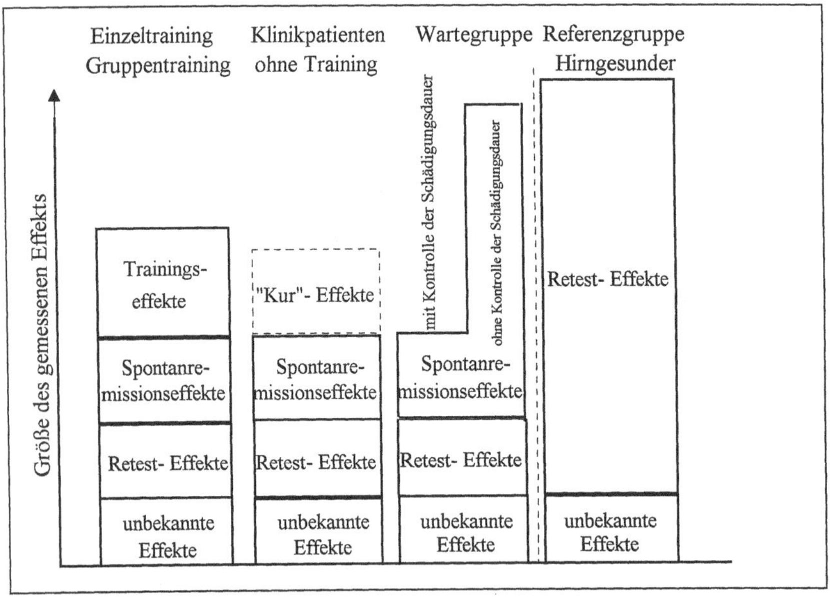

Abb. 11: Korrigiertes schematisches Modell der Zusammensetzung der „Bruttowirkung" des gemessenen Effekts bei ungleichen Anteilen der einzelnen Komponenten in den Untersuchungsgruppen

Aus diesem graphisch veranschaulichten Ergebnis wird noch einmal deutlich, daß die Referenzgruppe Hirngesunder für den Vergleich mit Hirngeschädigten wenig geeignet ist, da aufgrund der höheren Retesteffekte das Risiko der Unterschätzung des Trainingseffekts erheblich ansteigt. Aus demselben Grund ist eine genaue Kontrolle des Faktors Schädigungsdauer im Vergleich mit der Wartegruppe notwendig. Dabei empfiehlt sich eine Kontrolle dieses Faktors über den Schritt der primären Parallelisierung oder, sollte dies nicht möglich sein, dessen nachträgliche Kontrolle.

Welche Konsequenzen haben die unterschiedlichen Anteile der einzelnen Komponenten in den einzelnen Untersuchungsgruppen nun für die Evaluation neuropsychologischer Trainingsmaßnahmen?
Die angezielte Trennung der einzelnen Effekte ist aufgrund ihrer Ungleichverteilung in den Untersuchungsgruppen mit Hilfe des verwendeten Untersuchungsdesigns nur zum Teil möglich. Im Gegenteil ist es sogar so, daß die erhöhten Spontanremissions- und Retesteffekte bei deren fehlender Kontrolle in zwei der verwendeten Vergleichsgruppen zumindestens bei kleinen bis mittleren Trainingseffekten zu einer Unterschätzung des Trainingseffekts führen. Ein bemerkbarer Trainingseffekt muß demnach eine erhebliche Größe haben, um diese anderen, in den Vergleichsgruppen höheren Effekte zu übersteigen, so daß der Grund für die Enttäuschung über schwer nachweisbare Trainingseffekte innerhalb neuropsychologischer Maßnahmen zum Teil in diesem erhöhten β-Fehler zu suchen ist.

Welche methodische Alternative bietet sich nun für die Evaluation stationärer neuropsychologischer Trainingsmaßnahmen?
Es konnte gezeigt werden, daß der Auswahl der Vergleichsgruppe im Versuchs-Kontrollgruppen-Design eine entscheidende Bedeutung zukommt. Auf diesen wichtigen Punkt soll deswegen im nächsten Abschnitt gesondert eingegangen werden.
Alternativen zum gewählten quasiexperimentellen Gruppendesign liefern zum einen das experimentelle Design oder aber die Einzelfalluntersuchung.
Das experimentelle Design hat den Vorteil, daß das Problem der Bildung homogener Untersuchungsgruppen durch die Methodik der Randomisierung ausgeschlossen ist. Will man aber im experimentellen Design alle Faktoren, so auch die Dauer der Schädigung, zwischen den Untersuchungsgruppen durch diesen Mechanismus kontrollieren (deren Möglichkeit der praktischen Umsetzung von z.B. Brandtstädter, 1990, ohnehin bestritten wird), ist das unweigerlich mit einer, wenn auch nur vorläufigen, Vorenthaltung der Maßnahme für einen Teil der Patienten verbunden. Betrachtet man diese Tatsache unter dem Aspekt der Aussage von Stein (1990), daß vor allem frühzeitig einsetzende und hochfrequente Maßnahmen einen Trainingseffekt erbringen, stellt sich ein deutlich ethisches Problem dieser Vorgehensweise. Unter dem Aspekt der Praktikabilität im stationären Bereich, welcher in der vorliegenden Untersuchung ebenfalls eine Rolle spielte, ist dieser Ansatz aus zeitlichen und finanziellen Gründen darüber hinaus kaum realisierbar.
Die häufig gewählte Alternative der Einzelfallstudie ist unter Einbeziehung der innerhalb der vorliegenden Studie gefundenen Ergebnisse ebenfalls nicht

unproblematisch. Als günstig ist natürlich der Umstand zu betrachten, daß eine Kontrollgruppe für diese Art der Untersuchung nicht notwendig ist. Die einzelne Person bildet hier gleichzeitig innerhalb der Baseline-Phasen ihre eigene Kontrollgruppe. Betrachtet man jedoch den Umstand, daß Spontanremissionseffekte nicht linear verlaufen und gerade in der ersten Baseline-Phase vermutlich stärker sind als in der Untersuchungsphase, ist auch hier mit einer ähnlichen Unterschätzung des Trainingseffektes zu rechnen. Eine Verlängerung der ersten Baselinephase zum Ausschluß von Spontanremissionsmechanismen, also bis zu einem relativ konstanten Verlauf der Leistungen, widerspricht wiederum den oben erläuterten Ausführungen von Stein (1990). Es kommt hinzu, daß die Veränderungen statistisch häufig über die kritischen Differenzen der psychometrischen Einzelfallanalyse berechnet werden. Dabei werden nun wiederum Retestreliabilitäten Hirngesunder verwendet, um überzufällige Veränderungen bestimmen zu können. Damit ist auch hier das Problem der höheren Retesteffekte Hirngesunder gegenüber Hirngeschädigten gegeben. Allgemein stellt sich bei Einzelfalluntersuchungen darüber hinaus immer das Problem der mangelnden Verallgemeinerbarkeit, sowie der fehlenden Möglichkeit der Beschreibung differentieller Effekte in ihren Wechselwirkungen.

Das quasiexperimentelle Versuchs-Kontrollgruppendesign bildet demzufolge unter Berücksichtigung einiger methodischer Forderungen eine akzeptable Alternative. Zum einen ist es notwendig, eine bzw. mehrere geeignete Vergleichsgruppen zu finden (vgl. Kap. 6.3.2). Mehrere Vergleichsgruppen scheinen unter dem Gesichtspunkt interessant zu sein, daß zum einen die unterschiedliche Größe der Anteile einzelnen Komponenten verdeutlicht werden können, zum anderen im Falle der Nichtbesetzung einzelner Felder aufgrund der unterschiedlichen Verteilung der Ausgangswerte in den einzelnen Gruppen immer noch ein Vergleich mit einer anderen Gruppe möglich ist. Von großer Wichtigkeit erscheint dabei die Einteilung der Untersuchungsgruppen nach ihren Ausgangswerten. Da sich diese Variable als ein wesentlicher prognostischer Faktor erwies, ist seine Kontrolle auch unter dem Aspekt der Vergleichbarkeit der Gruppen unerläßlich (Verringerung von Regressionseffekten, Bortz & Döring, 1995). Von den zwei Kontrollmöglichkeiten (kovarianzanalytische Kontrolle und sekundäre Maßzahlselektion) erschien der zweite Weg als der aussagekräftigere, da sich gerade in den Untergruppen diese unterschiedlichen Komponentenanteile gut verdeutlichen ließen. Als ein weiterer begünstigender, weil Widersprüche aufdeckender und somit kontrollierender Faktor erwies sich die Nutzung unterschiedlicher Auswertungsstrategien (gruppen- versus einzelfallanalytisches Vorgehen).

Zusammenfassend läßt sich also sagen, daß die angezielte Trennung der einzelnen Effekte zwar nicht im erwünschten Rahmen möglich war, aber mit Hilfe des gewählten Designs wichtige Aspekte der Zusammensetzung der gemessenen Effekte in den einzelnen Gruppen aufgedeckt werden konnten. Zudem ist unter Berücksichtigung verschiedener methodischer Aspekte wie der Wahl der geeigneten Vergleichsgruppe, Homogenisierung der Gruppen bezüglich des Ausgangswerts und der Schädigungsdauer, sowie die Verwendung unterschiedlicher Auswertungsstrategien das Design durchaus geeignet, differenzierte Aussagen zum Trainingseffekt zu machen, welche sich auch bedingt kausal interpretieren lassen. Die Verwendung verschiedener Vergleichsgruppen hilft dabei, Alternativerklärungen auszuschließen.

6.3.2 Die Eignung der verwendeten Vergleichsgruppen

Aus den im vergangenen Kapitel zusammengefaßten Ergebnissen ergibt sich nun zwangsläufig die Frage, welche der ausgewählten, und damit in der Evaluation neuropsychologischer Maßnahmen häufig verwendeten Vergleichsgruppen, für den untersuchten Bereich unter methodischen und praktischen Gesichtspunkten am geeignetsten ist, und welche Aussagen sich mit der jeweiligen Vergleichsgruppe machen lassen.

Tabelle 18 gibt dazu noch einmal einen zusammenfassenden Überblick über die bisherigen Ergebnisse der Leistungsdaten nach dem 4-Punkte-Maß von Cohen (1988).
Dabei werden die Ergebnisse nach signifikant versus nicht signifikant und hypothesenkonform versus -konträr unterschieden.

Zunächst wurde dabei die Gegenüberstellung der Trainingsgruppen mit den verschiedenen Vergleichsgruppen unter dem Aspekt betrachtet, inwieweit die Richtung der Ergebnisse zwischen den Vergleichsgruppen übereinstimmt. Dabei wurden alle die Fälle einbezogen, in welchen mindestens zwei Vergleichsgruppen zur Verfügung standen. Die Signifikanz des Ergebnisses blieb dabei unberücksichtigt.

Wie bereits im korrigierten Modell der Komponentenzerlegung deutlich wurde (vgl. Abb. 11), kann von einer Übereinstimmung der Ergebnisse zwischen den Vergleichsgruppen beim Einzeltraining nur in ca. der Hälfte, beim Gruppentraining in ca. zwei Dritteln der untersuchten Bereiche ausgegangen werden. Dabei sind die Unterschiede zwischen diesen einzelnen Gruppen sehr deutlich. Während Patienten des Einzeltrainings in 55% (10% signifikant) der untersuchten kognitiven Bereiche gegenüber der Klinik-Kontrollgruppe, und in 60% (7% signifikant) gegenüber der Wartegruppe hypothesenkonforme Ergebnisse im Sinne der Überlegenheit der trainierten Patienten erzielen, gelingt das gegenüber der Referenzgruppe nur in 46% der untersuchten Fälle. Zusätzlich werden in dem letztgenannten Vergleich 8% der Ergebnisse signifikant hypothesenkonträr.

Tab. 18 : Zusammenfassende Beschreibung der erreichten Effekte in den einzelnen Untersuchungsgruppen

Kognitiver Bereich		Ausgangswert	Vergleich der Untersuchungsgruppen					
			VG1-KG	VG1-WG[1]	VG1-HG	VG2-KG	VG2-WG[1]	VG2-HG
Informationsverarbeitungsgeschwindigkeit		unterdurchschnittlich	++	-		+	-	
		durchschnittlich	-	-	-	-	-	-
		überdurchschnittlich	-	-	-	-	-	-
Geteilte Aufmerksamkeit		unterdurchschnittlich	+	-		-	-	
		durchschnittlich	+	-	+	-	-	-
		überdurchschnittlich		-	-		-	-
Selektive Aufmerksamkeit		unterdurchschnittlich		+			+	
		durchschnittlich	-	+	-	-	+	-
		überdurchschnittlich				-	-	-
Daueraufmerksamkeit	**Zeit**	unterdurchschnittlich		+	+			
		durchschnittlich[2]	+	+	-	-	-	--
	Fehler	unterdurchschnittlich		-				
		durchschnittlich	+	+	-	-	-	-
		überdurchschnittlich			+			
Alertness				+				
Sprachliche Merkfähigkeit		unterdurchschnittlich	+	+		-	-	
		durchschnittlich[2]	-	+	-	-	-	--
		überdurchschnittlich			-			-
Sprachliche Lernfähigkeit		unterdurchschnittlich	-	-	-	-	-	-
		durchschnittlich	-	-	+	+	+	++
		überdurchschnittlich	+	+	+	+	+	-
Figurale Merkfähigkeit		unterdurchschnittlich		-	-		-	-
		durchschnittlich	+	+	+	+	-	-
Figurale Lernfähigkeit		unterdurchschnittlich	++	++	+	+	+	-
		durchschnittlich	-	-	--	-	-	-
Alltagsgedächtnis		unterdurchschnittlich					-	
		durchschnittlich[2]					-	--

Fortsetzung von Tabelle 18:

Kognitiver Bereich		**Ausgangswert**	**Vergleich der Untersuchungsgruppen**					
			VG1-KG	VG1-WG[1]	VG1-HG	VG2-KG	VG2-WG[1]	VG2-HG
Induktives Denken		unterdurchschnittlich					+	
		durchschnittlich	+	+	-	+	+	-
Sprachliche Intelligenz (Wortschatzumfang)		unterdurchschnittlich		++			+	
		durchschnittlich	+	+	+	+	+	+
		überdurchschnittlich	-	+	+			
Interferenzneigung	**Farbwörterlesen**	durchschnittlich[2]	-	+	+	-	-	-
	Farbstriche benennen	durchschnittlich		+	+		+	-
	Interferenzneigung	durchschnittlich[2]		-	--		-	-
		überdurchschnittlich		+	-		+	-
Übereinstimmung der Richtung des Ergebnisses (hypothesenkonform/-konträr) zwischen den Vergleichsgruppen			**54%**			**69%**		

Legende:

++ ... hypothesenkonform (d.h. Trainingsgruppe überlegen), signifikant
\+ ... hypothesenkonform, nicht signifikant
\- ... hypothesenkonträr (d.h. Vergleichgruppe überlegen), nicht signifikant
-- ... hypothesenkonträr, signifikant
1 ... bei kovarianzanalytischer Kontrolle des Faktors Dauer der Schädigung
2 ... bei kovarianzanalytischer Kontrolle des Ausgangswerts
Leerfelder ... wegen zu geringer Stichprobengröße nicht auswertbar

VG1 ... Einzeltraining am Computer
VG2 ... Konzentrations-und Gedächtnistraining in der Gruppe
KG ... Klinikpatienten ohne Training
WG ... Wartegruppe
HG ... Referenzgruppe Hirngesunder

Noch deutlicher zeigen sich diese Unterschiede im Gruppentraining. Hier verlaufen 35% der Ergebnisse gegenüber der Klinik-Kontrollgruppe, und 37% gegenüber der Wartegruppe, aber nur 8% gegenüber der Referenzgruppe Hirngesunder hypothesenkonform. Nur im zuletzt genannten Vergleich zeigt sich ein hypothesenkonformer signifikanter Effekt (4%), der allerdings auf Deckeneffekte zurückzuführen ist (vgl. S. 102ff.). Hingegen sind 12% der Ergebnisse als signifikant hypothesenkonträr zu interpretieren.
Aufgrund der unterschiedlichen Ergebnisse ist festzustellen, daß in einem Großteil der untersuchten Bereiche in Abhängigkeit von der jeweiligen Vergleichsgruppe unterschiedliche Ergebnisse erzielt werden und somit der Auswahl einer geeigneten Vergleichsgruppe bei der Evaluation neuropsychologischer Trainingsmaßnahmen entscheidende Bedeutung zukommt.

Welche Aussagen lassen die untersuchten Vergleichsgruppen nun zu, und welche eignet sich am besten für die Evaluation im untersuchten Bereich?

a) Klinikpatienten ohne Training
Die Gruppe der Klinikpatienten ohne Training unterliegt während der Evaluationsphase denselben Rahmenbedingungen wie die Trainingsgruppen. Sie stellt damit und durch die fehlende Intervention eine Kontrollgruppe im eigentlichen Sinne dar (Hasselhorn & Hager, 1998). Im Vergleich mit den trainierten sollten sich diese Kontrollgruppen-Patienten also nur durch die Trainingseffekte unterscheiden, wodurch eine Bestimmung des „Nettoeffekts" des Trainings möglich ist.
In der vorliegenden Untersuchung konnten jedoch zwei Ergebnisse aufgezeigt werden, welche diesen Vergleich erschwerten. Zum einen handelt es sich bei den Probanden der Kontrollgruppe um Klinikpatienten, die keiner Indikation zum Training unterlagen. Das bedeutet, daß die kognitiven Defizite in dieser Gruppe im Vergleich zu den Trainingsgruppen weniger stark ausgeprägt waren, so daß es zu ungleichen Verteilungen im Ausgangswert kam. Im konkreten Fall heißt das, daß es bei der Unterteilung der Untersuchungsgruppen nach dem Ausgangswert zu gering bis hin zu unbesetzten Feldern im unterdurchschnittlichen Bereich kam. Ein statistischer Vergleich der Gruppen ist dann aber in diesem gerade relevanten Bereich häufig nicht möglich (vgl. Indikation zum Training).
Die Auswahl einer untrainierten Gruppe mit vergleichbaren Ausgangswerten ist hingegen mit ethischen Problemen behaftet, und ohne einen direkten Eingriff in den Klinikablauf nicht möglich.
Zum anderen fiel bei der Untersuchung der „Kureffekte" auf, daß diese nur für die Kontrollgruppen-Patienten nachgewiesen werden konnten. Durch diese Einseitigkeit kann es möglicherweise zu einer Unterschätzung des Trainingseffekts kommen.
Dieser letztgenannte Punkt ist jedoch nicht überzubewerten, da diese Zusammenhänge zwischen Stimmung und Leistung nur in vereinzelten

kognitiven Bereichen nachgewiesen werden konnten (vgl. Kap. 6.3.1.2). Desweiteren konnte gezeigt werden, daß weniger die kognitiven, als die körperlichen Veränderungen Einfluß auf die Stimmung nehmen, so daß auch hier die Ursache für die Unterschiede eher in den verschieden ausgeprägten Schweregraden der Schädigungen zu suchen ist. Dadurch wurde deutlich, daß die soziale Zuwendung innerhalb der neuropsychologischen Rehabilitation ein zu vernachlässigender Faktor gegenüber der Zuwendung innerhalb der Gesamtkursituation darstellt, so daß die Einführung einer zusätzlichen „Zuwendungsgruppe" nicht notwendig ist, und der Einfluß der sozial-emotionalen Betreuungsbedingungen mit Hilfe dieser Gruppe (Klinikpatienten ohne Training) in ausreichendem Maße kontrolliert werden kann.

b) Wartegruppe
Um das Problem der unterschiedlich ausgeprägten Schwere der Erkrankung zu umgehen, kann man sich einer Wartegruppe bedienen. Diese Patienten unterscheiden sich in der Ausprägung der kognitiven Leistungen zu Beginn der Untersuchungsphase kaum von den zu trainierenden Patienten.
Andere Faktoren, wie Dauer, Ätiologie und Lokalisation der Schädigung sind hingegen aufgrund des Aufnahmeverfahrens in die Klinik zwischen beiden Gruppen nicht vergleichbar (vgl. Tab. 2b, Anhang II). Diese müssen deswegen in der Evaluation kovarianzanalytisch kontrolliert werden. Gerade beim Faktor Schädigungsdauer konnte die Notwendigkeit dieser Kontrolle aufgrund der unterschiedlich stark wirkenden Spontanremissionseffekte verdeutlicht werden (vgl. Kap. 6.3.1.2).
Nach Hager (1998) kann eine Wartegruppe aufgrund der unterschiedlich sozial-emotionalen Betreuungsbedingungen jedoch nicht als wirkliche Kontrollgruppe bezeichnet werden. Wie im korrigierten Modell der Komponentenzerlegung (Abb. 11, S.104) gezeigt wurde, unterscheidet sich die Warte- von den Trainingsgruppen neben den Trainingseffekten auch in den „Kureffekten". Damit ist der ausschließliche Vergleich dieser Gruppen nicht mehr kausal interpretierbar, d.h. Unterschiede nicht allein auf die Trainingsintervention zurückzuführen. Desweiteren sind die Patienten der Wartegruppe aufgrund ihrer „Warteposition" für Katamneseuntersuchungen als Vergleichsgruppe nicht mehr verfügbar, und aufgrund ihrer nicht direkten „Verfügbarkeit" in der Klinik unter praktischem Aspekt nur schwer erreichbar.

Dieser Nachteil der unterschiedlichen Rahmenbedingungen beider Gruppen bildet unter einem anderen Aspekt aber gleichzeitig einen Vorteil: Für die Bewertung des Effekts auf den verschiedenen Ebenen der Krankheitsfolgen (Wade, 1992) ist es von Vorteil, daß sich die Patienten der Wartegruppe in ihrer alltäglichen Umgebung befinden, und somit eine Abgrenzung des gezielten Trainingseffekts von einem unspezifischen „Alltagstraining" auf der Ebene der Alltagsfähigkeiten möglich ist.

c) Referenzgruppe Hirngesunder

Die Referenzgruppe Hirngesunder kann unter methodischem Aspekt aufgrund der nicht übereinstimmenden Population mit den erkrankten Probanden, von vornherein nicht als Kontrollgruppe im eigentlichen Sinne betrachtet werden.
Es konnte somit auch im Rahmen dieser Untersuchung gezeigt werden, daß die Testwiederholungseffekte in beiden Populationen unterschiedlich stark ausgeprägt sind, so daß ein Vergleich beider Gruppen zwangsweise zu einer Unterschätzung des Trainingseffekts führen muß (vgl. Kap. 6.3.1.1). Dieses Problem schlägt sich aufgrund der verwendeten Reliabilitätskoeffizienten Hirngesunder auch in psychometrischen Einzelfallanalysen (Huber, 1973) nieder.
Die Referenzgruppe Hirngesunder kann demnach nur im Rahmen der Erhebung von Zielerreichungskriterien eine Rolle spielen.

Zusammenfassend ist also festzustellen, daß die verwendeten Vergleichsgruppen für die Evaluation stationärer neuropsychologischer Trainingsmaßnahmen unterschiedlich geeignet sind. Während Hirngesunde mit Ausnahme der Bestimmung des Zielerreichungsgrades wenig geeignet sind, haben Klinikpatienten ohne Training und Patienten einer Wartegruppe unterschiedliche Vor- und Nachteile aufzuweisen. Als Kontrollgruppe im eigentlichen Sinne bietet sich nur die Klinikkontrollgruppe an. Diese kann aber aufgrund der Indikation zu den Gruppen nicht in allen wichtigen Bereichen Vergleiche zu den Trainingsgruppen gewährleisten. Eine zusätzliche Einbeziehung der Wartegruppe trotz des Nachteils der unterschiedlichen Rahmenbedingungen scheint deswegen unumgänglich. Die Gegenüberstellung der beiden Vergleichsgruppen ermöglicht dann zusätzlich die Abschätzung der Stärke der „Kureffekte".

6.3.2 Die Eignung der Evaluationsmaße

Neben den in den vorhergehenden Kapiteln diskutierten programm-externen Faktoren beeinflussen auch programm-interne Störmechanismen die Validität von Evaluationsstudien. Die Auswahl der Zielindikatoren, und damit der Evaluationskriterien, stellt einen solchen wesentlichen programm-internen Effekt dar (Mittag & Hager, 1998).
Um die Eignung der Evaluationsmaße für den jeweiligen Untersuchungsbereich bestimmen zu können, bedarf es ihrer theoriegeleiteten Ableitung zur Sicherung der Konstruktvalidität des Untersuchungsgegenstandes unter Berücksichtigung formeller Anforderungen wie Effektnachweis, -dauer und -transfer etc.
Wie in Kapitel 4.2.3 dargelegt wurde, erfolgt die Ableitung von Evaluationsmaßen anhand der Ziele des jeweiligen Programms. Dabei sollten die Gütekriterien Effektnachweis, -dauer und -transfer (Belmont & Butterfield,

1977), sowie Objektivierbarkeit, subjektive Bedeutsamkeit und Komplexität (Petermann, 1989) Berücksichtigung finden.
In der vorliegenden Untersuchung wurden eine Reihe von Indikatoren erhoben (vgl. Tab. 8, S. 71ff.), welche unter ausgewählten, methodischen, Aspekten betrachtet werden sollen.
Dazu soll zunächst eine Klassifikation dieser Kriterien nach den oben genannten formellen Aspekten erfolgen, welche in Abbildung 12 graphisch veranschaulicht werden soll.

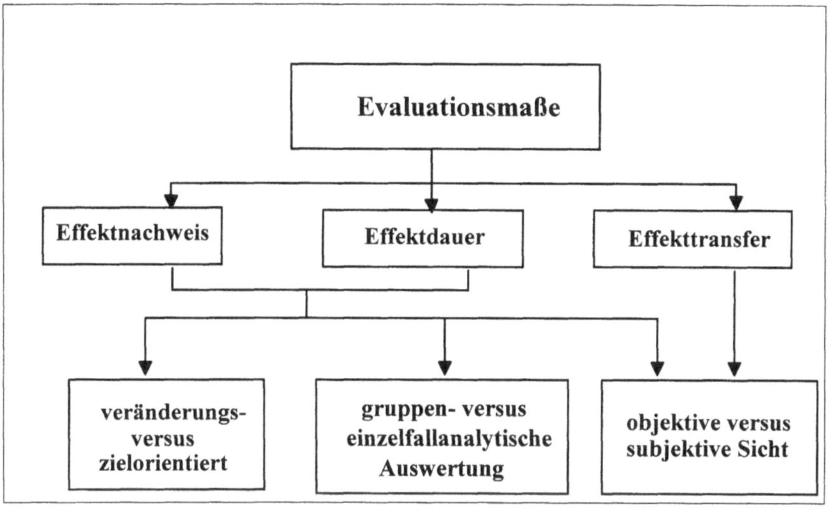

Abb. 12: Klassifizierungsmöglichkeiten von Evaluationsmaßen unter methodischem Aspekt

Die Einbeziehung aller genannten Facetten ermöglicht dann eine sehr detaillierte Betrachtung der Evaluationsergebnisse, wobei das multimethodische Vorgehen einen Beitrag zur Verhinderung von Fehlinterpretationen und zum Aufdecken eventuell widersprüchlicher Ergebnisse führt. Dieser Vorteil konnte bereits im vorhergehenden Kapitel bei der Verwendung von gruppen- und einzelfallanalytischen Auswertungsmethoden aufgezeigt werden (vgl. 6.3.1.3).

Wegen der grundlegenden Bedeutung der Güte der Kriterien zur Erfassung des Effekttransfers für die transferorientierte Erfolgskontrolle sollen nun diese Ergebnisse im folgenden detailliert dargestellt und bewertet werden.

6.3.3.1 Bewertung der Möglichkeiten des Nachweises der Alltagsrelevanz der erzielten Trainingseffekte

Hasselhorn & Hager (1998) fordern, daß bei der Beurteilung kognitiver Trainings neben Indikatoren zum Effektnachweis und zur Effektdauer sowohl

„nahe" als auch „weite" Transferwirkungen überprüft werden sollen. Die Autoren gehen davon aus, daß ein erfolgreiches kognitives Training sowohl große als auch breite Effekte erzielen sollte. Dabei ist jedoch zu beachten, daß der Zusammenhang zwischen diesen beiden Wirkungskriterien umgekehrt proportional erscheint:
Die erreichte Transferleistung ist somit nicht nur von der Fähigkeit zum Transferieren, sondern auch von der Transferdistanz zwischen Trainings- und Transferaufgaben abhängig: Während bei Aufgaben mit geringer Transferdistanz zu den Trainingsinhalten große Transfereffekte erreicht werden können, kann es bei großer Transferdistanz zu Nulleffekten kommen (Bergmann, 1999). Einen Ausweg aus diesem methodischen Problem bietet das Konzept der gestuften Transfermessung, das die Evaluation von Transfereffekten an mehreren, in der Transferdistanz gestuften, Aufgaben ermöglicht (Zehrt, 1997).
Die Transferkriterien definieren sich dabei aus den jeweiligen Zielen der zu beurteilenden Maßnahme. Dabei sind Fern- und Nahziele zu unterscheiden. Nach Hasselhorn & Hager (1998) sind Nahziele diejenigen Ziele, die mit dem Training unmittelbar erreicht werden sollen, im Falle der neuropsychologischen Rehabilitation also eine Verbesserung der kognitiven Leistungsfähigkeit. Fernziele hingegen betreffen globalere, sich auf andere Bereiche ausdehnende Wirkungen des Trainings, im hier untersuchten Fall also die Generalisierung der Trainingseffekte auf den Alltag der Patienten. Diese Fernziele können noch einmal in „nahe", d.h. unmittelbare und „weite" Transferwirkungen unterschieden werden.
Abbildung 13 gibt eine Übersicht über die Einordnung der in der vorliegenden Untersuchung verwendeten Tranfermaße unter den oben genannten Gesichtspunkten.

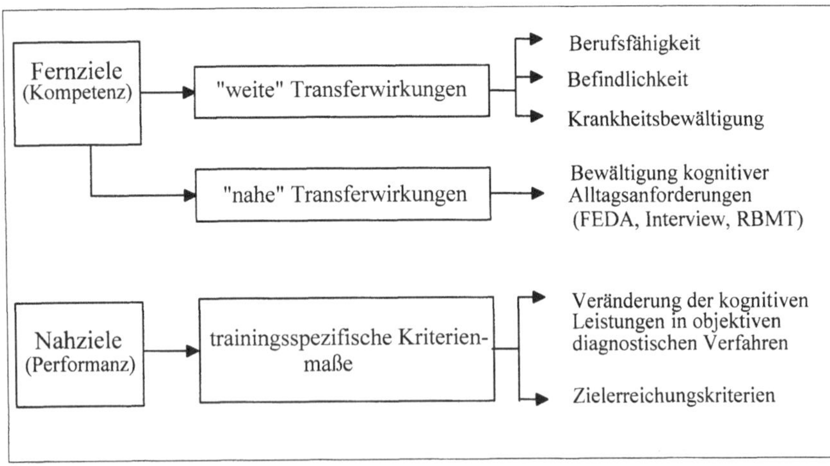

Abb. 13: Einordnung der verwendeten Transfermaße in Abhängigkeit ihres Transferabstandes

Dabei ist jedoch zu beachten, daß bisher keine einheitlichen Kriterienmaße und Festlegungen für den Nachweis eines solchen Alltagstransfers existieren (vgl. Kap. 4.3.1). Die Wahl der Indikatoren erfolgt innerhalb einer Evaluationsstudie demnach recht willkürlich. Deswegen ist ein Ziel dieser Untersuchung, die Eignung und Güte von Tranfermaßen exemplarisch zu überprüfen, in dem ihre Aussagen zueinander in Bezug gesetzt und damit auf Übereinstimmung geprüft werden.

Die in der Literatur beschriebenen Möglichkeiten zur Messung des Alltagstransfers mit ihren Vor- und Nachteilen wurden bereits in Kapitel 4.3.1 ausführlich diskutiert. Im folgenden nun sollen die Ergebnisse der einzelnen Transfermaße, unterteilt nach „nahen" und „weiten" Wirkungen, dargestellt werden.

6.3.3.1.1 Ergebnisse „naher" Transfermaße

Unter „nahen" Transferwirkungen wird im vorliegenden Fall der Grad der Bewältigung von kognitiven Alltagsanforderungen verstanden. Zur Messung dieser Fähigkeiten stehen verschiedene Verfahren in unterschiedlicher Qualität zur Verfügung (vgl. Kap. 4.3.1).
Einen objektiven Zugang zur Erfassung dieses Konstrukts bieten Alltagssimualtionstests. In der vorliegenden Untersuchung wurde deswegen der Rivermead Behavioral Memory Test (Wilson et al., 1992) in der Prä- und der Post1-Messung eingesetzt.
Abbildung 14 gibt die Stärke der Veränderung zwischen beiden Meßzeitpunkten in den untersuchten Gruppen für Patienten mit unterdurchschnittlichem Ausgangswert wieder. Dabei wurde als Vergleichsgruppe bewußt die Wartegruppe ausgewählt, da diese durch die anderen Rahmenbedingungen einer „unspezifischen Alltagsintervention" ausgesetzt ist. Inwieweit diese durch gezieltes Training überboten werden kann, sollte mittels Alltagssimulationstests überprüft werden.

Dabei ist zu sehen, daß im Gegensatz zu den Einzelleistungen die komplexen Alltagsleistungen von den Patienten der Wartegruppe bei vergleichbarer Schädigungsdauer (5-10 Wochen) besser bewältigt werden als von Patienten des Gruppentrainings. Zu erklären ist das möglicherweise dadurch, daß in der Klinik hauptsächlich Basisfähigkeiten trainiert werden (vgl. Konzeption des Trainings) und sich die Patienten dort in einer geschützten Umgebung befinden, die nur wenig komplexe Anforderungen beinhaltet. Demgegenüber sind Patienten der Wartegruppe permanent mit Alltagsanforderungen konfrontiert, deren Bewältigung auf diese Art und Weise trainiert wird. Für diese Interpretation spricht auch der Fakt, daß die Stärke der Veränderung der Alltagsgedächtnisleistung innerhalb der Wartegruppe in den ersten vier Wochen nach der Schädigung, in denen sich die Patienten meist im Akutkrankenhaus befinden, geringer ist als bei einem größeren zeitlichen

Abstand zur Schädigung, wo die Patienten längere Zeit zu Hause waren. „Nahe" Transferwirkungen der untersuchten Trainingsmaßnahme können demzufolge mit Hilfe dieses Verfahrens nicht nachgewiesen werden.

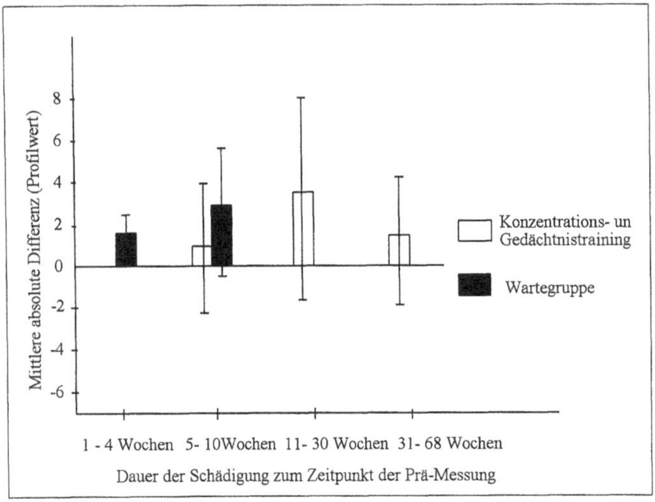

Abb. 14: Stärke der Veränderungen zwischen Prä- und Post1-Messung im Bereich des Alltagsgedächtnisses bei Patienten mit unterdurchschnittlichem Ausgangswert in Abhängigkeit von der Schädigungsdauer (Mittelwerte und Standardabweichungen der absoluten Differenzen)

Eine andere Möglichkeit zur Erfassung von „nahen" Transferwirkungen bieten subjektive Einschätzungsverfahren. Im vorliegenden Fall wurden die Patienten deswegen gebeten, mit Hilfe eines standardisierten Verfahrens, dem Fragebogen erlebter Defizite der Aufmerksamkeit (Zimmermann & Fimm, 1989), ihre kognitiven Alltagsfähigkeiten einzuschätzen. Abbildung 15 gibt die Veränderungen der subjektiven Einschätzungen von der Prä- zur Post1-Messung in den vorgenannten Gruppen wieder.

Dabei zeigt sich ein gegenüber den Ergebnissen des Alltagssimulationstests entgegengesetztes Bild: Während die Wartegruppenpatienten eine Verschlechterung ihrer Leistungen registrieren, schätzen die Patienten eine Verbesserung dieser ein. Auch unter kovarianzanalytischer Kontrolle des Faktors Schädigungsdauer wird dieser Unterschied signifikant (p=.028*).

Dieses Ergebnis bestätigt sich auch in den anderen Skalen (ausführliche Ergebnisse zum FEDA, vgl. Tabelle 8, Anhang II): Während die Patienten in der Klinik zum Zeitpunkt der Post1-Messung ihre Leistungen in den absoluten Differenzen als überwiegend besser einschätzen, ist bei der Wartegruppe in diesem Zeitraum eine Verschlechterung zu verzeichnen.

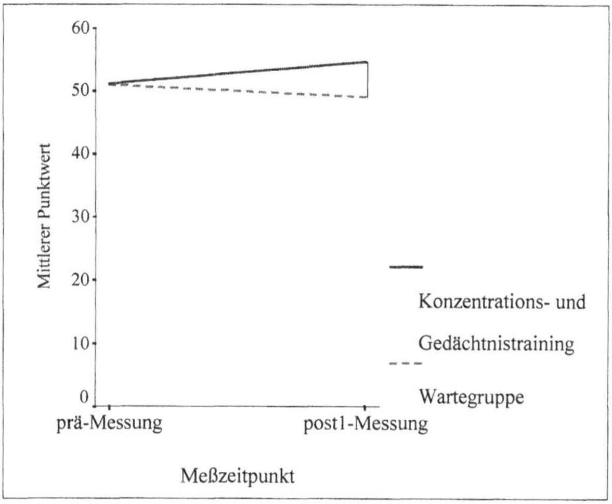

Abb. 15: Veränderung der subjektiven Einschätzung der Skala Ablenkbarkeit bei geistigen Tätigkeiten von der Prä- zur Post1-Messung

Damit existiert ein offensichtlicher Widerspruch zwischen objektiven Leistungen und subjektiven Einschätzungen. Obwohl es sich beim RBMT um Gedächtnisleistungen handelt, sind Aufmerksamkeitsleistungen in der Regel Basisfähigkeiten, die sich im Alltag auch in den Gedächtnisleistungen widerspiegeln müßten. Da Unterschiede zwischen Aufmerksamkeits- und Gedächtnisleistungen zwischen der Warte- und den Klinikgruppen in den anderen kognitiven Verfahren nicht deutlich werden, ist die Ursache des Unterschieds eher im methodischen Ansatz zu suchen. Desweiteren sind zwischen trainierten und untrainierten Klinikpatienten keine diesbezüglichen Unterschiede zu finden, so daß als ursächliche, weil die Gruppen unterscheidende Variable, eher der Klinikaufenthalt als die aktive Trainingsteilnahme zu vermuten ist. Auch im Vergleich zu den Hirngesunden liegt das subjektive Empfinden einer Verbesserung in diesem Bereich tendenziell höher, so daß auch mögliche Testwiederholungseffekte als Erklärung auszuschließen sind (vgl. Tab. 8, Anhang II).

Geht man also davon aus, daß der Klinikaufenthalt die wesentliche unterscheidende Variable zwischen den Gruppen ist, wird deutlich, daß der geschützte Rahmen der Klinik, das Fehlen von komplexen kognitiven Alltagsanforderungen, sowie die im Trainingskonzept enthaltene, stetige positive Rückmeldung bezüglich der kognitiven Leistungen im Training zu einem subjektiven Gefühl der Verbesserung dieser Leistungen beim Patienten führt, unabhängig davon, ob diese Einschätzung tatsächlich der Realität entspricht. Im Falle der Patienten der Wartegruppe, die sich in der Alltagssituation

befinden, kommt es durch die Konfrontation mit den Alltagsanforderungen im Untersuchungszeitraum zu einem ersten Bewußtwerden der defizitären kognitiven Leistungen nach dem Beginn der Schädigung. D.h., Klinikpatienten neigen zum Zeitpunkt der Post1-Messung eher zur Überschätzung, Wartegruppenpatienten eher zur Unterschätzung ihrer kognitiven Leistungen.
Diese Erklärung wird gestützt durch die Ergebnisse der Korrelationen von objektiven Post- Testergebnissen und den Resultaten der subjektiven Einschätzung zu diesem Zeitpunkt, welche in Tabelle 19 dargestellt sind.

Tab. 19: Zusammenhänge zwischen objektiven Leistungen und subjektiven Einschätzungen zum Zeitpunkt der Post1- Messung (Pearsonscher Korrelationskoeffizient)

Kognitiver Bereich/ Skala der subjektiven Einschätzung	**Klinikpatienten (N = 75)**			**Wartegruppenpatienten (N=19)**		
	Ablenk-barkeit	Ermüdung	Antriebs-minderung	Ablenk-barkeit	Ermüdung	Antriebs-minderung
Informations-verarbeitungs-geschwindigkeit	-	r =-.191 p =.203 n.s.	r =-.044 p =.771 n.s.	-	r =-.209 p =.455 n.s.	r =.026 p =.927 n.s.
geteilte Auf-merksamkeit	r =-.245 p =.100 n.s.	-	-	r=-.204 p =.465 n.s.	-	-
selektive Auf-merksamkeit	r =-.007 p =.965 n.s.	-	-	r= .350 p=.201 n.s.	-	-
Daueraufmerk-samkeit (Zeit)	-	r =-.274 p =.130 n.s.	r =.152 p =.404 n.s.	-	r =-.381 p = .162 n.s.	r =-.089 p =.752 n.s.
Alertness	-	r =-.641 **p = .002****	r = -.717 **p<.001*****	-	r = .369 p =.329 n.s.	r =.399 p =.287 n.s.
Alltagsgedächt-nis	-	-	-	r= -.001 p = .997 n.s	r = .220 p = .517 n.s.	r = .047 p = .892 n.s.

Wie die Ergebnisse zeigen, ist für die Patienten zum Zeitpunkt der Post1-Messung kein oder nur ein sehr geringer Zusammenhang zwischen diesen Faktoren festzustellen. Ausnahmen bilden die Zusammenhänge von Alertness und Ermüdung, sowie Alertness und Antriebsminderung. Die sehr hohen Korrelationen in diesem Bereich sind darauf zurückzuführen, daß zum einen die Erfassung der Alertness eine im Einzeltraining permanente Anforderung darstellt, die dadurch mit vielen Rückmeldungen und somit mit einer verbesserten Einschätzbarkeit der Veränderung verbunden ist. Zum anderen stellen Antriebsminderung und Ermüdung auch in geschützter Umgebung direkter erlebbare Bereiche dar als der Bereich der Ablenkbarkeit.

Die Ergebnisse der Tabelle 19 können somit als ein Beleg der oben genannten Erklärung der geringen Realität der subjektiven Einschätzungen aufgrund der mangelnden Alltagskonfrontation angesehen werden. Das bestätigt auch die Ausführungen zur Validität subjektiver Daten in Kapitel 4.3.1.2. Eine subjektive Einschätzung der kognitiven Alltagsleistungen zum Zeitpunkt der Post1-Messung stellt aufgrund der auftretenden Fehleinschätzungen demnach kein geeignetes Kriterium für den Effekttransfer dar.

Der Fragebogen erlebter Defizite der Aufmerksamkeit wurde den Patienten auch zu den zwei Katamneseuntersuchungen vorgelegt (Ergebnisse vgl. Tab. 8, Anhang II). Dabei ist festzustellen, daß es mit zunehmender Alltagskonfrontation in den Katamneseuntersuchungen bei den trainierten Patienten (vor allem VG1) zu einer Verschlechterung der Einschätzung der Alltagsaufmerksamkeitsleistungen kommt. Folgt man der oben genannten Erklärung, würde es aufgrund der eintretenden Konfrontation mit den Alltagsanforderungen zum Zeitpunkt der Katamnese zu einer Korrektur der subjektiven Einschätzungen kommen. Damit käme es zu dem Effekt, dem die Wartegruppe bereits während der ersten Untersuchungsphase ausgesetzt war, mit dem Unterschied, daß Unterschätzungen in geringerem Maße vorhanden sind, da sich die Patienten aufgrund des Klinikaufenthalts defizitärer kognitiver Leistungen mehr bewußt sind. Wäre das der Fall, müßten sich die Korrelationen zwischen objektiven Leistungen und subjektiven Einschätzungen zu diesem Zeitpunkt erhöhen. Tabelle 20 gibt die Ergebnisse dieser Überprüfung wieder.

Tab. 20: Zusammenhänge (Rangkorrelationskoeffizient) zwischen objektiven Leistungen und subjektiven Einschätzungen zum Zeitpunkt der Katamnese2 (Post3-Messung; N = 8)

Kognitiver Bereich	**Skala der subjektiven Einschätzung**		
	Ablenkbarkeit	**Ermüdung**	**Antriebsminderung**
Informationsverarbeitungsgeschwindigkeit	-	ρ =-.600 p =.285 n.s.	ρ =-.700 p =.183 n.s.
geteilte Aufmerksamkeit	ρ =-.600 p =.285 n.s.	-	-
selektive Aufmerksamkeit	ρ =.600 p =.400 n.s.	-	-
Daueraufmerksamkeit (Zeit)	-	ρ =-.500 p =.313 n.s.	ρ =-*.500* p =.313 n.s.

Es ist zu sehen, daß die Höhe der Korrelationen zum Zeitpunkt der Katamnese 2 deutlich zunimmt, so daß es z.T. starke Zusammenhänge zwischen objektiven Leistungen und subjektiven Einschätzungen gibt. Die fehlenden Signifikanzen sind auf die geringe Stichprobengröße zum Zeitpunkt der dritten objektiven Messung zurückzuführen.

Aufgrund dieses Ergebnisses kann man sagen, daß zum Zeitpunkt der Katamnese die Patienten durchaus in der Lage sind, ihre kognitiven Alltagsleistungen in einem gewissen Rahmen einzuschätzen, so daß sich dieses gewählte Kriterium als Indikator für den Effekttransfer eignet. Zu berücksichtigen ist dabei jedoch zum einen, daß es sich bei der Katamnesestichprobe, insbesondere bei der objektiven Messung, um ausgewählte Patienten handelt, so daß Selektions- bzw. Mortalitätseffekte nicht ausgeschlossen werden können. Zum anderen, und dieser Punkt soll besonders unterstrichen werden, ist aufgrund der zu den Meßzeitpunkten unterschiedlichen Möglichkeiten der Patienten, ihre Alltagsleistungen einzuschätzen, eine Beschreibung des Verlaufs dieser, und damit der Effektstabilität, nicht möglich. Da im Rahmen des Klinikaufenthalts diese Einschätzungen als wenig realistisch anzusehen sind, ist ein Vergleich mit den Katamnesedaten nicht möglich, so daß keine wirkliche Aussage zu den Veränderungen gemacht werden kann. Es kommt desweiteren das Problem der Zuschreibbarkeit der Ergebnisse zu den Interventionen bei zunehmenden zeitlichem Abstand der Katamneseuntersuchungen hinzu.

Aus diesen drei Gründen ist die Güte der subjektiven Einschätzungen kognitiver Alltagsleistungen zum Zeitpunkt der Katamnese ebenfalls eingeschränkt.

Im folgenden sollen nun die Ergebnisse zu den „weiten" Transferwirkungen dargestellt werden.

6.3.3.1.2 Ergebnisse der „weiten" Transfermaße

Unter „weiten" Transfermaßen sollen in der vorliegenden Untersuchung Indikatoren verstanden werden, welche durch die Veränderungen der kognitiven Alltagsfähigkeiten beeinflußt sind, und damit indirekte Trainingserfolge darstellen können. Dabei handelt es sich um komplexe Kriterien wie Berufsfähigkeit und Krankheitsbewältigung, welche exemplarisch an dieser Stelle wiedergegeben werden sollen.
Dabei soll jedoch ausdrücklich betont werden, daß es sich aufgrund der nicht kontrollierbaren, im Katamnesezeitraum auftretenden konfundierenden Faktoren, auf die bei den einzelnen Kriterien noch genauer eingegangen werden soll, nicht um eine kausale Interpretation dieser Daten handeln, sondern lediglich Zusammenhänge überprüft werden sollen.

Die Tabellen 21a und b geben zunächst die Ergebnisse der aktuellen Berufsfähigkeit zu den Meßzeitpunkten post2 und post3 wieder.

Tab. 21a: Prozentualer Anteil berufsfähiger Patienten zum Zeitpunkt der Katamnese1 (3 Monate nach Entlassung aus der Klinik)

Gruppe	**Qualifikationsniveau**	**Berufsfähigkeit**			
		ja (im alten Beruf)	**ja (in einem anderen Beruf)**	**nein, aber ich habe es vor**	**nein**
Einzeltraining am Computer (N = 20)	Facharbeiter (N = 17)	12%	-	53%	35%
	Fachschule (N = 2)	-	-	50%	50%
	in Ausbildung (N = 1)	100%	-	-	-
Gesamt		**15%**	**-**	**50%**	**35%**
Gruppentraining (N = 26)	Facharbeiter (N = 13)	15%	-	54%	31%
	Fachschule (N = 5)	60%	-	-	40%
	Hochschule (N = 5)	40%	-	60%	-
	in Ausbildung (N = 3)	-	-	100%	-
Gesamt		**27%**	**-**	**50%**	**23%**
Klinikpatienten ohne Training (N = 5)	Facharbeiter (N = 3)	33%	-	33%	33%
	Fachschule (N = 2)	50%	-	50%	-
Gesamt		**40%**	**-**	**40%**	**20%**

Tab. 21b: Prozentualer Anteil berufsfähiger Patienten zum Zeitpunkt der Katamnese2 (15 Monate nach Entlassung aus der Klinik)

Gruppe	**Qualifikations-niveau**	**Katamnese1**				**Katamnese2**			
		ja (im alten Beruf)	ja (in anderem Beruf)	nein, aber ich habe es vor	nein	ja (im alten Beruf)	ja (in anderem Beruf)	nein, aber ich habe es vor	nein
Einzeltraining am Computer (N = 13)	Facharbeiter (N=11)	-	-	55%	45%	18%	9%	9%	64%
	Fachschule (N= 1)	-	-	100%	-	-	-	-	100%
	in Ausbildung (N=1)	100%	-	-	-	100%	-	-	-
Gesamt		**8%**	-	**54%**	**38%**	**23%**	**8%**	**8%**	**61%**
Gruppentraining (N = 17)	Facharbeiter (N=6)	-	-	40%	60%	20%	20%	-	60%
	Fachschule (N= 4)	50%	-	25%	25%	25%	25%	-	50%
	Hochschule (N=5)	33%	-	67%	-	50%	-	33%	15%
	in Ausbildung (N=2)	-	-	100%	-	50%	50%	-	-
Gesamt		**23%**	-	**53%**	**24%**	**35%**	**18%**	**12%**	**35%**
Klinikpatienten ohneTraining (N=3)	Facharbeiter (N=2)	50%	-	50%	-	50%	-	-	50%
	Fachschule (N= 1)	-	-	100%	-	100%	-	-	-
Gesamt		-	-	-		**67%**	-	-	**33%**

Es zeigte sich, daß zum Zeitpunkt der Katamnese1 (Post2-Messung) für die Hälfte der befragten Patienten noch keine endgültige Entscheidung bezüglich der zukünftigen Berufsfähigkeit gefallen ist. Anders zum Zeitpunkt der Katamnese2 (Post3-Messung): In Abhängigkeit von der Untersuchungsgruppe können 31 bis 67% wieder einer Berufstätigkeit nachgehen.
Auffällig ist dabei, daß für die Aufnahme einer Berufstätigkeit das Qualifikationsniveau und das Alter eine Rolle zu spielen scheinen: Der Anteil von Hochschulabsolventen und von Auszubildenden an den wieder Berufstätigen liegt höher als bei den anderen Qualifikationsniveaus. Diese Zusammenhänge können für das Qualifikationsniveau auch statistisch zumindestens tendenziell nachgewiesen werden. So ergibt sich zum Zeitpunkt der Katamnese1 ein nicht signifikanter Unterschied zwischen den Qualifikationsniveaus bezüglich der aktuellen Berufstätigkeit ($p = .174$ n.s.), welcher sich jedoch zum Zeitpunkt der Katamnese 2 verstärkt *($p = .096$ n.s.)*. Ein signifikanter Zusammenhang zwischen Alter und Berufstätigkeit kann demgegenüber nicht nachgewiesen werden.

Diese Ergebnisse legen die Vermutung nahe, daß das Transferkriterium Berufsfähigkeit von anderen konfundierenden Faktoren wie z.B. Arbeitsmarktsituation beeinflußt ist, so daß ein Rückschluß auf Trainingswirkungen unzulässig erscheint. Um zumindestens einige dieser Faktoren zu kontrollieren, wurden die nicht berufstätigen Patienten nach dem Grund ihrer Nichtbeschäftigung gefragt. Im Einzeltraining gaben 89% der Patienten an, aus gesundheitlichen Gründen berentet worden zu sein ($MW_{Alter} = 49{,}25$ Jahre, Variationsbreite: 24- 57 Jahre). Arbeitslosigkeit war bei keinem dieser Patienten zu verzeichnen. Bei den restlichen 11% der Patienten war ein Rentenantrag gestellt, jedoch noch nicht bewilligt worden. Im Gruppentraining betrug der Anteil der berenteten Patienten 67% ($MW_{Alter} = 52{,}17$ Jahre, Variationsbreite: 40-56 Jahre), die Arbeitslosigkeit lag bei 11%, wegen laufenden Rentenantrags bzw. Krankschreibung waren 22% der Patienten zu Hause. Die Kontrollgruppenpatientin, welche in der Katamnese 2 nicht berufstätig war, war ebenfalls berentet.

Wie zu Beginn dieses Kapitels ausgeführt wurde, handelt es sich bei den „weiten" Transfermaßen um Indikatoren, welche durch die „nahen" Transferwirkungen beeinflußt werden. Um die Zusammenhänge zwischen diesen beiden Arten von Kriterien zu untersuchen, wurden deshalb die Patienten in berufstätige versus nichtberufstätige Probanden eingeteilt, und die Mittelwerte der subjektiven Einschätzungen zu den Katamnesemessungen, sowie der objektiven Leistungen im Alltagsgedächtnistest zum Zeitpunkt der Post1-Messung zwischen den beiden neu gebildeten Gruppen berechnet. Tabelle 22 gibt die Ergebnisse dieses Vergleichs wieder.

Tab. 22: Vergleich der subjektiven Einschätzungen der kognitiven Alltagsleistungen (Skalenwerte) zu den Katamneseuntersuchungen, sowie der objektiven Alltagssimulationsleistung (Rohpunkte) zur Post1-Messung zwischen zu den Katamnesemessungen berufstätigen und nicht berufstätigen Probanden

		Katamnese1 (Post2-Messung)			**Katamnese2 (Post3-Messung)**		
		Mittelwert der berufstätigen Probanden	Mittelwert der nicht berufstätigen Probanden	Unterschiedstest[1] Signifikanzniveau	Mittelwert der berufstätigen Probanden	Mittelwert der nicht berufstätigen Probanden	Unterschiedstest[1] Signifikanzniveau
Subjektive Einschätzung	Ablenkbarkeit	53,50	45,85	*p = .053 n.s.*	51,53	48,82	p = .557 n.s.
	Ermüdung	35,67	25,30	**p= .002 ****	33,85	27,18	**p =.007 ****
	Antriebsminderung	28,00	20,65	**p= .007 ****	26,08	21,82	**p = .020 ***
RBMT Post1-Wert		19,50	19,37	p = .954 n.s.	19,83	21,00	p = .596 n.s.

[1] t- Test für unabhängige Stichproben

Es zeigen sich signifikante Unterschiede zwischen berufstätigen und nicht berufstätigen Probanden in den Skalen des subjektiven Verfahrens, wobei die eingeschätzten kognitiven Leistungen bei berufstätigen Patienten immer höher liegen als bei nicht Berufstätigen.
In den Leistungen des Alltagssimulationstests zum Zeitpunkt der Post1-Messung hingegen können zu beiden Katamnesezeitpunkte keine Unterschiede zwischen den gebildeten Gruppen festgestellt werden. Dafür bieten sich zwei Interpretationsmöglichkeiten an: Zum einen können unkontrollierte Ereignisse, welche zwischen den Meßzeitpunkte auftreten, bzw. konfundierende Faktoren wie Arbeitsmarktsituation etc. den Zusammenhang zwischen Meßzeitpunkt und Intervention beeinflussen (Problem der Zuschreibbarkeit). Dagegen spricht, daß sich bei anderen kognitiven Leistungen, welche ebenfalls zur Post1-Messung erhoben wurden, signifikante Unterschied zwischen den beiden Gruppen nachweisen lassen (ZBT-A: p = .019*; ZBT-B: p = .006**; d2: p = .012*). Deswegen ist eher davon auszugehen, daß der RBMT keine ausreichende prognostische Validität besitzt, um ein solch komplexes Kriterium wie die Berufsfähigkeit vorherzusagen.

Damit läßt sich zusammenfassen, daß das Kriterium Berufsfähigkeit die Vorteile der Objektivierbarkeit, der subjektiven Bedeutsamkeit, der Komplexität, sowie der leichten Erhebbarkeit auf sich vereint, das Problem der fehlenden Möglichkeit einer kausalanalytischen Interpretation der Ergebnisse jedoch bestehen bleibt.

Aufgrund des angenommenen und zum Teil nachgewiesenen Zusammenhangs zwischen kognitiven Leistungen und Krankheitsbewältigungsstrategien, sowie der Inhalte des Gruppentrainings (Einbezug der Krankheitsbewältigungsproblematik), sollen die Veränderungen der Copingstile ein weiteres „weites" Transferkriterium darstellen. Dabei soll sich an dieser Stelle auf die Auswertung der Ergebnisse zum depressiven Copingstil beschränkt werden. die Ausführliche Ergebnisse zu diesem Kriterium finden sich in Tabelle 9 des Anhangs II.

Abbildung 16 gibt die Ergebnisse zum depressiven Krankheitsbewältigungsstil in den untersuchten Gruppen zu den verschiedenen Meßzeitpunkten wieder.

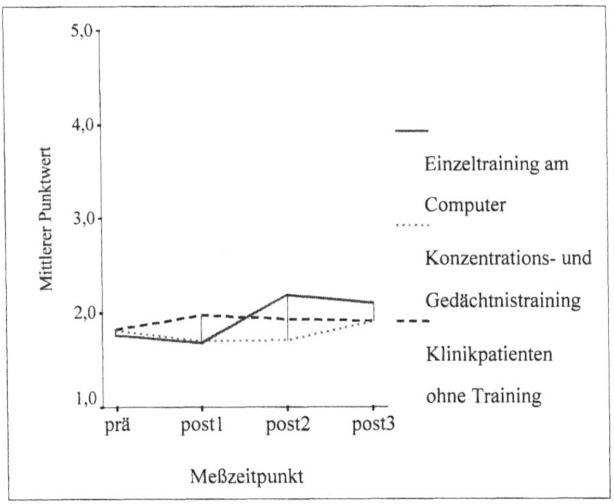

Abb. 16: Veränderung des depressiven Copingstils in den Untersuchungsgruppen über die gesamte Untersuchung (1...nicht depressiv; 5... schwer depressiv)

Bei Betrachtung der Abbildung 16 fällt auf, daß die Ergebnisse in der Kontrollgruppe relativ stabil bleiben, während sie in den Trainingsgruppen in unterschiedlichem Maße schwanken: Nachdem depressive Verarbeitungstendenzen bei den trainierten Patienten während des Klinikaufenthalts leicht abfallen, steigen sie in der Katamnese unterschiedlich stark wieder an.
Die Unterschiede zwischen Gruppentraining und Kontrollgruppe heben sich dadurch wieder auf, während die depressiven Copingstile der Patienten des Einzeltrainings die der Kontrollgruppe zum Zeitpunkt der Katamnese übersteigen. Von einer Stabilität der Effekte kann demzufolge nicht ausgegangen werden.

Im Sinne des Ressourcenmodells der Aufmerksamkeit (Ellis & Ashbrook, 1988) soll nun der Zusammenhang der kognitiven Leistungen und der Ausprägung des depressiven Copingstils untersucht werden, um feststellen zu können, ob das Krankheitsbewältigungskriterium als „weites" Transferkriterium dienen kann. In Tabelle 23 werden die Ergebnisse der Alltagsaufmerksamkeitsleistungen (FEDA) von Patienten des Einzeltrainings gegenübergestellt, welche hohe bzw. niedrige depressive Ausprägungen zum jeweiligen Meßzeitpunkt zeigen. Als Trennkriterium dient dabei der Mittelwert der depressiven Ausprägung in der jeweiligen Population.

Tab. 23: Unterschiede in den subjektiven Einschätzungen der Alltagsaufmerksamkeitsleistungen (Skalenwerte FEDA) zwischen Patienten des Einzeltrainings mit stärker und geringerer Ausprägung der depressiven Krankheitsbewältigung

Ausprägung des depressiven Copingstils	**Ablenkbarkeit**		**Ermüdung**		**Antriebsminderung**	
	Mittelwert	Unterschiedstest[1] Signifikanzniveau	Mittelwert	Unterschiedstest[1] Signifikanzniveau	Mittelwert	Unterschiedstest[1] Signifikanzniveau
Prä-Messung						
geringer	51,95	p = .216 n.s.	32,09	p = .250 n.s.	25,23	p = . 157 n.s.
stärker	47,25		29,75		23,08	
Post1-Messung						
geringer	56,17	**p = .023** *	30,33	p = .604 n.s.	27,58	**p = .004** **
stärker	47,78		31,50		23,06	
Post2-Messung						
geringer	49,56	p = .286 n.s.	28,33	.285 n.s.	24,33	p = .228 n.s.
stärker	43,18		24,54		20,54	
Post3-Messung						
geringer	54,80	p = .158 n.s.	32,40	**p = .034** *	26,20	p = .246 n.s.
stärker	44,75		24,75		22,50	

[1] t- Test für unabhängige Stichproben

Die Gegenüberstellung zeigt, daß Patienten mit stärkerer depressiver Krankheitsverarbeitung ihre Alltagsaufmerksamkeitsleistungen immer schlechter einschätzen. In einigen Fällen wird dieser Unterschied auch signifikant.
Um beurteilen zu können, inwieweit diese Einschätzungen realistisch oder „nur" auf die depressivere Stimmungslage zurückzuführen sind, wurden auch die objektiven Leistungen der Post1-Messung dieser beiden Gruppen gegenübergestellt. Dabei zeigt sich, daß in den in den kognitiven Leistungen keine signifikanten Unterschiede zwischen stärker und schwächer Depressiven gefunden werden können. Die deskriptive Betrachtung dieser Leistungen bringt auch keine eindeutige Überlegenheit einer der beiden Gruppen. Wie schon in Kapitel 6.3.1.2 auffiel, lassen sich also kaum gerichtete Zusammenhänge zwischen kognitiven Leistungen und depressiven Copingstilen nachweisen.

Zur Güte des Transferkriteriums Krankheitsbewältigung läßt sich damit sagen, daß es sich um ein Kriterium mit sehr hohem Transferabstand handelt. Da Krankheitsbewältigungsstrategien nicht explizit „trainiert" werden, ist insbesondere beim Gruppentraining durch die Beschäftigung mit kognitiven Defiziten im Vergleich mit anderen Patienten über Prozesse der allgemeinen Motivierung, sowie der Identifizierung und Akzeptanz der Erkrankung mit „Nebenwirkungen" auf die Copingstrategien zu rechnen. Geht man davon aus, daß diese verbesserten Befindlichkeiten auch zur Erhöhung der kognitiven Leistung führen, ist ein solcher Effekt durchaus wünschenswert.
Nun konnten allerdings in der vorliegenden Untersuchung diese „Kureffekte" nur für Kontrollgruppenpatienten nachgewiesen werden. Die Ergebnisse können nun als fehlende Transfereffekte über eine weite Transferdistanz interpretiert werden. Auch der größer werdenden zeitlichen Abstandes der Katamneseuntersuchungen erhöht das Problem der Zurechenbarkeit der Ergebnisse zur Intervention. Gerade Krankheitsbewältigungsprozesse werden sicherlich sehr stark durch Faktoren wie soziale Einbindung etc. unterstützt. Z.B. familiäre Ereignisse, wie sie im Rahmen dieser Untersuchung nicht kontrolliert werden konnten, haben damit einen starken konfundierenden Einfluß auf die Ergebnisse und stellen deren interne Validität in Frage.

6.3.3.1.3 Zusammenfassung

Die Erfassung des Evaluationsmaßes Effekttransfer stellt ein notwendiges, aber methodisch schwer zugängliches Problem dar. In der vorliegenden Untersuchung wurden deswegen verschiedene methodische Zugänge zur Erfassung dieses Kriteriummaßes exemplarisch ausgewählt und in ihrer Güte beurteilt.
Unter methodischem Aspekt lassen sich die hier eingesetzten Indikatoren für die Erhebung des Effekttransfers wie folgt einteilen:

a) Objektive Verfahren

- zum Zeitpunkt der Post1-Messung eingesetzt: Alltagssimulationstest (RBMT) = nahes Transfermaß
- zum Zeitpunkt der Katamnese eingesetzt: Berufsfähigkeit = weites Transfermaß

b) Subjektive Verfahren

- zum Zeitpunkt der Post1-Messung eingesetzt:
  → Fragebogen zur Einschätzung der Bewältigung kognitiver Alltagsanforderungen (FEDA) = nahes Transfermaß
  → Fragebogen zur Krankheitsbewältigung (FKV) = weites Transfermaß
- zum Zeitpunkt der Katamnese eingesetzt:
  → Fragebogen zur Einschätzung der Bewältigung kognitiver Alltagsanforderungen (FEDA) = nahes Transfermaß

→ Interview zur Bewältigung kognitiver Alltagsanforderungen = nahes Transfermaß
→ Fragebogen zur Krankheitsbewältigung (FKV) = weites Transfermaß

Die Kriterienmaße unterscheiden sich damit in ihrem Ausmaß an Objektivität, im Zeitpunkt ihres Einsatzes, sowie in der Größe des Transferabstandes. In Abhängigkeit von diesen variierenden Merkmalen treten unterschiedliche Probleme bei deren Einsatz auf.

So ist bei „weiten" Transfermaßen und solchen, welche erst nach einem gewissen zeitlichen Abstand, also in der Katamnese eingesetzt werden, festzustellen, daß ihre Zurechenbarkeit zur Interventionswirkung fraglich ist. Damit bleibt ein erheblicher Interpretationsspielraum, so daß aufgrund von z.B. zwischenzeitlichem Geschehen die interne Validität dieser Indikatoren in Frage gestellt werden muß. Aus methodischer Sicht läßt sich dieses Problem mit einer homogenen Kontrollgruppe zum großen Teil umgehen, die allerdings im vorliegenden quasiexperimentellen Ansatz aufgrund der fehlenden Randomisierung der Probanden nicht realisiert werden konnte, wie in den Kapiteln 6.2.4 und 6.3.2 dieser Arbeit gezeigt wurde.

Ein weiteres Problem stellt die Verwendung subjektiver Einschätzungen dar. So konnte innerhalb dieser Studie gezeigt werden, daß zum Zeitpunkt der Post1-Messung für Patienten in der Klinik keine validen Aussagen zur Einschätzung kognitiver Fähigkeiten möglich sind. Aufgrund der geschützten Klinikumgebung, d.h. aufgrund des Fehlens von kognitiven Alltagsanforderungen, ist eine Überschätzung der eigenen Leistungen zu diesem Zeitpunkt nicht auszuschließen. Die fehlenden Korrelationen der subjektiven Daten mit den objektiven Leistungen kann auf diese möglicherweise wenig realistische Einschätzung oder aber auf die Größe des Transferabstandes zwischen beiden Kriterien zurückzuführen sein. Die Zunahme der Größe des Zusammenhangs mit steigender Alltagskonfrontation spricht allerdings für die erste Vermutung. Damit ist also eine Verwendung subjektiver Einschätzungen der Alltagsleistungen zum Zeitpunkt der Post1-Messung nicht sinnvoll. Neben dem auch hier auftretenden Problem der Zurechenbarkeit der Effekte zu den Interventionen in der Katamnese, kommt hinzu, daß aufgrund der unterschiedlich validen Einschätzungen ein Vergleich der Leistungen über die einzelnen Meßzeitpunkte nicht möglich ist. Aussagen zur Effektstabilität, welche nach Hasselhorn & Hager (1998) ein wichtiges Transferkriterium darstellen, sowie in Evaluationsstudien häufig erwünschte Verlaufsbeschreibungen sind somit also nicht möglich.

Als optimales „nahes" Transfermaß erwies sich die objektive Einschätzung der kognitiven Alltagsleistungen zum Zeitpunkt der Post1-Messung, wie sie z.B. durch einen Alltagssimulationstest gegeben ist. Dieses Verfahren weist darüber

hinaus den Vorteil auf, daß es im Vergleich zur Prä-Messung eingesetzt werden kann und somit eine veränderungsorientierte Aussage möglich ist.
Der in der vorliegenden Untersuchung verwendete RBMT ist jedoch mit einigen nicht zu unterschätzenden Nachteilen behaftet. Zum einen ist eine Differenzierung der Patienten im oberen Bereich kaum noch möglich, was den Vergleich mit Kontrollgruppenpatienten erschwert. Zum anderen ist die Frage der vor allem prognostischen Validität des Verfahrens nicht ausreichend geklärt.
Für die Messung des Effekttransfers im Bereich der „nahen" Transferwirkungen wäre demzufolge ein objektives Verfahren wünschenswert, welches Aussagen über mehrere kognitive Bereiche macht und eine prognostische Validität besitzt, um eine Aussage über den Trainingszeitraum hinaus zu machen, gleichzeitig aber die Zurechenbarkeit des Ergebnisses zur Interventionswirkung zu gewährleistet.

Für den Bereich des „weiten" Transfers konnte nur ein objektives Maß, die Berufsfähigkeit zum Zeitpunkt der Katamneseuntersuchungen, erhoben werden. Obwohl auch hier das Problem der Zurechenbarkeit sehr stark ausgeprägt ist, gibt es einige Lösungsansätze, dieses zu verringern. Zum einen ist der Vergleich mit einer Kontrollgruppe unbedingt erforderlich, wenn man davon ausgeht, daß sich konfundierende Faktoren wie z.B. die aktuelle Arbeitsmarktsituation, in Versuchs- und Kontrollgruppen gleichverteilen. Daraus ergibt sich allerdings wieder die Schwierigkeit des Findens einer geeigneten Vergleichsgruppe. Die in der vorliegenden Untersuchung verwendete Gruppe war aufgrund der nicht vergleichbaren Schwere der Schädigung weniger geeignet. Eine Alternative zu diesem Vorgehen stellt der Vergleich der Berufsfähigkeit nach der Erkrankung mit dem prämorbiden Beschäftigungsstand als Zielerreichungskriterium dar. Wichtig ist jedoch bei allen Vorgehensweisen die Unterscheidung nach dem jeweiligen Qualifikationsniveau, um Unterschiede in den kognitiven Anforderungen einzelner Berufe kontrollieren zu können.
Desweiteren konnte gezeigt werden, daß die Einschätzung der kognitiven Leistungsfähigkeit in hohem Zusammenhang mit der Berufsfähigkeit steht. Dadurch wird deutlich, daß eine Steigerung kognitiver Leistungen Einfluß auf die Aufnahme einer Berufstätigkeit hat. Inwieweit diese jedoch durch das Training beeinflußt ist, ist aufgrund des zeitlichen Abstands zwischen Intervention und Katamnese nur bedingt festzustellen.

Als weiteres „weites" Transfermaß wurde die Veränderung der depressiven Krankheitsverarbeitung untersucht. Hier konnten kaum Zusammenhänge zur Leistungsveränderung gezeigt werden. Das Problem der Zurechenbarkeit der Transfereffekte zur Intervention besteht hier aufgrund einer Reihe unkontrollierter Faktoren im sozialen Umfeld der Patienten in besonderem Maße, so daß die Fülle der Einflußfaktoren und die hohe Transferdistanz des Kriteriums nur eine bedingte Eignung für den Bereich zuläßt.

Damit ist zusammenzufassen, daß die Erfassung des Transfers der Effekte eines kognitiven Trainings in den Alltag der Patienten aufgrund verschiedener Probleme methodisch unzureichend gelöst ist. Diese Probleme stellen vor allem die mangelnde Validität subjektiver Daten im Rahmen der Klinik, sowie die Zuschreibbarkeit der Effekte zu den Interventionen innerhalb von Katamneseuntersuchungen dar.

6.3.3.1.4 Ausblick

Im vorangegangenen Kapitel konnte gezeigt werden, daß verschiedenen methodische Möglichkeiten zur Erfassung kognitiver Alltagsfähigkeiten existieren, aber zum Teil mit erheblichen methodischen Mängeln behaftet, unzureichend validiert oder mit unter praktischem Gesichtspunkt mit großem zeitlichen Aufwand verbunden sind. Da aber demgegenüber im Rahmen der Evaluation neuropsychologischer Trainingsmaßnahmen ein großer Bedarf an Instrumenten besteht, die den Transfer der Effekte in den Alltag der Patienten messen bzw. eine Aussage über die Bewältigung kognitiver Alltagsanforderungen machen, wurde auf der Grundlage der Ergebnisse dieser Untersuchung ein diagnostisches Instrument zur Messung kognitiver Alltagsfähigkeiten entwickelt und in einer Pilotstudie erprobt.
Es konnte in Kapitel 6.3.3.1 dieser Arbeit gezeigt werden, daß die Methodik der Simulationstests verschiedene Vorteile vereint: So handelt es sich zum einen um eine objektive Meßmethode, welche in der Klinik direkt eingesetzt werden kann, wodurch sich konfundierende Faktoren, welche mit einer Katamnesestudie verbunden sind, umgehen lassen. Zum anderen eignen sich Alltagssimulationstests sehr gut für eine Verlaufsmessung über mehrere Meßzeitpunkte, so daß ihnen vor allem innerhalb von Evaluationsstudien große Bedeutung zukommt.

Die Wahl des methodischen Zugangs für die Konstruktion eines Instruments zur Messung von kognitiven Alltagsfähigkeiten fiel aus diesen Gründen auf einen Alltagssimulationstest, welcher folgende Bedingungen erfüllen sollte:

- Das Verfahren sollte Überblick über Alltagsfähigkeiten in verschiedenen kognitiven Bereichen geben (Erstellung eines Bewältigungsprofils)
- Das Verfahren sollte prognostische Aussagen über die Bewältigung kognitiver Anforderungen im Alltag machen
- Das Verfahren sollte norm- und kriterienorientiert einsetzbar sein.
- Das Verfahren sollte bezüglich seines Inhalts ganzheitlich gestaltet sein (Motivationsaspekt, Steigerung der Alltagsnähe).

Kognitive Alltagsfähigkeiten

Gedächtnis/ Lernen

			Kognitive Alltagsanforderung
Mittel-fristiges/ KZG	für verbales Material	sinnvoll	Merken von Gesprächen, Texten etc.
		sinnarm	Merken von unbekannten Namen
	für figurales Material		Merken von unbekannten Gesichtern, neuen Wegen etc.
Langzeitgedächtnis			Erinnerungen an die Kindheit Erkennen bekannter Gesichter, Orte etc.
prospektives Gedächtnis			Termine erinnern Erinnern von Vornehmen

Aufmerksamkeit

	Kognitive Alltagsanforderung
Informationsverarbeitungsgeschw.	Verfolgen eines Gesprächs
selektive Aufmerksamkeit	Lesen bei laufendem Radio
geteilte Aufmerksamkeit	Telefonieren und dabei Notizen machen
Alertness	Reagieren auf äußere Reize, z.B. Angesprochenwerden
Daueraufmerksamkeit	Aufrechterhalten der Aufmerksamkeit auch bei monotonen Anforderungen, z.B. Autofahren auf der Autobahn

Planen/ Problemlösen

		Kognitive Alltagsanforderung
Planerstellung	Abfolgen erkennen	Kochen einer umfangreichen Mahlzeit
	Erkennen von Randbedingungen	Beachten zeitlicher und finanzieller Bedingungen bei Urlaubsplanung
	Verfügbarkeit von Alternativen	Festlegen persönlicher Wertigkeiten
	Zwischenzielbildung	Tagesplanung in Etappen
Planausführung	Planüberwachung	Festhalten an Einkaufsliste
	Fehlerdiagnostik	Bemerken des Überschreitens des finanziellen Rahmens beim Einkaufen
	Planverwerfung/- revision	Aufgeben und adäquate Änderung des Tagesplan bei unvorhersehbaren Problemen

Abb. 17: Überblick über ausgewählte kognitive Alltagsanforderungen

Um möglichst adäquate und alltagsnahe Indikatoren für kognitive Alltagsfähigkeiten abbilden zu können, bildete Interviews mit neurologischen Patienten zu kognitiven Alltagsanforderungen die Basis für die Konstruktion des Alltagssimulationstests kognitiver Fähigkeiten (vgl. Müller, 1998; Leitfaden s. Anhang I). Damit wurde eine Forderung der ökologischen Validität (Kaschel, 1994) berücksichtigt, nach der zu gewährleisten ist, daß die im Test gestellten Anforderungen Indikatoren für typische kognitive Alltagsanforderungen sind.
Eine zusammenfassende Darstellung der für den Test relevanten kognitiven Alltagsanforderungen erfolgt in Abbildung 17 (S. 130). Sie dient als Grundlage für die Entwicklung einzelner Untertests des Verfahrens.

Die Abbildung erhebt dabei keinen Anspruch auf Vollständigkeit, sondern soll auf die Bereiche Aufmerksamkeit, Gedächtnis und Planen/Problemlösen als drei wesentliche kognitive Bereiche begrenzt werden (Alltagssimulationen im Bereich der Wahrnehmung vgl. Lübbers et al., 1993, im Bereich der Sprache vgl. Blomert, Kean, Koster & Schokker, 1994).

Auf der Grundlage der Ergebnisse dieser Interviews wurde nun ein Alltagssimulationstest zum Thema Urlaubsplanung in zwei parallelen Varianten (Kreta, Portugal) entwickelt. Tabelle 24 gibt einen zusammenfassenden Überblick über den Aufbau des in der vorläufigen Endform entstandenen Simulationstests.

Die vollständigen Ergebnisse der Pilotstudie zur praktischen Erprobung und zur ersten Bestimmung der Gütekriterien sind in Bochmann (1999) nachzulesen.

Diese Ergebnisse sind zusammenfassend unter dem Vorbehalt der Vorläufigkeit der Resultate aufgrund der geringen Stichprobe als zufriedenstellend zu bewerten. Sowohl die internen Konsistenzen, als auch die Größe der Validität liegen in einem akzeptablen Bereich. Dabei ist jedoch zu beachten, daß aufgrund der mangelnden Definition des Konstrukts „kognitive Alltagsfähigkeiten", und damit des Fehlens allgemein anerkannter Validierungskriterien, nur eine Approximation an den endgültigen Validierungsvorgang erfolgen konnte. Das wurde versucht, indem alle Validitätsarten (inhaltliche, kriterienbezogene und Konstruktvalidität) in den Vorgang einbezogen wurden. Dabei zeigte sich, daß die Testvariante Kreta die besseren Resultate bezüglich der Validitätskoeffizienten erzielen konnte. Die Testvariante Portugal unterschied sich darin vermutlich aufgrund des geringeren Schwierigkeitsgrades.

Tab. 24: Aufbau des Alltagssimulationstests zur Messung kognitiver Fähigkeiten

Untertest	Anforderung	kognitiver Bereich
UT1 Planung und Organisation der Reise	in einem bestimmten Zeitintervall soll unter Beachtung bestimmter Kriterien eine Urlaubsplanung durchgeführt werden	Planen/ Problemlösen
UT2 Merken von Namen und Gesichtern	Einprägen von fünf Fotos mit Vor- und Zuname sowie Beruf; danach unmittelbares und verzögertes Herauserkennen aus zehn Fotos, sowie Erinnern der Namen und Berufe	unmittelbares und ver zögertes Behalten von figuralem sowie sinnfreiem verbalem Material
UT3 Hauptstädte	visuelle Darbietung eines Textes bei gleichzeitiger Einblendung einer Störung (Nachrichten im Radio); im Anschluß müssen Fragen zum Text beantwortet werden	selektive Aufmerksamkeit
UT4 Merken eines Weges	im Stadtplan ist ein bestimmter Weg zu lernen und danach zu reproduzieren	Behalten von figuralem Material
UT5 Praktische Reisehinweise	während der akustischen Darbietung eines Textes sind Telefonnummern fehlerfrei abzuschreiben; im Anschluß sollen Fragen zum Text beantwortet werden	geteilte Aufmerksamkeit
UT6 Vokabeln lernen	Zehn Vokabeln/ Redewendungen sind zu lernen; danach Wiedererkennen aus einer Vokabelliste, sowie Reproduktion in der Paarassoziation (jeweils ein Teil des Paares wird dargeboten)	unmittelbares Behalten von sinnfreiem verbalem Material
UT7 Ein Stück Geschichte des Landes	akustische Darbietung des Textes, zu dem im Anschluß Fragen beantwortet werden sollen	unmittelbares Behalten von akustisch dargebotenem Material
UT8 Reiseland kennenlernen	visuelle Darbietung eines Textes, zu dem im Anschluß Fragen beantwortet werden sollen	unmittelbares Behalten von visuell dargebotener Textinformation

Insgesamt erwies sich der Alltagssimulationstest im ersten Prüfschritt jedoch als ein erfolgversprechendes Verfahren zur Messung kognitiver Alltagsfähigkeiten, welches bei weiterer Bewährung und nach Erstellung einer geeigneten Paralleltestsvariante eine sinnvolle Ergänzung der herkömmlichen standardisierten neuropsychodiagnostischen Verfahren darstellen könnte. Damit kann unter Voraussetzung der Replikation der Ergebnisse an einer größeren Stichprobe ein valides Instrument zur Messung des Effekttransfers im Sinne der Generalisierung der Trainingseffekte angeboten werden.

In den vorangegangenen Kapiteln wurde der Frage nachgegangen, inwieweit Möglichkeiten zur Bestimmung des Effekttransfers im Sinne der Messung kognitiver Alltagsfähigkeiten existieren und inwieweit diese methodisch fundiert einsetzbar sind.

Neben dieser Einteilung von Evaluationsmaßen nach der Erfassung von Effektnachweis, -dauer und -transfer, existieren wie in Abbildung 12 dargestellt wurde, weitere Möglichkeiten zur Klassifikation dieser Kriterien; wie z.B. die Unterscheidung objektiver und subjektiver Maße. Diesem Aspekt soll sich im folgenden genauer gewidmet werden. Mit beiden Arten von Kriterien werden zwei Gütemaße nach Petermann (1989) angesprochen: Objektivierbarkeit und subjektive Bedeutsamkeit der erhobenen Daten.
Die Gegenüberstellung beider methodischer Zugänge ist für die praktische Durchführung von Evaluationen relevant: Sollten sich Übereinstimmungen zeigen, wäre es unter Umständen gar nicht notwendig, zu bestimmten Untersuchungszeitpunkten (z.B. Katamnese) die wesentlich aufwendiger zu erfassenden objektiven Kriterien zu erheben, so daß sich der praktische Aufwand einer Stabilitätsmessung erheblich verringern ließe. Sollten sich hingegen keine Übereinstimmungen zeigen, stellt sich die Frage, welche Art der Kriterien die für die Interpretation der Daten ausschlaggebenden Ergebnisse erbringt.

Im folgenden Kapitel sollen deshalb nun die Ergebnisse der objektiven und subjektiven Kriterien, getrennt nach Effektnachweis, -dauer und -transfer gegenübergestellt werden.

6.3.3.2 Die Gegenüberstellung objektiver und subjektiver Ergebnisse

6.3.3.2.1 Ergebnisse zum Effektnachweis

Gemäß der Klassifikation von Evaluationskriterien in Abbildung 12 lassen sich auch die Kriterien zum Effektnachweis in veränderungs- und zielorientierte Indikatoren einteilen. Im folgenden soll deswegen die Gegenüberstellung objektiver und subjektiver Ergebnisse getrennt nach der oben genannten Einteilung erfolgen, und mit den veränderungsorientierten Daten begonnen werden.

Um eine Vergleichbarkeit beider Datenarten gewährleisten zu können, wurden die Ergebnisse der psychometrischen Einzelfallanalyse (vgl. Tab. 7, Anhang II) als objektive Datenbasis genutzt. Die subjektiven Einschätzungen wurden im Rahmen der Untersuchung zur Erreichung des subjektiven Zielkriteriums erhoben (vgl. Kap. 6.2.3 und Anhang I). Dazu wurden die Patienten nach Abschluß der Trainingsmaßnahme gebeten, bei vorgegebenem Prä-Wert ihren aktuellen Leistungsstand einzuschätzen. Die sich ergebende Differenz zum Prä-Wert bildete die Basis für den Vergleich mit den objektiven Veränderungen der psychometrischen Einzelfallanalyse. Um zufällige Einflüsse in den Veränderungen auszuschließen, wurden bei der Beurteilung der stattgefundenen Veränderungen die zufallskritischen Differenzen der einzelnen Verfahren berücksichtigt (vgl. Tab. 7, Anhang II).

In der folgenden Tabelle 25 erfolgt eine Gegenüberstellung der objektiven Veränderungen und deren subjektiver Einschätzungen, sowie der statistische Vergleich beider Ergebnisse.

Tab. 25: Vergleich der objektiven und subjektiven Einschätzungen der Veränderungen der kognitiven Leistungen während des Trainings

Kognitiver Bereich		**Veränderungen während des Trainings**			**Chi²** Signifikanz niveau
		besser	gleich	schlechter	
Einzeltraining (N = 36)					
Informationsverarbeitungs-geschwindigkeit	objektiv	32%	64%	4%	p = .638 n.s.
	subjektiv	36%	64%	0%	
Geteilte Aufmerksamkeit	objektiv	29%	67%	4%	p = .662 n.s.
	subjektiv	41%	59%	0%	
Selektive Aufmerksamkeit	objektiv	52%	44%	4%	p = .278 n.s.
	subjektiv	30%	70%	0%	
Daueraufmerksamkeit (Zeit)	objektiv	26%	68%	6%	p = .541 n.s.
	subjektiv	47%	53%	0%	
Gruppentraining (N = 39)					
Informationsverarbeitungs-geschwindigkeit	objektiv	42%	53%	5%	p = .624 n.s.
	subjektiv	31%	69%	0%	
Geteilte Aufmerksamkeit	objektiv	46%	39%	15%	**p = .034 ***
	subjektiv	31%	69%	0%	
Selektive Aufmerksamkeit	objektiv	58%	32%	10%	p = .467 n.s.
	subjektiv	28%	72%	0%	
Sprachliche Merkfähigkeit	objektiv	17%	75%	8%	p = .185 n.s.
	subjektiv	8%	89%	3%	
Figurale Merkfähigkeit	objektiv	32%	68%	0%	p = .926 n.s.
	subjektiv	27%	73%	0%	

Dabei ist zu sehen, daß signifikante Unterschiede zwischen den Ergebnissen beider Datenarten nur in einem Fall nachzuweisen sind. Betrachtet man die einzelnen Ergebnisse, ist festzustellen, daß Patienten des Einzeltrainings in der Regel die Veränderungen positiver beurteilen, als sie tatsächlich sind (Ausnahme: selektive Aufmerksamkeit), während durch die Patienten des Gruppentrainings eine in allen untersuchten Bereichen negativere subjektive Einschätzung erfolgt, als es die Auswertung der objektiven Daten ergibt. Diese Unterschiede sind jedoch nicht signifikant. Die fehlenden Signifikanzen sind jedoch bei großen Mittelwert-Unterschieden auf hohe Streuungen in einzelnen kognitiven Bereichen zurückzuführen (z.B. selektive Aufmerksamkeit: SD = 7,66).

Damit kann man zusammenfassend sagen, daß die objektiven und subjektiven Beurteilungen der veränderungsorientierten Kriterien zum Effektnachweis im wesentlichen übereinstimmen.
Die bisherige ausschließlich veränderungsorientierte Betrachtung soll im folgenden um die zielorientierte Auswertung ergänzt werden. Wie bereits im Kapitel 4.2.3 erwähnt wurde, stellen zielorientierte Indikatoren ein wichtiges, weil vor allem für die Patienten bedeutsames Evaluationskriterium dar. Damit ist hier besonders die Forderung von Petermann (1989) nach der subjektiven Bedeutsamkeit von Evaluationskriterien erfüllt. Eine Übereinstimmung von objektiven und subjektiv erlebten Beurteilungen scheint demzufolge an dieser Stelle besonders wichtig.
Eine Schwierigkeit bildet dabei die Festlegung eines objektiven Zielkriteriums. Geht man von der Aussage Bulla-Hellwigs (1996) aus, daß „Patienten gesund werden und selbständig leben wollen", ist ein mögliches Zielkriterium die Erreichung des Normwertbereichs. Die Ungenauigkeit des Kriteriums aufgrund der mangelnden Einbeziehung des prämorbiden Leistungsniveaus ist der Autorin dabei durchaus bewußt. Dennoch stellt das Erreichen des Normwertbereichs ein Stadium dar, in dem es ermöglicht wird, kognitive Anforderungen in „durchschnittlicher", also normgerechter und damit gesunder Weise zu bewältigen. Die Ergebnisse dieser objektiven zielorientierten Auswertungsstrategie sind der Tabelle 10 des Anhangs II zu entnehmen. Dabei wird deutlich, daß zwar in den meisten kognitiven Bereichen ein Drittel bis die Hälfte der Patienten mit unterdurchschnittlichem Ausgangswert nach dem Training den Sprung in den Durchschnittsbereich schaffen konnten, daß sich das jedoch nicht von den Kontrollgruppenpatienten abgrenzen läßt.

Der Erfassung der objektiven Zielerreichung steht die individuelle Festlegung eines subjektiven Zielkriteriums bei den Patienten in den Trainingsgruppen gegenüber. Die Vorgehensweise dazu wurde in Kapitel 6.2.3 und im Anhang I beschrieben.

Entsprechend der Fragestellung in Kapitel 6.1 sollen nun die Ergebnisse beider Erhebungsmethoden gegenübergestellt werden. Dazu wird der Zielerreichungsgrad bei der objektiven Messung aus der Differenz zwischen Post1-Wert und Normwertbereich, bei der subjektiven Erhebung aus der Differenz zwischen subjektivem Zielkriterium und geschätztem Post1-Wert ermittelt. Tabelle 26 gibt die Ergebnisse dieser Gegenüberstellung wieder.

Tab. 26: Vergleich der objektiven und subjektiven Maße zur Beurteilung der Zielerreichung

Kognitiver Bereich		Einzeltraining		Gruppentraining	
		Zielerreichungsgrad[1]	Chi² Signifikanzniveau	Zielerreichungsgrad[1]	Chi² Signifikanzniveau
Informationsverarbeitungsgeschwindigkeit	objektiv	61%	p = .102 n.s.	87%	p = .893 n.s.
	subjektiv	46%		53%	
Geteilte Aufmerksamkeit	objektiv	43%	p = .998 n.s.	50%	p = .577 n.s.
	subjektiv	25%		36%	
Selektive Aufmerksamkeit	objektiv	79%	**p = .029 ***	92%	p = .418 n.s.
	subjektiv	29%		83%	
Daueraufmerksamkeit (Zeit)	objektiv	58%	**p < .001 *** ***	-	-
	subjektiv	47%		-	
Sprachliche Merkfähigkeit	objektiv	-	-	97%	p = .325 n.s.
	subjektiv	-		48%	
Figurale Merkfähigkeit	objektiv	-	-	100%	-
	subjektiv	-		25%	

[1] prozentualer Anteil der Patienten, welche ihr vor dem Training gesetztes Ziel objektiv bzw. in der subjektiven Einschätzung erreicht haben

Wie schon bei der Auswertung der veränderungsorientierten Indikatoren zu sehen war, finden sich bei den Patienten des Gruppentrainings keine signifikanten Unterschiede zwischen objektiven und subjektiven Erhebungsmethoden. Bei Patienten des Einzeltrainings hingegen lassen sich signifikante Unterschiede in zwei der untersuchten kognitiven Bereiche aufzeigen.
Desweiteren fällt auf, daß in allen untersuchten Bereichen der Zielerreichungsgrad bei den objektiven Kriterien höher liegt als bei den subjektiven Indikatoren. Eine Erklärung dafür ist, daß in den objektiven Ergebnissen auch die Patienten enthalten sind, welche bereits durchschnittliche Ausgangswerte aufwiesen, und damit auch ohne Verbesserung durch das Training im Normwertbereich liegen. Die Kontrolle dieses Faktors durch Ausschluß dieser Patienten erbrachte jedoch keine wesentlich anderen Resultate.
Damit liegt die Erklärung nahe, daß es für die Patienten weniger wesentlich ist, dem Normwertbereich zu entsprechen, sondern daß subjektive Ziele wahrscheinlich eher am prämorbiden Leistungsniveau festgemacht werden.

Da subjektive Zielwerte jedoch gerade bei hirnorganisch erkrankten Patienten bezüglich ihrer Angemessenheit umstritten sind, wurde die Realität der subjektiven Leistungseinschätzung betrachtet. Dazu wurde der geschätzte mit dem objektiv erreichtem Post1-Wert korreliert. Tabelle 27 zeigt die diesbezüglichen Ergebnisse in den Trainingsgruppen.

Tab. 27: Realität der subjektiven Leistungseinschätzung (Korrelation des geschätzten mit dem objektiven Post1-Wert)

Kognitiver Leistungsbereich	Einzeltraining		Gruppentraining	
	Korrelations-koeffizient	Signifikanz-niveau	Korrelations-koeffizient	Signifikanz-niveau
Informationsverarbeitungs-geschwindigkeit	r = .758	**p <.001*** **	r =.665	**p <.001*** **
Geteilte Aufmerksamkeit	r =.642	**p < .001*** **	r = .367	p =.197 n.s.
Selektive Aufmerksamkeit	r =.719	**p <.001*** **	r =. 563	**p <.001*** **
Daueraufmerksamkeit (Zeit)	r =. 835	**p <.001*** **	-	-
Sprachliche Merkfähigkeit	-	-	r =.483	**p =.003** **
Figurale Merkfähigkeit	-	-	r =. 283	p =.201 n.s.

Dabei zeigen sich mittlere bis hohe Zusammenhänge zwischen geschätztem und tatsächlich erreichtem Post1-Wert. Man kann damit von der Fähigkeit zur realistischen Einschätzung der Testleistungen durch die Patienten ausgehen. Das steht in einem scheinbaren Widerspruch zu den vorhergehenden Ergebnissen (vgl. Tab. 19, S. 118). Hier konnte gezeigt werden, daß die subjektiven Einschätzungen kognitiver Alltagsfähigkeiten in keinem Zusammenhang zu den objektiven Leistungen steht. damit wird deutlich, daß zwischen sogenannten „Labor"- und Alltagsleistungen zu unterscheiden ist. Während die Einschätzung der eigenen Leistungen in der Testsituation, bedingt durch den ständigen Umgang mit ihr, gut beurteilt werden kann, fällt die Verallgemeinerung auf komplexere Fähigkeiten in der Regel schwer.

Tab. 28: Zusammenhänge zwischen objektiver Veränderung und persönlicher Wichtigkeit des kognitiven Bereichs

Kognitiver Leistungsbereich	**Einzeltraining**		**Gruppentraining**	
	Korrela-tions-koeffizient	**Signifikanz-niveau**	**Korrela-tions-koeffizient**	**Signifikanz-niveau**
Informationsverarbeitungs-geschwindigkeit	r = .073	p =.670 n.s.	r =.076	p =.660 n.s.
Geteilte Aufmerksamkeit	r =.006	p = .972 n.s.	r = -.179	p =.540 n.s.
Selektive Aufmerksamkeit	r =-.019	p = .913 n.s.	r =-.171	p = .320 n.s.
Daueraufmerksamkeit (Zeit)	r =-.015	p = .941 n.s.	-	-
Sprachliche Merkfähigkeit	r =.204	p =. 572 n.s.	r =-.208	p =.240 n.s.
Figurale Merkfähigkeit	-	-	r =. 193	p =.390 n.s.

Die Ergebnisse der Tabelle 28 bestätigen diese Vermutung, wenn man die Frage nach dem persönlichen Nutzen der erzielten Veränderungen für die Patienten untersucht.
Dabei fällt auf, daß es in keinem Bereich signifikante Zusammenhänge zwischen der persönlichen Wichtigkeit und der erzielten Veränderung gibt. Das legt die Schlußfolgerung nahe, daß die Relevanz der trainierten Bereiche für den Patienten im Alltag nicht erkennbar ist. Diese Vermutung wird durch die Ergebnisse der Tabelle 19 (S. 118) unterstützt.

Zusammenfassend läßt sich feststellen, daß die Ergebnisse der objektiven und subjektiven Erhebungsmethoden zum Kriterium Effektnachweis in den meisten untersuchten Bereiche keine unterschiedlichen Resultate erbrachten. Dabei ist jedoch zwischen ziel- und veränderungsorientierten Indikatoren zu unterscheiden. Die Aussagen zum Grad der Zielerreichung zeigen, daß subjektive Ziele offensichtlich nicht am Normwertbereich festgemacht werden. Während ein Großteil der Patienten den Sprung in den durchschnittlichen Bereich im Laufe des Trainings schafften, werden subjektive Ziele, welche eher am prämorbiden Niveau festgemacht werden, offensichtlich nicht erreicht. Dieses Ergebnis unterstreicht noch einmal die Schwierigkeit der Festlegung objektiver Ziele, und verdeutlicht die Notwendigkeit der Einbeziehung subjektiver Daten.

Die Gegenüberstellung objektiver und subjektiver Daten soll nun mit den Ergebnissen zum Kriterium Effektdauer fortgesetzt werden.

6.3.3.2.2 Ergebnisse zum Kriterium Effektdauer

Die Erhebung des Kriteriums Effektdauer ist in der Regel mit einer Stabilitätsmessung im Rahmen einer oder mehrerer Katamneseuntersuchungen verbunden. Dazu ist es notwendig, Patienten zu einem späteren Zeitpunkt, zu dem sie sich nicht mehr in der Klinik befinden, erneut zu untersuchen. Da das Einzugsgebiet einer Rehabilitationsklinik nun aber häufig recht groß ist, ist das mit erheblichem zeitlichen und finanziellen Aufwand verbunden, der außerhalb von Forschungsprojekten kaum realisierbar ist. Dennoch sind Stabilitätsmessungen für Evaluationsstudien unabdingbar.

In der vorliegenden Untersuchung konnten für eine objektive Katamneseuntersuchung (15 Monate nach Klinikentlassung) nur 8 Patienten gewonnen werden, die aus den Trainingsgruppen stammten. Von den Klinikpatienten ohne Training nahmen auf der Basis der Freiwilligkeit keine Patienten an dieser zweiten Post-Messung teil. Patienten aus der Wartegruppe kamen aufgrund ihres nachfolgenden Trainings für den Vergleich nicht in Frage. Somit blieb für einen Vergleich der Stabilitätseffekte nur die Referenzgruppe Hirngesunder mit allen oben aufgeführten Nachteilen. Damit sind nur sehr eingeschränkte Aussagen zur Effektdauer möglich.

Aufgrund dieser eher praktischen Schwierigkeiten erscheint die Frage nach der Güte subjektiver Daten, welche sich mit Hilfe schriftlicher Katamneseuntersuchungen erheben lassen, besonders wichtig. Obwohl, wie in Kapitel 6.2.4 gezeigt wurde, in beiden Katamnese-Stichproben keine signifikanten Unterschiede in den wesentlichen prognostischen Faktoren gegenüber der Untersuchungsstichprobe festgestellt wurden, ist aufgrund der größeren Anzahl von teilnehmenden Probanden an der schriftlichen Katamnese in diesem Fall eher von einer Repräsentativität der Katamnese-Stichprobe auszugehen.

Wie die Kriterien zum Effektnachweis lassen sich auch die Effektdauerkriterien in veränderungs- und zielorientierte Indikatoren einteilen.
Die objektiven Möglichkeiten der veränderungsorientierten Messung der Effektdauer sind in der vorliegenden Untersuchung zum einen auf den gruppenanalytischen Vergleich mit den Hirngesunden, sowie auf die psychometrische Einzelfallanalyse beschränkt. Da jedoch in Kapitel 6.3.2 gezeigt werden konnte, daß der Vergleich hirngeschädigter mit hirngesunden Probanden stark fehlerbehaftet ist, soll sich der Schwerpunkt auf die einzelfallanalytische Auswertung richten.
Dabei zeigt sich, daß im Rahmen der einzelfallanalytischen Auswertung Verschlechterungen von der Post1- zur Post3-Messung eher die Ausnahme sind. Die meisten Patienten bleiben in ihren Leistungen stabil. Einzige Ausnahme bildet die sprachliche Lernfähigkeit, in der eine signifikante Verschlechterung der Leistungen zum Zeitpunkt der Katamnese nachgewiesen werden kann (vgl. Tab. 11, Anhang II).

Eine subjektive Einschätzung der Veränderung nach dem Klinikaufenthalt wurden innerhalb zweier Katamneseuntersuchungen erfragt. In den Tabellen 12a und b des Anhangs II zeigt sich, daß der größere Teil der Patienten (zwischen 39 und 78%) seine Leistungen als relativ stabil einschätzt, was zum Zeitpunkt der Katamnese1 noch stärker ausgeprägt ist als zum Zeitpunkt der Katamnese2. Verschlechterungen bilden den geringeren Teil, während durchschnittlich ein Drittel der Patienten von Verbesserungen in den jeweiligen kognitiven Bereichen seit Klinikentlassung ausgeht.

Vergleicht man nun die Aussagen der subjektiven und objektiven Erhebungsmethoden (Vergleich Post1-Post3-Messung), stellt man fest, daß nur in einzelnen kognitiven Bereichen Übereinstimmungen zu finden sind. Dabei ist jedoch zu berücksichtigen, daß es sich um unterschiedliche Stichproben handelt. Um die Güte der subjektiven Daten an derselben Stichprobe zu überprüfen, wurden die Ergebnisse beider Erhebungsmethoden gegenübergestellt und statistisch auf Unterschiede geprüft. Tabelle 29 gibt die diesbezüglichen Ergebnisse wieder.

Tab. 29: Gegenüberstellung der objektiven (psychometrische Einzelfallanalyse) und subjektiven (schriftliche Katamnese) Einschätzungen der Veränderung von der Post1 zur Post3- Messung (N = 8)

Kognitiver Bereich		**Beurteilung der Veränderung von der Post- zur Post3-Messung**			**Chi²** Signifi-kanz-niveau
		besser	gleich	schlechter	
Informationsverarbeitungsgeschwindigkeit	objektiv	17%	67%	17%	**p = .050***
	subjektiv	37%	47%	16%	
Geteilte Aufmerksamkeit	objektiv	50%	50%	0%	**p = .050***
	subjektiv	37%	44%	19%	
Selektive Aufmerksamkeit	objektiv	55%	27%	18%	p = .361 n.s.
	subjektiv	31%	55%	14%	
Daueraufmerk samkeit (Zeit)	objektiv	33%	67%	0%	p = .547 n.s.
	subjektiv	17%	67%	17%	
Sprachliche Merkfähigkeit	objektiv	0%	83%	17%	p = .385 n.s.
	subjektiv	17%	83%	0%	

Auch hier bestätigt sich, daß die Übereinstimmung beider Erhebungsmethoden vom kognitiven Bereich abhängig ist. In den Leistungsbereichen, in denen signifikante Unterscheide zwischen subjektiven und objektiven Einschätzungen nachweisbar sind, kommt es zu einer positiveren subjektiven Einschätzung der Leistungsveränderung. In den anderen Bereichen treten eher Unterschätzungen der Veränderungen auf; diese Unterschiede werden aber nicht signifikant. Dabei ist jedoch die geringe Stichprobengröße zu beachten.

Eine weitere Möglichkeit der Bewertung der Stabilität der Effekte bieten zielorientierte Auswertungsstrategien. Dabei wird mittels objektiver Methode beurteilt, inwieweit die Patienten auch 15 Monate nach Verlassen der Kurklinik innerhalb des durch den Normwert gesetzten Zielbereiches liegen (vgl. Tab. 13, Anhang II). Dabei ist zu sehen, daß 15 Monate nach der Klinikentlassung mindestens 50% der Patienten normgerechte Leistungswerte in allen untersuchten kognitiven Bereichen vorweisen. Der Prozentsatz der Patienten, die sich von der Prä- zur Post3-Messung vom unterdurchschnittlichen in den durchschnittlichen Bereich verbesserten, liegt fast ebenso hoch.

Als subjektives Kriterium der Zielerreichung wurde eine Einschätzung der eigenen Konzentrations- und Gedächtnisleistungen im Vergleich mit Gleichaltrigen genutzt (Materialien vgl. Anhang I, Ergebnisse vgl. Tab. 14, Anhang II). Es zeigt sich, daß sich die Hälfte bis zwei Drittel der Patienten in Konzentrations- und Gedächtnisleistung als mindestens altersentsprechend einschätzen und daß dieser Anteil im Verlauf der Zeit zur Katamnese2 noch zunimmt. Die Konzentrationsleistungen werden im allgemeinen als niedriger eingeschätzt als die Gedächtnisleistungen.

Die Einschätzungen der Kontrollgruppenpatienten (Zeitpunkt1: N=5; Zeitpunkt2: N=3) liegen etwas höher als die der trainierten Patienten. Daran

kann man sehr gut ein bereits bei den Kriterien zum Effektnachweis aufgetretenes Problem der Eignung verschiedener Vergleichsgruppen verdeutlichen. Die Kontrollgruppenpatienten haben aufgrund ihrer mangelnden Indikation zum Training und damit der geringeren Schwere der Schädigung von Anfang an ein höheres Leistungsniveau als die trainierten Patienten. Ein Vergleich der Leistungen ohne Parallelisierung der Ausgangswerte, die wiederum aufgrund der geringen Stichprobengröße in der Kontrollgruppe verhindert wird, ist somit nur bedingt möglich. Die in diesem Fall geeignete, weil in den Leistungen vergleichbare Wartegruppe kommt für die Katamnesestudie nicht in Frage, weil sie im Anschluß an die Untersuchung am Training teilnahm.
Es ist damit also nur eine deskriptive Beschreibung der Resultate möglich.

Desweiteren ist bei dieser Einschätzung der Leistungen als problematisch anzusehen, daß die Bezugspunkte des Vergleichs sehr unterschiedlich sein können. Sicherlich liegen diese im näheren Bekanntenkreis des Patienten, in dem das Leistungsniveau sehr unterschiedlich sein kann und damit schwer vergleichbar wird. Andererseits hat damit dieses Kriterium bezüglich der subjektiven Bedeutsamkeit (Petermann, 1989) einen hohen Wert. Ein Vergleich innerhalb persönlicher Relevanzsysteme ist nur auf einem solchen Weg möglich.
Ein anderer Bezugspunkt wäre das prämorbide Leistungsniveau. Dieser Vergleich wurde innerhalb der vorliegenden Untersuchung nicht erhoben, weil retrospektive Beurteilungen im allgemeinen methodisch als problematisch anzusehen sind (Korte, 1995; Keller, 1996).

In welchem Verhältnis stehen nun diese subjektiven Einschätzungen zu den objektiven Werten? Dazu wurden zunächst aufgrund der höheren Stichprobengröße die Einschätzungen der Post1-Messung mit den objektiven Leistungswerten zu diesem Meßzeitpunkt (eingeteilt nach unter-, über- und durchschnittlichem Bereich) korreliert, um dann die Veränderungen zum Zeitpunkt der zweiten Katamnesemessung beurteilen zu können.

Tabelle 30 gibt die Ergebnisse dieser Korrelationen zwischen objektiven und subjektiven Maßen wieder.

Dabei zeigt sich, daß die Zusammenhänge zum Zeitpunkt der Post1-Messung im unteren Bereich liegen. Damit kann nur von einem geringen Zusammenhang zwischen subjektiver Leistungseinschätzung und objektiver Leistungsmessung ausgegangen werden. Begründet werden kann dieses Ergebnis durch zwei Punkte: Zum einen erfragt die subjektive Einschätzung eine globale Beurteilung kognitiver Leistungen (Gedächtnis, Konzentration), die sich nicht auf einzelne Facetten, wie z.B. geteilte Aufmerksamkeit beschränkt.

Tab. 30: Zusammenhänge (Kontingenzkoeffizienten) zwischen der Einschätzung von Konzentrations- und Gedächtnisleistungen gegenüber Gleichaltrigen und den objektiven Leistungen zum Zeitpunkt der Post1- (N = 87) und der Post3-Messung (N = 8)

Kognitiver Bereich	Zeitpunkt Post1-Messung		Zeitpunkt Post3-Messung	
	Gedächtnis	Konzentration	Gedächtnis	Konzentration
Informationsverarbeitungsgeschwindigkeit	-	C = .144 n.s.	-	C = .316 n.s.
Geteilte Aufmerksamkeit	-	C = .250 n.s.	-	C = .426 n.s.
Selektive Aufmerksamkeit	-	C = -.103 n.s.	-	C = .555 n.s.
Daueraufmerksamkeit (Zeit)	-	C = .243 n.s.	-	C = .607 n.s.
Sprachliche Merkfähigkeit	C = .188 n.s.	-	alle Patienten schätzen sich als altersentsprechend ein	
Sprachliche Lernfähigkeit	C = .256 n.s.	-		
Figurale Merkfähigkeit	C = .220 n.s.	-		
Figurale Lernfähigkeit	C = -.122 n.s.	-		
Alltagsgedächtnis	C = .310 n.s.	-		

Konzentrations- und Gedächtnisleistungen können auch mit Hilfe von Kompensationsstrategien verbessert werden, die möglicherweise mehr in komplexen kognitiven Leistungen wie z.B. Alltagsleistungen zum Tragen kommen als in sehr spezifischen Testleistungen. Für diese Erklärung spricht, daß sich die Höhe der Korrelation beim Vergleich mit alltagsnäheren und damit komplexeren Leistungen, wie sie im RBMT gefordert sind, verstärkt (C = .310, *p = .063 n.s.*).
Zum anderen ist eine realistische subjektive Einschätzung der eigenen kognitiven Leistungen im geschützten Rahmen der Rehabilitationsklinik für die Patienten, wie bereits mehrfach erwähnt, sehr schwierig. Zum Zeitpunkt der Katamnese müßte diese Einschätzung realistischer werden. So verstärkt sich auch in diesem Falle die Höhe der Korrelation, so daß zu diesem Zeitpunkt mittlere Zusammenhänge zwischen beiden Datenarten vorliegen. Diese Korrelationen werden allerdings aufgrund der geringen Stichprobengröße der objektiven Katamnesemessung nicht signifikant.

Zusammenfassend läßt sich feststellen, daß die Erhebung objektiver Kriterien in der Katamnese ein zwar wünschenswerter Weg zur Feststellung der Effektdauer ist, der durch den hohen praktischen Aufwand allerdings schwer realisierbar ist. Konfundierend und damit die interne Validität der Untersuchung beeinflussend wirken dabei vor allem unvermeidliche Patientenausfälle, wenn sie, was wahrscheinlich ist, mit dem aktuellen Leistungsstand in

Zusammenhang stehen. Als problematisch erwiesen sich desweiteren die geringe Stichprobengröße der trainierten Patientengruppe, sowie das Fehlen einer geeigneten Kontrollgruppe, zu denen die Ergebnisse in Bezug gesetzt werden können.
Eine alternative Vorgehensweise bietet die schriftliche Katamnesebefragung. Der Vorteil dieser Strategie ist, daß eine größere Patientenanzahl erreichbar ist und damit Selektionseffekte verringert werden. Nachteilig wirkt sich jedoch aus, daß es sich ausschließlich um subjektive Befragungsdaten handelt (vgl. Kap. 4.3.1.2).
Es konnte jedoch gezeigt werden, daß zwischen objektiven und subjektiven Daten zum Teil Zusammenhänge bestehen. Diese Zusammenhänge zeigen sich vor allem bei zielorientierten Indikatoren. Für den Vergleich beider Datenarten ist es wichtig, daß die subjektiven Daten in ihrer Differenzierung den objektiven Daten angemessen sind. Eine pauschale Beurteilung von Konzentrations- oder Gedächtnisleistungen (noch dazu im Alltag) ist mit den im „Labor" geforderten testdiagnostischen Leistungen nur schwer vergleichbar.
Bei den veränderungsorientierten Indikatoren zeigen sich Übereinstimmungen zwischen subjektiven und objektiven Einschätzungen nur in einzelnen kognitiven Bereichen. Eine generelle Tendenz zu Über- oder Unterschätzungen der objektiven Leistungen durch den Patienten ist dabei jedoch nicht zu erkennen.
Bei der Messung der Stabilität von Trainingseffekten im stationären neuropsychologischen Bereich sollte demzufolge immer auch unter praktischen Gesichtpunkten eine Abwägung der Vor- und Nachteile beider Methoden stattfinden. Geht man von den Forderungen Petermanns (1989) nach den Gütekiterien für Effektivitätsindikatoren aus, entsprechen objektive Parameter mehr dem Kriterium der Objektivierbarkeit, während die subjektiven Daten eher Komplexität und subjektive Bedeutsamkeit widerspiegeln. Günstig ist deswegen, beide Methoden in die Auswertung einzubeziehen. Ist das aus den oben genannten praktischen Gründen nicht oder nur in sehr begrenztem Maße möglich, stellt die schriftliche Katamnesebefragung nur zum Teil eine effektive Alternative dar, da Korrelationen mit den objektiven Daten nicht in allen Bereichen nachgewiesen werden konnten.

6.3.3.2.3 Die Ergebnisse zum Kriterium Effekttransfer

Die Ergebnisse zum Kriterium Effekttransfer wurden bereits im Kapitel 6.3.3.1 ausführlich dargestellt. Deswegen soll an dieser Stelle nur noch einmal eine kurze Zusammenfassung unter dem Aspekt der Gegenüberstellung objektiver und subjektiver Indikatoren erfolgen.

Dabei zeigte sich, daß die Stärke des Zusammenhangs zwischen objektiven Leistungen und subjektiven Einschätzungen in erster Linie vom Meßzeitpunkt abhängig ist. Während zum Zeitpunkt der Post1-Messung, also noch im

Rahmen des Klinikaufenthalts, nur geringfügige Korrelationen zwischen beiden Maßen gefunden werden konnten, zeigten sich zur Katamneseuntersuchungen sehr starke Zusammenhänge. Erklärt wurde das mit der fehlenden Konfrontation der Patienten mit komplexen kognitiven Anforderungen im Rahmen des Klinikaufenthalts, welche eine realistische Einschätzung der eigenen kognitiven Leistungen unmöglich machten. Ebenfalls im Rahmen der Katamneseuntersuchungen konnten Zusammenhänge zwischen „weiten" Transferkriterien, wie Berufsfähigkeit und Krankheitsbewältigung, und Selbsteinschätzungen kognitiver Leistungen gefunden werden.

6.3.3.2.4 Zusammenfassung

In den vorangegangenen Kapiteln wurde der Frage nachgegangen, inwieweit objektive und subjektive Indikatoren des Effektivitätsnachweises miteinander übereinstimmen. Dazu wurden die erhobenen Evaluationskriterien nach Effektgröße-, -dauer- und -transferkriterien, sowie nach veränderungs- versus zielorientierten Indikatoren eingeteilt.

Tabelle 31 gibt noch einmal eine zusammenfassende Übersicht über die Ergebnisse dieser Gegenüberstellung.

Tab. 31: Ergebnisse der Gegenüberstellung der objektiven und subjektiven Indikatoren des Trainingserfolgs

	Effektnachweis (post1)	**Effektdauer (post3)**	**Effekttransfer**
veränderungsorientierte Messung	+	+/-	
zielorientierte Messung	+/-	++	
im Rahmen des Klinikaufenthalts			--
zum Zeitpunkt der Katamnese			++

++ Übereinstimmung zwischen objektiven und subjektiven Maßen
\+ weitgehende Übereinstimmung zwischen objektiven und subjektiven Maßen
+/- nur teilweise Übereinstimmung zwischen objektiven und subjektiven Maßen
\- weitgehendes Fehlen der Übereinstimmung zwischen objektiven und subjektiven Maßen
-- Fehlen der Übereinstimmung zwischen objektiven und subjektiven Maßen

Es ist zu sehen, daß die Größe der Übereinstimmung insbesondere abhängig ist vom Meßzeitpunkt. Während im Rahmen des Klinikaufenthalts nur wenige Übereinstimmungen zwischen objektiven und subjektiven Kriterien gefunden werden konnten, nehmen diese im Laufe der Katamneseuntersuchungen zu. Begründet werden kann das durch die besseren Möglichkeiten zur realistischen Einschätzung der eigenen kognitiven Fähigkeiten aufgrund der komplexeren Anforderungen im Alltag.

Die Konsequenzen aus diesem Ergebnis sind, daß schriftliche Katamneseuntersuchungen unter dem hier betrachteten Aspekt durchaus ein effektiver Ersatz für aufwendige objektive Messungen sein können.
Im Rahmen des Klinikaufenthalts können hingegen nur wenige Übereinstimmungen zwischen beiden Erhebungsmethoden festgestellt werden. Um also den Kriterien Objektivität und subjektive Bedeutsamkeit (Petermann, 1989) innerhalb der Evaluation entsprechen zu können, ist es notwendig, zu diesem Meßzeitpunkt beide Datenarten zu erheben. Die Wichtigkeit der subjektiven Bedeutsamkeit konnte dabei vor allem im Bereich der zielorientierten Indikatoren nachgewiesen werden, bei denen sich Diskrepanzen zwischen der persönlichen Relevanz der trainierten Bereiche und den Trainingseffekten zeigten.

Zum Abschluß des Kapitels zur Eignung der ausgewählten Evaluationskriterien soll der Frage nachgegangen werden, inwieweit der Zeitpunkt der Katamneseuntersuchung Einfluß auf die Evaluationsergebnisse hat.

6.3.3.3 Der Einfluß des Katamnesezeitpunktes auf die Evaluationsergebnisse

Zu den oben beschriebenen programm-internen Störfaktoren gehört neben der Auswahl der Zielindikatoren auch die Wahl des richtigen Katamnesezeitpunktes (Mittag & Hager, 1998). Diese stellt insofern ein schwieriges Problem dar, weil

1. die Zuschreibbarkeit der Effekte zu den Interventionen mit steigendem zeitlichem Abstand sinkt, und
2. bei zu geringem zeitlichen Abstand der Katamnese gegenüber der Intervention insbesondere „weite" Transferkriterien noch nicht in ausreichendem Maße beurteilt werden können, und somit eine Beschreibung der Stabilität der Effekte als ein wichtiges Transferkriterium nicht in zufriedenstellender Weise möglich ist.

Im folgenden sollen deswegen die Ergebnisse der ersten (nach drei Monaten) und der zweiten (nach 15 Monaten) Katamneseuntersuchung gegenübergestellt und in ihrer Veränderung beurteilt werden. Tabelle 32 gibt die Ergebnisse dieses Vergleichs wieder.

Es zeigt sich, daß keine signifikanten Unterschiede in den einzelnen Kriterien zwischen den beiden Meßzeitpunkten nachgewiesen werden können. Als unterschiedlich ist jedoch die Höhe der Korrelation zwischen den Ergebnissen beider Katamneseuntersuchungen zu bewerten.

Hohe Zusammenhänge finden sich bei den subjektiven Einschätzungen der kognitiven Leistungen, so daß man davon ausgehen kann, daß diese auch über einen längeren Zeitraum stabil bleiben.

Tab. 32: Unterschiede in den Ergebnissen der Kriterien Effektdauer und -transfer zu den zwei Katamnesezeitpunkten

		Unterschieds-test Signifikanzniveau	**Korrelationskoeffi-zient**
Fragebogen zur Einschätzung defizitärer Alltagsaufmerk-samkeitsleistungen [1 3]	Ablenkbarkeit	p = .791 n.s.	**r = .757** ***
	Ermüdung	p = .584 n.s.	**r = .731** ***
	Antriebsminderung	p = .602 n.s.	**r = .459** *
Berufsfähigkeit [2 4]		p = .097 n.s.	C = .299
Freiburger Fragebogen zur Krankheitsverarbeitung [1 3]	depressive Krank-heitsverarbeitung	p = . 562 n.s.	**r = 380** *
Befindlichkeitsfragebogen [2 4]	Gesamtwert	p = .808 n.s.	**r = 503** **

[1] t- Test für abhängige Stichproben
[2] Chi^2- Test
[3] Korrelationskoeffizient nach Pearson
[4] Kontingenzkoeffizient

Deutlich geringere Korrelationen zeigen sich hingegen bei den Kriterien Berufsfähigkeit und Krankheitsbewältigung, also bei den „weiten" Transferwirkungen. Dies läßt sich damit erklären, daß im Bereich der Berufsfähigkeit zunächst der Genesungsprozeß abgeschlossen werden muß, ehe eine endgültige Entscheidung über die weitere berufliche Zukunft fallen kann. Eine Bestätigung dieser Interpretation findet sich in den Ergebnissen der Tabellen 21a und b (S. 121), in welchen zu sehen ist, daß zum Zeitpunkt der Katamnese1 ein Großteil der Patienten bezüglich der Berufstätigkeit noch keine abgeschlossene Entscheidung getroffen hat (ca. 50% der Patienten beantworten die Frage mit „nein, aber ich habe es vor").
Auch im Bereich der Krankheitsbewältigung muß zum Zeitpunkt der Katamnese 1 zunächst einmal die Phase der Eingewöhnung, der Lebensorientierung und Anpassung an die veränderten körperlichen Gegebenheiten berücksichtigt werden, welche zu einem Anstieg der depressiven Krankheitsverarbeitung führen kann.
Zusammenfassend heißt das also, daß die Entwicklung der „weiten" Transferkriterien erst nach einer bestimmten Zeit beurteilt werden kann.

Aufgrund der fehlenden signifikanten Unterschiede in den Ergebnissen beider Meßzeitpunkte ist demnach eine spätere Katamneseuntersuchung zu bevorzugen, um die Stabilität und den Transfer des Effekts in allen Facetten betrachten zu können. Dabei sollte das Problem der Zuschreibbarkeit der Effekte zu den Interventionen möglichst gering gehalten werden, indem die Interpretation der Ergebnisse immer im Vergleich zu einer Kontrollgruppe erfolgen sollten, welche unter der Annahme der Gleichverteilung der zwischenzeitlichen Störfaktoren ausgewählt wird (z.B. Klinikpatienten ohne Training).

7 Zusammenfassung und Ausblick

Aufbauend auf der Analyse vorhandener Evaluationsstudien im neuropsychologischen Bereich konnte gezeigt werden, daß das methodische Vorgehen im Allgemeinen mit verschiedenen Problemen behaftet ist, welche eine kausalanalytische Interpretation des Interventionseffekts in vielen Fällen unmöglich machen. Da die Evaluationsforschung im Bereich der Neuropsychologie wie in allen Gebieten der angewandten Psychologie aufgrund des steigenden Bedarfs an qualitativ hochwertigen Interventionen immer mehr an Bedeutung gewinnt, ist eine Explizierung von methodischen Standards der Untersuchungsplanung und -durchführung auch unter feldexperimentellen Bedingungen notwendig. Dabei entsteht ein Dilemma zwischen methodisch wünschenswertem und praktisch realisierbarem Vorgehen.
In der vorliegenden Untersuchung sollte deswegen der Versuch unternommen werden, sich durch kontrolliertes methodisches Vorgehen einer kausalanalytischen Stringenz des Untersuchungsansatzes auch unter feldexperimentellen Bedingungen anzunähern.
Aufgrund der inhaltlichen Ähnlichkeit der Interventionsinhalte kognitiver Trainings erfolgte eine Adaptation von Evaluationssstandards aus der pädagogisch-psychologischen Interventionsforschung an neuropsychologische Belange. Durch die theoretisch herausgearbeitete Bedeutung der Generalisierung von Trainingseffekten in den Alltag der Patienten wurde das Konzept der transferorientierten Erfolgskontrolle für den dargestellten Untersuchungsbereich ausgewählt. Die Erprobung der entsprechend daraus entwickelten Evaluationsmethodik fand an einer vorhandenen Maßnahme im Bereich der stationären neuropsychologischen Rehabilitation statt.
Zur Umsetzung dieses Konzepts wurde ein quasiexperimenteller Versuchsplan im Versuchs-Kontrollgruppendesign mit vier Meßzeitpunkten aufgestellt. Die Versuchsgruppen erhielten im Rahmen einer Rehabilitationsmaßnahme ein neuropsychologisches Training mit dem Nahziel der Reduzierung kognitiver Defizite und dem Fernziel der selbständigen Bewältigung kognitiver Alltagsanforderungen.
Die Vergleichsgruppen hatten die Funktion der Trennung von Trainings-, Spontanremissions-, „Kur"- und Retesteffekten innerhalb der „Bruttowirkung" des Trainings, und dienten damit dem Ausschluß von Alternativerklärungen. Um die interne Validität der Untersuchung auch unter den feldexperimentellen Bedingungen möglichst hoch zu gestalten und so einen zumindestens bedingten Kausalschluß zur Effektivität des Trainings ziehen zu können, wurden desweiteren Selektions-, Mortalitäts- und Regressionseffekte soweit wie möglich kontrolliert.

Die Ergebnisse verdeutlichten sehr stark die Problematik der Umsetzung von methodischen Standards unter Praxisbedingungen. So konnte zunächst gezeigt werden, daß die Trennung der verschiedenen Einflußfaktoren auf den

„Bruttoeffekt" eines Trainings nur zum Teil und unter bestimmten methodischen Voraussetzungen möglich ist. Die angenommene Gleichverteilung der einzelnen Komponenten in den Untersuchungsgruppen konnte dabei nicht aufrechterhalten werden. So zeigte sich, daß die Retesteffekte in den Patientengruppen und der Gruppe Hirngesunder aufgrund der verschiedenen Populationen unterschiedlich stark ausgeprägt waren. Auch die Größe der Spontanremissionseffekte konnte in den Patientengruppen nur als gleich stark betrachtet werden, wenn eine Kontrolle des Faktors Schädigungsdauer erfolgte. „Kureffekte" traten in nur geringem Maße in der Klinikkontrollgruppe auf, und waren in erster Linie auf körperliche Veränderungen zurückzuführen.

Auf der Grundlage dieser Ergebnissen ergibt sich eine unterschiedliche Eignung der verschiedenen Vergleichsgruppen: Als Kontrollgruppe im eigentlichen Sinn kann nur die Klinikkontrollgruppe bezeichnet werden. Aufgrund der fehlenden Indikation zum Training liegen die Patienten dieser Gruppe in ihrem Leistungsniveau jedoch bereits zu Beginn des Trainings etwas höher als die zu trainierenden Patienten. Dadurch kommt es zu einer fehlenden Besetzung einzelner relevanter Untergruppen. Die Wartegruppe kann deswegen bei Kontrolle des Faktors Schädigungsdauer als ergänzende Vergleichsgruppe herangezogen werden. Die Referenzgruppe Hirngesunder eignet sich aufgrund der unterschiedlich starken Retesteffekte nur zur Feststellung des Zielerreichungsgrads.

Zur Eignung der ausgewählten Evaluationsmaße zur Messung des Effekttransfers ist zu sagen, daß die vorhandenen Möglichkeiten mit erheblichen methodischen Mängeln behaftet sind. Diese liegen in Problemen der Subjektivität der Einschätzungen in Verbindung mit der mangelnden Fähigkeit zur realistischen Beurteilung kognitiver Fähigkeiten bei fehlender Alltagskonfrontation, sowie in Problemen der Zuschreibbarkeit von Katamnesedaten zu Trainingseffekten. Als wünschenswertes Instrumentarium zur Messung kognitiver Alltagsfähigkeiten erwiesen sich deshalb Alltagssimulationstests, da diese objektive Daten liefern und bereits im Rahmen des Klinikaufenthalts eingesetzt werden können. Eine prognostische Validität des hier eingesetzten RBMT konnte jedoch nicht nachgewiesen werden. Auf den Ergebnissen dieser Untersuchung aufbauend wurde deswegen ein Alltagssimulationstest entwickelt, welcher unter der Voraussetzung der Replikation der Ergebnisse der Pilotstudie als Alternative zu den vorhandenen Möglichkeiten betrachtet werden kann.

Die Überprüfung der Übereinstimmung objektiver und subjektiver Daten erbrachte eine Abhängigkeit vom Meßzeitpunkt. Hier zeigte sich wiederum, daß es im Rahmen eines Klinikaufenthalts zu unterschiedlichen Ergebnissen bei objektiven und subjektiven Erhebungsmethoden kommt. Damit ist eine Ersetzbarkeit der einen durch die andere Datenart, wie sie zum Teil im Rahmen von Katamneseuntersuchungen möglich ist, nicht denkbar. Gerade im Bereich der zielorientierten Indikatoren konnte die Notwendigkeit des Einbezugs subjektiver Daten unter dem Aspekt der subjektiven Bedeutsamkeit unterstrichen werden.

Die Untersuchung des Einflusses des Katamnesezeitpunkts auf die Ergebnisse erbrachte keine signifikanten Unterschiede. Da aber z.B. bei der Berufsfähigkeit länger andauernde Entwicklungen zu verzeichnen sind, ist ein späterer Katamnesezeitpunkt zu bevorzugen. Dabei ist das Problem der Zuschreibbarkeit der Ergebnisse zu den Interventionen mit Hilfe einer geeigneten Kontrollgruppe möglichst gering zu halten.

Zusammenfassend ist zu sagen, daß in der vorliegenden Untersuchung eine Vielzahl von methodischen Schwierigkeiten aufgezeigt werden konnten, die die Validität von Evaluationsstudien im neuropsychologischen Bereich in Frage stellen. Als das schwerwiegendste Problem erwies sich dabei die Bildung homogener Untersuchungsgruppen. Da eine randomisierte Vorgehensweise zur Kontrolle der Vielzahl von Kovariablen unter Praxisbedingungen nicht möglich war, wurde versucht, diese post hoc zu kontrollieren. Abgesehen von der Tatsache, daß dies nicht für alle bekannten und unbekannten Einflußfaktoren gewährleistet werden konnte, stellt sich das weitere Problem, daß die durch die Aufteilung entstandenen Untergruppen oftmals nicht mehr die erforderliche Stichprobengröße für die zufallskritische Absicherung des Effekts aufwiesen. Damit war in vielen Fällen nur eine deskriptive Beschreibung der Ergebnisse möglich. Einen Ausweg aus diesem Problem bietet die Möglichkeit der Sammlung von Kontrollgruppendaten über einen längeren Zeitraum. Ist dann ein entsprechend großer Datenpool vorhanden, ist eine parallelisierte Auswahl von trainierten Patienten, welche leichter zu erreichen sind, möglich.

Ein weiteres Problem stellt die Auswahl einer geeigneten Kontrollgruppe dar. Die hier verwendeten Vergleichsgruppen unterschieden sich in mehr Faktoren von den Untersuchungsgruppen als dem fehlenden Training. Damit eröffnet sich auch hier eine Quelle für Alternativerklärungen. Eine untrainierte Patientengruppe, der das Training vorenthalten wird, kommt aus ethischen Gründen nicht in Frage. Einen Kompromiß stellen deswegen die Klinikpatienten ohne Training dar, da sie den Anforderungen an eine wirkliche Kontrollgruppe am nächsten kommen. Sie unterscheiden sich von den trainierten Patienten durch ihre fehlende Indikation vom Training auch in der Schwere der Schädigung. Um daraus entstehende methodische Schwierigkeiten zu umgehen, wurden in der vorliegenden Untersuchung zum einen alle untersuchten Gruppen nach dem Ausgangswert homogenisiert, und zum anderen nicht besetzte Untergruppen durch Patienten der Wartegruppe „ersetzt". Diese letztgenannte Möglichkeit spricht für die Einbeziehung von zwei Vergleichsgruppen in die Evaluationsuntersuchung.

Betrachtet man die Ergebnisse der vorliegenden Arbeit, stellt sich die Frage, ob bei der Vielzahl von auftretenden Problemen eine annähernde Identifizierung des „Nettoeffekts" unter feldexperimentellen Bedingungen überhaupt möglich ist.
Eine zweifelsfreie, kausalanalytische Interpretation des Ergebnisses wird es im Rahmen einer quasiexperimentellen Studie sicherlich nie geben können. Selbst bei der Umsetzung experimenteller Untersuchungsanordnungen wird diese Möglichkeit von verschiedenen Autoren angezweifelt (z.B.. Müller, 1987; Brandstädter, 1990). Gerade diese Schwierigkeit unterstreicht aber die Notwendigkeit kontrollierten methodischen Vorgehens, will man auf systematische Wirkungsanalysen nicht vollständig verzichten. Trotz aller Schwierigkeiten kann sich so dem idealiten methodischen Evaluationsvorgehen angenähert werden, so das Interpretationen zur Effektivität von Interventionen auch unter Praxisbedingungen in einem gewissen Rahmen möglich sind.

Nach Ansicht der Autorin stellt sich der gewählte quasiexperimentelle Ansatz dabei unter der Voraussetzung der Beachtung verschiedener methodischer Forderungen als eine Alternative für die Evaluation im angezielten Bereich dar. Diese Forderungen sollen in den folgenden Punkten noch einmal zusammengefaßt werden:

1. Beim Einsatz eines quasiexperimentellen Designs zur Überprüfung der Effektivität eines Programms sind folgende Kontrollmechanismen von die interne Validität gefährdenden Faktoren zu berücksichtigen:
   - Auswahl geeigneter Vergleichsgruppen (Klinikpatienten ohne Training, Wartegruppe) zur Kontrolle von Reifungs- und Testwiederholungseffekten, sowie zwischenzeitlichen Geschehens
   - Da sich die Rekrutierung der Vergleichspatienten unter praktischen Gesichtspunkten als schwierig erwies, ist eine Sammlung von Daten dieser Gruppen über einen längeren Zeitraum empfehlenswert. Damit können viele Probleme, wie sie in der vorliegenden Untersuchung durch zu geringe Stichprobengrößen auftraten, umgangen werden.
   - Homogenisierung der Ausgangswerte zur Kontrolle von Ausgangswerteffekten (Dabei erwies sich in der vorliegenden Untersuchung die Einteilung der Patienten in durchschnittliche, unter- und überdurchschnittliche Probanden zur differenzierten Beschreibung der Effekte als günstig. Die Homogenisierung der Ausgangswerte erfolgte dabei über die Strategie der sekundären Maßzahlselektion.)
   - Homogenisierung der Untersuchungsgruppen bezüglich wichtiger prognostischer Faktoren (z.B. Schädigungsdauer) zur Vermeidung von Auswahlverzerrungen
   - Verwendung unterschiedlicher Auswertungsstrategien (gruppen- und einzelfallanalytisches Vorgehen) zur Aufdeckung von Widersprüchen in den Einzelergebnissen

- Auswahl geeigneter Meßzeitpunkte (Katamnese) und Evaluationskriterien (objektive versus subjektive/ veränderungs- versus zielorientierte Indikatoren), die eine adäquate Abbildung des Untersuchungsgegenstandes gewährleisten.

2. Um eine Verallgemeinerung der Ergebnisse gewährleisten zu können, müssen ebenfalls die Faktoren der externen Validität Berücksichtigung finden. Dazu ist es notwendig Kriterien zu finden, welche den als Ziel vieler Trainingsansätze formulierten Transfer der Trainingseffekte in den Alltag des Patienten zu erfassen vermögen.
   In der vorliegenden Untersuchung wurden diese Möglichkeiten exemplarisch untersucht und bewertet. Dabei konnte gezeigt werden, daß die vorhandenen Möglichkeiten mit unterschiedlichen Vor- und Nachteilen behaftet waren. Als der günstigste methodische Zugang erwies sich der Alltagssimulationstest, da dieser zum einen objektivierbare Daten liefert und zum anderen nicht katamnestisch eingesetzt werden muß. Damit wird das Problem der Zuschreibbarkeit der Effekte zu den Interventionen verringert.

Diese methodischen Forderungen an Evaluationsstudien im stationären neuropsychologischen Bereich bilden in ihrer Gesamtheit den in der folgenden Abbildung 18 dargestellten Algorithmus zur Planung und Durchführung von Untersuchungen unter Praxisbedingungen. Dieser Algorithmus bildet die Grundlage für ein kontrolliertes methodisches Vorgehen, welches eine bedingte Interpretation der Effektivität eines Interventionseffekts ermöglicht.

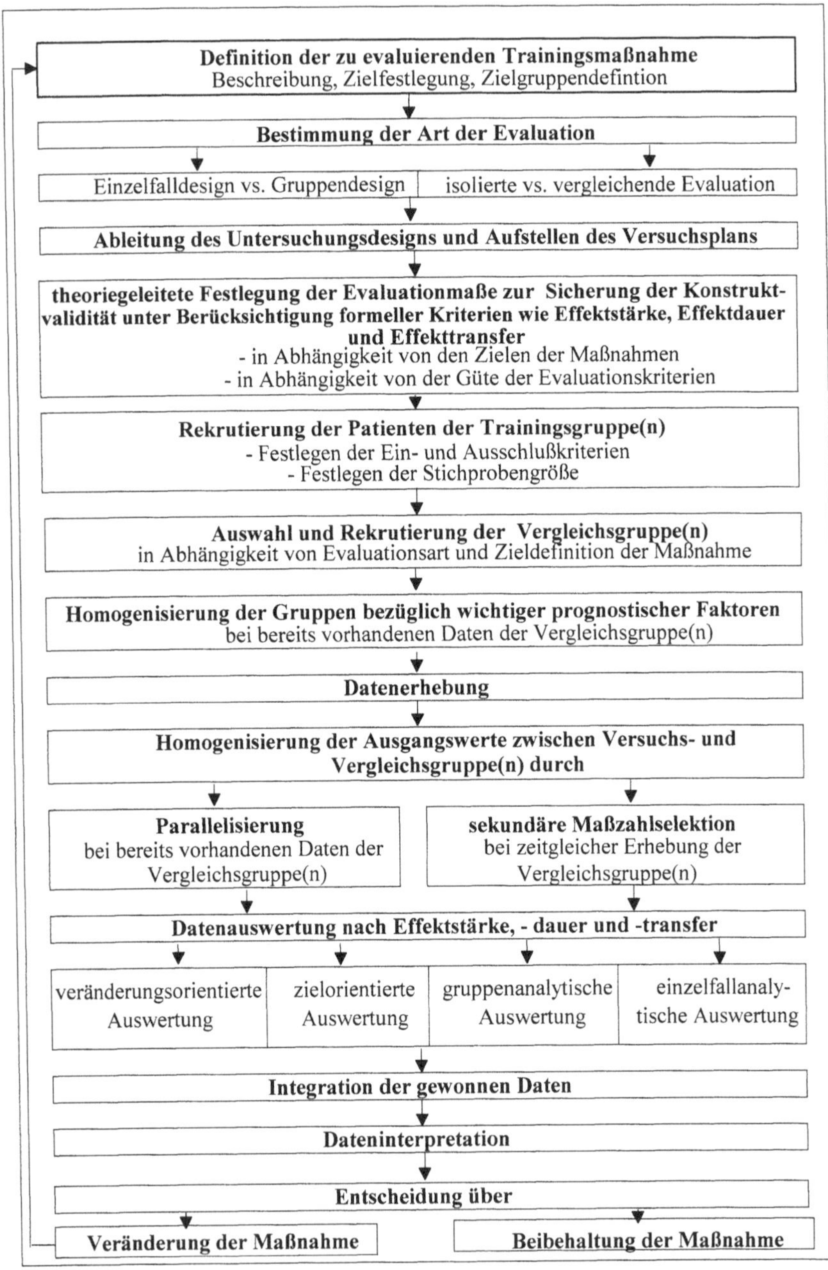

Abb. 18: Algorithmus zur Planung und Durchführung von Evaluationsstudien im stationären neuropsychologischen Bereich

10 Literaturverzeichnis

Abele, A. (1995). *Stimmung und Leistung.* Weinheim: Juventa

Abels, D. (1974). *Der Konzentrations-Verlaufs-Test (KVT).* Göttingen: Hogrefe

Adamovich, B., Henderson, J. & Auerbach, S. (1988). *Cognitive Rehabilitation of Closed Head Injured Patients: A Dynamic Approach.* London: Taylor & Francis

Anastasi, A. (1981). Coaching, Test Sophistication, and Developed Abilities. *American Psychologist, 36, 10,* 1086- 1093

Arnold, R. (1992). *Explorative Studie zur Erfolgskontrolle betrieblicher Weiterbildung.* Gutachten im Auftrag der Arbeitsgemeinschaft Betriebliche Weiterbildungsforschung e.V. Bochum

Bach-y-Rita, P. & Wicab Bach-y-Rita, E. (1990). Biological and psychosocial considerations in recovery from brain damage. In: v. Steinbüchel, N., v. Cramon, D. Y. & Pöppel, E. (Eds.). *Neuropsychological rehabilitation,* (pp. 36-40). Berlin: Springer

Bäumler, G. (1985). *Farb-Wort-Interferenztest nach J.R..Stroop.* Göttingen: Hogrefe

Beck, M. (Hrsg.) (1998). *Evaluation als Maßnahme der Qualitätssicherung. Pädagogisch-psychologische Interventionen auf dem Prüfstand.* Tübingen: DGVT- Verlag

Belmont, J.M. & Butterfield, E.C. (1977). The instructional approach to developmental cognitive research. In: Kail, R. & Hagen, J. (Eds.) *Perspectives on the development of memory and cognition,* (pp. 437-481). Hillsdale, N. J.: Erlbaum

Ben-Yishay, Y. & Diller, L. (1983). Cognitive remediation. In: Rosenthal, M., Griffith, E., Bond, M. & Miller, D. (Eds.). *Rehabilitation of the head injured adult,* (pp. 367- 380). Philadelphia: Davis

Ben-Yishay, Y., Piasetsky, E. & Rattlok, J. (1987). A systematic method for ameliorating disorders in basic attention. In Meier, M., Benton, A. & Diller, L. (Eds.). *Neuropsychological Rehabilitation,* (pp. 165-181). Edinburgh: Churchill Livingstone

Bergmann, B. (1996). Lernen im Prozeß der Arbeit. In Arbeitsgemeinschaft Betriebliche Weiterbildungsforschung e.V. (Hrsg.): *Kompetenzentwicklung `96: Strukturwandel und Trends,* (S. 153-262). Münster: Waxmann

Bergmann, B. (1999). *Training für den Arbeitsprozeß. Entwicklung und Evaluation aufgaben- und zielgruppenspezifischer Trainingsprogramme.* Zürich: vdf

Bergmann, B. & Zehrt, P. (1998). Transferunterstützung als Ziel von Trainingsmaßnahmen für Instandhalter. In Pahl, J. P. (Hrsg.). *Instandhaltung, Arbeit-Technik-Bildung,* (S. 43- 63). Seelze-Velber: Kallmeyer` sche Verlagsbuchhandlung

Bochmann, E. (1998). Evaluation in der Neuropsychologie. In: Kasten, E., Schmid, G. & Eder, R. (Hrsg.). *Effektive neuropsychologische Behandlungsmethoden*, (S. 11-38). Bonn: Deutscher Psychologen Verlag

Bochmann, E. (1999). Entwicklung und Validierung eines Alltagssimulationstests kognitiver Fähigkeiten. Ergebnisse einer Pilotstudie. *Forschungsberichte aus dem Institut für Allgemeine Psychologie und Methoden der Psychologie der TU Dresden,* Bd.71

Bochmann, E., Kunz, G. & Uhlemann, K. (1996). Evaluation unspezifischer Trainingsmaßnahmen in der neuropsychologischen Rehabilitation. Erste Ergebnisse. *Forschungsberichte aus dem Institut für Allgemeine Psychologie und Methoden der Psychologie der TU Dresden*, Bd. 30

Bortz, J. (1984). *Lehrbuch der empirischen Forschung für Sozialwissenschaftler.* Berlin, Heidelberg, New York, Tokyo: Springer

Bortz, J. & Döring, N. (1995). *Forschungsmethoden und Evaluation.* Berlin: Springer

Brandstädter, J. (1990). Evaluationsforschung: Probleme der wissenschaftlichen Bewertung von Interventions- und Reformprojekten. *Zeitschrift für Pädagogische Psychologie, 4,* 215-227

Brickenkamp, R. (1978). *Test d2-Aufmerksamkeits-Belastungs-Test.* Göttingen: Hogrefe

Bulla-Hellwig, M. (1996). Neuropsychologische Rehabilitation: Lohnt sich der Aufwand? *Report Psychologie, 21,* 800-808

Carter, L., Languirand, J. & Berard, M. (1980). Cognitive Skill Remediation in Stroke and Non- Stroke Elderly. *Clinical Neuropsychology, 2 (3),* 109-113

Campbell, D.T. (1963). From description to experimentation: Interpreting trends as quasi-experiments. In: Harris, C.W. (Ed.). *Problems in measuring change.* Madison: University of Wisconsin Press

Campbell, D.T. & Stanley, J.C. (1966). *Experimental and quasiexperimental designs for research.* Chicago: Rand McNally

Caprez, G. (1984). *Neuropsychologische Therapie nach Hirnschädigungen.* Rehabilitation und Prävention, 17. Berlin, Heidelberg, New York: Springer

Cohen, J. (1988). *Statistical power analysis for the behavioral sciences.* Hillsdale, New Yessey: LEA

v. Cramon, D.Y. & Zihl, J. (1988). *Neuropsychologische Rehabilitation.* Berlin, Heidelberg, New York: Springer

v. Cramon, D.Y., Mai, N. & Ziegler, W. (1995). *Neuropsychologische Diagnostik.* Berlin, Heidelberg, New York: Springer

Cronbach, L.J., Ambron, S.R. , Dornbusch, S.M., Hess, R.D., Hornik, R.C., Phillips, D.C. Walker, D.F. & Weiner, S.S. (1980). *Toward reform of programm evaluation.* San Fransisco: Jossey- Bass

Denzler, P. (1991). Die Multifunktionalität des Gehirns ausnutzen. Neuropsychologische Rehabilitation- Ist durch Training eine Steigerung der Hirnleistungsfunktionen zu erreichen? *Psycho 17 (6),* 397- 407

Derryberry, D. & Tucker, D.M. (1992). Neural mechanisms of emotion. *Journal of Consulting and Clinical psychology, 60(3),* 329- 338

Diller, L. & Gordon, W.A. (1981). Interventions of cognitive deficits in brain-injured adults. *Journal of Consulting and Clinical Psychology, 49,* 822-834

Dörner, D., Kreuzig, H.W., Reither, F. & Stäudel, T. (1983). *Lohhausen. Vom Umgang mit Unbestimmtheit und Komplexität.* Bern: Huber

Eakin, P. (1989a). Assesments of activities of daily living: A critical review. *British Journal of Occupational Therapy, 52 (2),* 11- 14

Eakin, P. (1989b). Problems with assesment of activities of daily living. *British Journal of Occupational Therapy, 52 (2),* 50-54

Ellis, H.C. & Ashbrook, P.W. (1988). Ressource allocation model of the effects of depressed mood states on memory. In Fiedler, K. & Forgas, J. (Eds.). *Affect, Cognition and Social Behavior,* (pp. 25- 43). Toronto: Hogrefe

Fischer, B. & Lehrl, S. (1983). *Gehirnjogging: Biologische und informationspsychologische Grundlagen des zerebralen Jogging.* Tübingen: Narr

Frey, S. & Frenz, H.G. (1982). Experiment und Quasiexperiment im Feld. In: Patry, J.-L (Hrsg.). *Feldforschung. Methoden und Probleme sozialwissenschaftlicher Forschung unter natürlichen Bedingungen,* (S.229-258). Bern, Stuttgart, Wien: Verlag Hans Huber

Friedl-Francesconi, H. & Binder, H. (1996). Kognitives Funktionstraining in der neurologischen Rehabilitation von Schädel-Hirntraumen. *Zeitschrift für Experimentelle Psychologie, Band XLIII, Heft 1,* 1-21

Glisky, E.L. & Schacter, D.L. (1987). Acquisition of domain- specific knowledge in organic amnesia: training for computer- related work. *Neuropsychologia, 25,* 893-906

Götz, K. (1993). *Zur Evaluierung beruflicher Weiterbildung. Band I.* Weinheim: Deutscher Studien Verlag

Goldstein, F. & Levin, H. (1987). Disorders of reasing and problem-solving ability. In: Meier, M., Benton, A., Diller, L. (Eds.). *Neuropsychological rehabilitation,* (pp. 327-354). Edinburgh: Churchill Livingstone

Grawe, K. (1976). *Differentielle Psychotherapie I.* Arbeiten zur Theorie und Praxis der Rehabilitation in Medizin, Psychologie und Sonderpädagogik 11. Bern: Hans Huber

Grawe, K. (1994). *Psychotherapie im Wandel.* Göttingen: Hogrefe

Grimm, C. (1983). *Die neuropsychologische Therapie hirngeschädigter Erwachsener.* Dissertation, Universität Zürich

Grube- Unglaub, S. & Funke, J. (1995). Der Script Monitoring Test. In: Funke, J. & Fritz, A.(Hrsg.). *Neue Konzepte und Instrumente zur Planungsdiagnostik,* (S. 141-152). Bonn: Deutscher Psychologen Verlag

Hager, W. (Hrsg.) (1995.) *Programme zur Förderung des Denkens bei Kindern. Konstruktion, Evaluation und Metaevaluation.* Göttingen: Hogrefe

Hager, W. (1998). Vergleichsgruppen bei der Evaluation von Förderprogrammen. In: Beck, M. (1998). *Evaluation als Maßnahme der Qualitätssicherung. Pädagogisch-psychologische Interventionen auf dem Prüfstand.* (S. 41-72). Tübingen: DGVT- Verlag

Hager, W. & Hasselhorn, M. (1995a). Zuwendung als Faktor der Wirksamkeit kognitiver Trainings. *Zeitschrift für Pädagogische Psychologie, 9,* 163-179

Hager, W. & Hasselhorn, M. (1995b). Konzeption und Evaluation von Programmen zur kognitiven Förderung: theoretische Überlegungen. In Hager, W. (Hrsg.). *Programme zur Förderung des Denkens bei Kindern. Konstruktion, Evaluation und Metaevaluation.,* (S. 41-58). Göttingen: Hogrefe

Hasselhorn, M. (1995). Kognitive Trainings: Grundlagen, Begrifflichkeiten, Desiderate. In Hager, W. (Hrsg.). *Programme zur Förderung des Denkens bei Kindern. Konstruktion, Evaluation und Metaevaluation.* (S. 14-40). Göttingen: Hogrefe

Hasselhorn, M. & Hager, W. (1996). Kognitives Training. *Forschungsberichte aus dem Institut für Pädagogische Psychologie und Entwicklungspsychologie der TU Dresden,* Bd. 08

Hasselhorn, M. & Hager, W. (1998). Kognitives Training. In: Rost, D.H. (Hrsg.). *Handwörterbuch Pädagogische Psychologie.* Weinheim: PVU

Hermann, D. J. & Neisser, U. (1978). An inventory of everyday memory experiences. In: Gruneberg, M. M., Morris, P. E., Sykes, R. N. (Eds.). *Practical Aspects of Memory,* (pp. 35- 51). London: Academic Press

Hilgard, E. R. (1980). The trilogy of mind: Cognition, affection and conation. *Journal of the History of the Behavioral Sciences, 16,* 107-117

Hömberg, V. & Wist, E. R. (1989). Computergestützte Therapie von Merk- und Konzentrationsstörungen. In Kuratorium ZNS (Hrsg.): *3. Symposium „Computer helfen heilen". Computergestützte Neuropsychologische Diagnostik und Therapie,* (S. 75- 80). Bonn: Kuratorium ZNS

Holzapfel, H. (1990). *Lerntheoretisch orientiertes Hirnleistungstraining: Grundlagen-Programmentwicklung-Manual.* Dortmund: borgmann

Horn, W. (1983). *Leistungsprüfsystem L- P- S.* Göttingen: Hogrefe

Hübner, S. & Hager, W. (1998). Einige Vorschläge zur Qualitätssicherung bei der Anwendung von Förderprogrammen in der Praxis. In: Beck, M. (1998). *Evaluation als Maßnahme der Qualitätssicherung. Pädagogisch-psychologische Interventionen auf dem Prüfstand.* (S. 73-84). Tübingen: DGVT- Verlag

Huber, H. P. (1973). *Psychometrische Einzelfalldiagnostik.* Weinheim: Beltz

Jacobi, P. (Hrsg.) (1989). *Psychologie in der Neurologie.* Berlin: Springer

Jäger, R. S. & Scheurer, H. (1988). Prozeßdiagnostik. In Jäger, R. S. (Hrsg.). *Psychologische Diagnostik-Ein Lehrbuch,* (S. 157-162). München-Weinheim: PVU

Kaschel, R. (1994). *Neuropsychologische Rehabilitation von Gedächtnisleistungen.* Weinheim: Beltz

Kasten, E., Schmid, G. & Eder, R. (Hrsg.) (1998). *Effektive neuropsychologische Behandlungsmethoden.* Bonn: Deutscher Psychologen Verlag

Kasten, E., Poggel, D. A., Gothe, J., Müller- Oehring, E. & Sabel, B. A. (1999). Ambulante neuropsychologische Therapie von Patienten mit Hirnschäden. *Report Psychologie, 3,* 194 -216

Keller, B. (1996). *Rekonstruktion von Vergangenheit: Vom Umgang mit der „Kriegsgeneration" mit Lebenserinnerungen.* Opladen: Westdeutscher Verlag

Keller, M. (1995). *Die Effektivität neuropsychologischer Rehabilitation nach rechtshemisphärischen Schlaganfall.* Unveröffentlichte Dissertation, Universität Zürich

Kern, H. (1997). *Einzelfallforschung.* Weinheim: Beltz

Kirkpatrick, D.L. (1959). Techniques for Evaluating Training Problems. *Journal of the American society of Training Directors,* 3-26

Kirkpatrick, D.L. (1967). Evaluation of training. In Craig, R.S. & Bittel, D.R. (Eds.). *Training and Development Handbook.* New York: AS TD/ Mc Graw Hill

Kirkpatrick, D.L. (1976). Evaluation of training. In Craig, R.S. & Bittel, D.R. (Eds.). *Training and Development Handbook.* New York: AS TD/ Mc Graw Hill

Klauer, K. J. (1989). *Denktraining für Kinder I. Ein Programm zur intellektuellen Förderung.* Göttingen: Hogrefe

Klauer, K. J. (1993). *Kognitives Training.* Göttingen: Hogrefe

Kolb, B. & Wishaw, I. Q. (1993). *Neuropsychologie.* Heidelberg: Spektrum

Korte, J. (1995). *Weisse Handschuhe. Wie das Gedächtnis Lebensgeschichte schreibt.* München: Ceve Hauser Verlag

Kuiken, D. (1991). *Mood and memory.* Newbury Park, London, New Dehli: Sage Publications

Kunz, G. (1995). *Evaluierung eines unspezifischen Aufmerksamkeitstrainings am Computer bei Patienten mit einer erworbenen Hirnschädigung.* Diplomarbeit. TU Dresden

Lamberti, G. (1987). Neuropsychologie- Tätigkeitsfelder in Forschung und Praxis. In: Romkopf, G., Fröhlich, W., Lindner, I. (Hrsg.). *Forschung und Praxis im Dialog. Bericht über den 14. Kongreß für Angewandte Psychologie,* (S. 124- 128). Bonn: Deutscher Psychologen Verlag

Lander, H.-J. (1987). Die Abschätzung von Interventionseffekten mittels Prä-Posttest- Analyse. *Psychologie Praxis, 3,* 253-264

Lander, H.-J. (1990). Die Abschätzung von Interventionseffekten mittels einer linearen Prä-Posttest-Analyse. *Zeitschrift für Psychologie, 198 (2),* 247-264

Lehrl, S. (1989). *Mehrfachwahl-Wortschatz-Intelligenztest MWT-B.* Erlangen: Perimed-Straube

Lehrl, S. Fischer, B., Eisenhauer, W. & Abraham, H. (1983). Gehirn- Jogging. *Fortschritte der Medizin, 26,* 1217-1218

Lehrl, S., Fischer, B. & Lehrl, M. (1990). *GeJo- Leitfaden. Ein Überblick über Gehirn- Jogging. Grundlagen und Anwendungen.* Ebersberg: VLESS

Lienert, G. A. (1955). Kleingruppenversuchspläne als Präzisionsmittel im psychologischen Experiment. *Zeitschrift für Psychologie, 158,* 121-147

Lübbers, T., Schöttke, H., Wiedl, K. H. & Ackermann, B. (1993). Erfassung von Alltagsaktivitäten mittels ADL-, IADL- Skalen bei Patienten mit unilateralem, zerebralem Insult. Osnabrück: *Psychologische Forschungsrichte aus dem Fachbereich 8 der Universität Osnabrück,* Nr. 91

Luria, A.R. (1970). *Die höheren kortikalen Funktionen des Menschen und ihre Störungen bei örtlichen Hirnschädigungen.* Berlin: Deutscher Verlag der Wissenschaften

Luria, A.R. (1973). The frontal lobes and the regulation of behavior. In: Pribram, K. H. & Luria, A. R. (Eds.). *Psychophysiology of the frontal lobes.* (pp. 3-26). New York: Academic Press

Malec, J., Rao, N., Jones, R. & Stubbs, K. (1984). Video game practice effects on sustained attention in patients with craniocerebral trauma. *Cognitive Rehabilitation,* 2, 18-23

Malec, J.F., Smigielki, J.S., DePompolo, R.W. & Thompson, J.M. (1993). Outcome evaluation and prediction in a comprehensive- integrated post-acute outpatient brain injury rehabilitation programme. *Brain Injury 7 (1),* 15-29

Mittag, W. & Hager, W. (1998). Entwurf eines integrativen Konzeptes zur Evaluation pädagogisch-psychologischer Interventionen. In: Beck, M. (1998). *Evaluation als Maßnahme der Qualitätssicherung. Pädagogisch-psychologische Interventionen auf dem Prüfstand.* (S. 13-40). Tübingen: DGVT- Verlag

Müller, G.F. (1987). Dilemmata psychologischer Evaluationsforschung. *Psychologische Rundschau, 38,* 204- 212

Muthny, F.A. (1989). *Freiburger Fragebogen zur Krankheitsverarbeitung.* Weinheim: Beltz Test

Naumann, K. (1997). *Therapieevaluation von neuropsychologischen Hirnleistungstrainings unter Berücksichtigung der Aspekte: Stimmung und Klinikeffekte.* Diplomarbeit. TU Dresden

Ochsner, M. (1975). *Der Lerntransfer bei der Ausbildung von Führungskräften am Beispiel der Schulung in Wertanalyse.* St. Gallen: Hochschule St. Gallen

Olbrich, E. & Diegritz, U. (1995). Das Zusammenwirken von personen- und Umweltfaktoren im Alltag: Eine kritische Diskussion von Aktivitäten des täglichen Lebens und instrumenteller Aktivitäten des täglichen Lebens. *Zeitschrift für Gerontopsychologie und -psychiatrie, 8, Heft 4,* 199-212

Orgaß, B. (1990). Irrtumswahrscheinlichkeiten zur Beurteilung von Retest-Differenzen in gebräuchlichen Tests. *Zeitschrift für Neuropsychologie,1,* 57-66

Oswald, W. & Fleischmann, U. (1986). *Das Nürnberger Altersinventar.* Nürnberg: Universität Erlangen- Nürnberg

Perrez, M., Huber, G. L. & Geißler, A. (1993). Psychologie in der pädagogischen Interaktion. In: Weidenmann, B., Krapp, A., Hofer, G. L. & Mandl, H. (Hrsg.). *Pädagogische Psychologie,* (S. 361-445). Weinheim: PVU

Petermann, F. (1978). *Veränderungsmessung.* Stuttgart, Berlin, Köln, Mainz: Kohlhammer

Petermann, F. (1989). *Einzelfallanalyse.* München, Wien: Oldenbourg Verlag

Poeck, K. (1989). *Klinische Neuropsychologie.* Stuttgart: Thieme Verlag

Poeck, K. (1992). *Neurologie.* Berlin: Springer

Pöppel, E. & v. Steinbüchel, N. (1990). Neuropsychological Rehabilitation from a Theoretical Point of View. In: v. Steinbüchel, N., v. Cramon, D. Y. & Pöppel, E. (Eds.). *Neuropsychological Rehabilitation,* (pp. 3-19). Berlin: Springer

Pöppel, E. & v. Steinbüchel, N. (1992). Neuropsycholgische Rehabilitation aus theoretischer Sicht. *Zeitschrift für Medizinische Psychologie, 1,* 22-20

Pössl, J. (1996). *Problembereiche bei der psychologischen Betreuung hirngeschädigter Patienten.* Frankfurt a. M.: Peter Lang

Ponsford, J. & Kinsella, G. (1988). Evaluation of a remedial programme for attentional deficits following closed-head injury. *Journal of Clinical and Experimental Neuropsychology, 10 (6),* 693-708

Poser, U. (1987). Therapie in der Neuropsychologie. In: Romkopf, G., Fröhlich, W., Lindner, I. (Hrsg.). *Forschung und Praxis im Dialog. Bericht über den 14. Kongreß für Angewandte Psychologie,* (S. 144- 148). Bonn: Deutscher Psychologen Verlag

Poser, U., Kohler, J., Sedlmeier, P. & Strätz, A. (1992). Evaluierung eines neuropsychologischen Funktionstrainings bei Patienten mit kognitiver Verlangsamung nach Schädelhirntraumen. *Zeitschrift für Neuropsychologie 1 (1),* 3-24

Prosiegel, M. (1991). *Neuropsychologische Störungen und ihre Rehabilitation.* München: Pflaum Verlag

Rossi, P.H. & Freeman, H.E. (1993). *Evaluation. A systematic approach.* Newbury Park, CA: Sage

Sauter, F.C. (1993). *Suggestopädische Elemente in universitären Lehrveranstaltungen und ihre Auswirkungen auf die psychische Befindlichkeit von Studierenden.* Institut für Psychologie der Universität Würzburg. Lehrstuhl für Psychologie IV

Schöttke, H. (1997). Rehabilitation von Aufmerksamkeitsstörungen nach einem Schlaganfall- Effektivität eines verhaltensmedizinisch neuropsychologischen Aufmerksamkeitstrainings. *Verhaltenstherapie, 7 (1),* 21-33

Schöttke, H., Lander, H.J. , Huth, M. (1997). Effektivität eines verhaltensmedizinisch neuropsychologischen Aufmerksamkeitstrainings für Schlaganfallpatienten: Eine Prä-Posttest-Analyse. *Zeitschrift für Medizinische Psychologie, 6 (3- 4),* 140-152

Schöttke, H., Lübbers, T. , Ackermann, B. & Wiedl, K.H. (1995). Kurztraining visuo-kognitiver Funktionen und Vorhersage von Beeinträchtigungen des alltäglichen Lebens nach einem Schlaganfall. *Zeitschrift für Neuropsychologie, 6 (1),* 15-28

Schöttke, H. & Wiedl, K. H. (1993). Neuropsychologisches Aufmerksamkeitstraining in der Rehabilitation von Hirnorganikern. In: Klauer, K.J. (Hrsg.). *Kognitives Training,* (S. 273-289). Göttingen: Hogrefe

Schulte, D. (1993). Wie soll Therapieerfolg gemessen werden? *Zeitschrift für Klinische Psychologie. Band XXII, Heft 4,* 374-393

Schweizer, V. (1989). *Neurotraining. Therapeutische Arbeit mit hirngeschädigten Erwachsenen im kognitiven Bereich.* Rehabilitation und Prävention 23. Berlin: Springer

Sivak, M., Hill, C., Henson, D., Butler, B., Silber, S. & Olson, P. (1984). Improved Driving Performance Following Perceptual Training in Persons with Brain Damage. *Archives of Physical and Medical Rehabilitation, 65,* 163-167

Sohlberg, M. & Mateer, C. (1987). Effectiveness of an attention-training Programm. *Journal of Clinical and Experimental Neuropsychology, 9 (2),* 117-130

Sohlberg, M. & Mateer, C. (1989). *Introduction to cognitive rehabilitation: Theory and Practice.* New York: Guilford Press

Stein, D.G. (1990). Discussion: Environmental and Experimentals Factors Play a Key Role in Determining the Outcome of Injury to the Central Nervous System. In : v. Steinbüchel, N., v. Cramon, D. Y. & Pöppel, E. (Eds.). *Neuropsychological Rehabilitation,* (pp. 41- 50). Berlin: Springer

v. Steinbüchel, N., v. Cramon, D.Y. & Pöppel, E. (Eds.). *Neuropsychological rehabilitation.* Berlin: Springer

Sternberg, R.J., Wagner, R.K., Williams, W.M. & Horvath, J.A. (1995). Testing common sense. *American Psychologist, 50, 11,* 912-927

Sturm, W. (1989). Neuropsychologische Diagnose und Therapie hirnschädigungsbedingter Aufmerksamkeitsstörungen. In: Jacobi, P. (Hrsg.). *Psychologie in der Neurologie,* (S. 89-114). Berlin: Springer

Sturm, W. (1990). Neuropsychologische Therapie von hirnschädigungsbedingten Aufmerksamkeitsstörungen. *Zeitschrift für Neuropsychologie, 1,* 23-31

Sturm, W., Dahmen, W., Hartje, W. & Willmes, K. (1983). Ergebnisse zur Verbesserung eines Trainingsprogramms zur Verbesserung der visuellen Auffassungsschnelligkeit und Konzentrationsfähigkeit bei Hirngeschädigten. *Archiv für Psychiatrie und Nervenkrankheiten,* 223, 9-22

Sturm, W., Hartje, W., Orgaß, B. & Willmes, K. (1994). Effektivität eines computergestützten Trainings von vier Aufmerksamkeitsfunktionen. *Zeitschrift für Neurpsychologie 5 (1),* 15-28

Todorow, S., Oldenkott, P., Poremba, M. & Petersen, D. (1992). *Praktische Hirntraumatologie.* Köln: Deutscher Ärzte Verlag

Uhlemann, K. (1995). *Evaluation eines Konzentrations- und Gedächtnistrainings bei Patienten mit erworbenen Hirnschädigungen.* Diplomarbeit. TU Dresden

Wade, D. T., Langton- Hewer, R., Skilbeck, C. E. & David, R. M. (1985). *Stroke: A critical approach to diagnosis, treatment and management.* Chicago: Year Book Medical Publishers

Wade, D. T. (1992). *Measurement in neurological rehabilitation.* Oxford: Oxford: University Press

Weber, E., Hartje, W. & Jantzik, H. H. (1989). Ein computergestütztes Trainingsverfahren zur geteilten Aufmerksamkeit. In Kuratorium ZNS (Hrsg.). *3. Symposium „Computer helfen heilen". Computergestützte Neuropsychologische Diagnostik und Therapie,* (S. 81-84). Bonn: Kuratorium ZNS

Webster, J., Jones, S., Blanton, P., Gross, R., Beissel, G. & Wofford, J. (1984). Visual Scanning Training With Stroke Patients. *Behavior Therapy, 15,* 69-74

Weidlich, S. (1972). *DCS. Diagnosticum für Cerebralschädigung.* Bern: Huber

Weinberg, J., Diller, L., Gordon, W., Gerstman, L., Lieberman, A., Lakin, P., Hodges, G. & Ezrachi (1977). Visual Scanning Training Effect on Reading Related Tasks in Aquired Right Brain Damage. *Archives of Physical and Medical Rehabilitation, 58,* 478-486

Wiedl, K. H. & Schöttner, B. (1987). Die Bewältigung einer schizophrenen Erkrankung. Theoretische Perspektiven, empirische Befunde und weiterführende Forschungsansätze. *Forschungsberichte aus dem Fachbereich Psychologie der Universität Osnabrück:* Nr. 61

Wilson, B. (1991). *Rehabilitation of memory.* New York: Guilford

Wilson, B., Cockburn, J. & Baddeley, A. (1992). *Der Rivermead Behavioral Memory Test.* Bury St Edmunds: TVTC

Wittkowski, J. (1994). *Das Interview in der Psychologie: Interviewtechnik und Codierung von Interviewmaterial.* Oppladen: Westdeutscher Verlag

Wittmann, W. (1985). *Evaluationsforschung.* Berlin, Heidelberg: Springer

Wolfram, H., Neumann, J. & Wieczorek, V. (1986). *Psychologische Leistungstests in der Neurologie und Psychiatrie. Methoden und Normwerte.* Leipzig: Thieme

Wood, R. (1986) Rehabilitation of patients with disorders of attention. *Journal of Head Trauma Rehabilitation, 1 (3),* 43-53

Young, J. B. & Forster, A. (1992). The Bradford community stroke trial: results at six months. *British Medical Journal, 304,* 1085-1089

Zaudig, M. & Hiller, W. (1996). *SIDAM. Strukturiertes Interview für die Diagnose einer Demenz vom Alzheimer Typ, der Multiinfarkt- (oder vaskulären) Demenz und Demenzen anderer Ätiologie nach DSM-III-R, DSM-IV und ICD-10.* Bern: Hans Huber

Zehrt, P. (1997). *Training komplexer Diagnoseaufgaben am Beispiel der Störungsdiagnose an technischen Systemen.* Unveröffentlichte Dissertation, Technische Universität Dresden

Zihl, J. (1988). Methodische Voraussetzungen der neuropsychologischen Rehabilitation. In: v. Cramon, D. Y. & Zihl, J. (Hrsg.). *Neuropsychologische Rehabilitation,* (S. 1-20). Berlin: Springer

Zimmermann, P. & Fimm, P. (1989). *Fragebogen erlebter Defizite der Aufmerksamkeit.* Arbeitskreis „Aufmerksamkeit und Gedächtnis" der Gesellschaft für Neuropsychologie

v. Zomeren, A., Brouwer, W. & Deelman, B. (1984). Attentional deficits: the riddles of selectivity, speed, and alertness. In Brooks, N. (Eds.). *Closed head injury. Psychological, social and family consequences,* (pp. 74-107). Oxford: Oxford University Press

Anhang

I: Untersuchungsmethodik und -materialien

II: Evaluationsstudie zu einer stationären neuropsychologischen Intervention

Anhang I: Untersuchungsmethodik und -materialien

- Patientenrating zur Bestimmung des subjektiven Zielkriteriums

- Einschätzungsbogen der eigenen Leistungsfähigkeit und deren Veränderung (Post2-, Post3-Messung)

- Katamnesfragebogen zur persönlichen Situation

- Interviewleitfaden zum Belastungs- und Bewältigungserleben nach neurologischen Erkrankungen

Patientenrating zur Bestimmung des subjektiven Erfolgskriteriums

Name:

Datum:

Lesen Sie bitte die vier unten genannten Anforderungen durch.
Welche dafür benötigen Sie am meisten, wenn Sie an Ihre Tätigkeiten im Alltag und eventuell im Beruf denken. Was ist Ihnen dabei am wichtigsten?

Bitte vergeben Sie für den Bereich, der Ihnen am wichtigsten ist, eine „4" und für den Bereich, der Ihnen am wenigsten wichtig erscheint, eine „1".

Bitte schreiben Sie diese Ziffern in die Spalte „Rangreihe".

Aufmerksamkeitsbereich	Anforderungen	Rangreihe
Informationsverarbeitungs-geschwindigkeit	benötigte Zeit, um einen Gedanken zu fassen oder einem Gespräch zu folgen	
selektive Aufmerksamkeit (Ablenkbarkeit)	- Lesen bei laufendem Radio oder Fernseher - sich in einer größeren Gesprächsrunde auf eine Person konzentrieren	
Teilen der Aufmerksamkeit	- Telefonieren und dabei Notizen machen - Kochen einer umfangreichen Mahlzeit - Autofahren und sich dabei unterhalten	
Daueraufmerksamkeit	- Lesen, Fernsehen, Radio hören über einen längeren Zeitraum - Aufrechterhalten der Aufmerksamkeit auch bei monotonen Anforderungen	

Was wollen Sie durch das Training erreichen; in welchen bereich möchten Sie Ihr Therapieziel setzen?

Informationsverarbeitungsgeschwindigkeit

-1	0	1	2	3	4	5	6	7	8	9	10	11

selektive Aufmerksamkeit

-1	0	1	2	3	4	5	6	7	8	9	10	11

Teilen der Aufmerksamkeit

-1	0	1	2	3	4	5	6	7	8	9	10	11

Daueraufmerksamkeit

-1	0	1	2	3	4	5	6	7	8	9	10	11

Was denken Sie, haben Sie durch das Training erreicht?

Informationsverarbeitungsgeschwindigkeit

-1	0	1	2	3	4	5	6	7	8	9	10	11

selektive Aufmerksamkeit

-1	0	1	2	3	4	5	6	7	8	9	10	11

Teilen der Aufmerksamkeit

-1	0	1	2	3	4	5	6	7	8	9	10	11

Daueraufmerksamkeit

-1	0	1	2	3	4	5	6	7	8	9	10	11

Einschätzung der eigenen Leistungsfähigkeit und deren Veränderung

Nun möchten wir Ihnen einige Fragen stellen, wie Sie Ihre Leistungen selbst einschätzen.

Meine Gedächtnisleistungen sind im Vergleich mit Gleichaltrigen

- o besser
- o gleich
- o schlechter

Meine Konzentrationsleistungen sind im Vergleich mit Gleichaltrigen

- o besser
- o gleich
- o schlechter

Wie schätzen Sie die Veränderungen in den folgenden Bereichen seit Ihrem Aufenthalt in Pulsnitz zum aktuellen Zeitpunkt ein?

	wieder verschlechtert			gleich geblieben			weiter verbessert
Konzentration (z.B. Lesen bei laufendem Radio, sich in einer größeren Gesprächsrunde auf eine Person konzentrieren)	1	2	3	4	5	6	7
Informationsverarbeitungs-geschwindigkeit (z.B. benötigte Zeit, einen Gedanken zu fassen oder einem Gespräch zu folgen)	1	2	3	4	5	6	7
Teilen der Aufmerksamkeit (z.B. Telefonieren und dabei Notizen machen, Autofahren und sich dabei unterhalten)	1	2	3	4	5	6	7
Daueraufmerksamkeit (z.B. lesen über einen längeren Zeitraum)	1	2	3	4	5	6	7
Merkfähigkeit für bildhaftes Material (z.B. Merken und Wiedererkennen von Personen, Merken von Wegen)	1	2	3	4	5	6	7
Merkfähigkeit für sprachliches Material (z.B. Merken von Gesprächsinhalten und Informationen aus Radio/Zeitung, wichtige Telefonnummern merken)	1	2	3	4	5	6	7

Katamnesefragebogen zur persönlichen Situation

Wir möchten Ihnen einige Fragen zu Ihrer persönlichen Situation stellen:

Hat sich Ihre familiäre Situation durch Ihre Krankheit verändert? Ja/ Nein
Wenn ja, wie?

Glauben Sie, daß Sie in Ihrer Familie das nötige Verständnis und Unterstützung für Ihre Situation erhalten?
Ja/ Nein

Haben sich Ihre Kontakte zu Freunden und Bekannten verändert?
- o ja, es sind mehr geworden
- o ja, es sind weniger geworden
- o nein, unverändert

Hat sich Ihre Freizeitsituation verändert? Ja/ Nein

Wenn ja,
- o ich habe neue/ andere Hobbys gefunden
- o ich habe keine Möglichkeiten mehr, meinen Hobbys nachzugehen

Waren Sie vor Ihrer Erkrankung berufstätig? Ja/ Nein

Wenn ja, als ____

Sind Sie zum jetzigen Zeitpunkt wieder berufstätig?

- o ja, in meinem alten Beruf
- o ja, in einem anderen Beruf
  welcher ______________________________
  wenn ja,
  seit wann? ____________________
  wieviel Stunden pro Tag? ____________________
- o nein, aber ich habe es vor
- o nein, ich werde nicht wieder arbeiten gehen

  wenn nein,
  sind Sie
  - o berentet
  - o arbeitslos

o sonstiges, ________________

Wenn Sie wieder berufstätig sind, fällt Ihnen Ihre Arbeit zum aktuellen Zeitpunkt

o schwerer
o genauso
o leichter

als vor Ihrer Erkrankung?

Können Sie einige Probleme aufzählen, welche Sie bei Ihrer Arbeit haben?

Wenn Sie zum aktuellen Zeitpunkt nicht berufstätig sind, sind Sie seit dem Aufenthalt in Pulsnitz zu irgendeinem Zeitpunkt wieder arbeiten gewesen?

Ja/ Nein

Wenn ja, warum haben Sie wieder aufgehört zu arbeiten?

Wie kommen Sie mit Anforderungen des täglichen Lebens zurecht (Zeitunglesen, Fernsehen, Briefeschreiben, finanzielle Angelegenheiten bewältigen)?

o unverändert zu vor der Erkrankung
o besser als vor der Erkrankung
o schlechter als vor der Erkrankung

Wie hat sich das seit dem Klinikaufenthalt entwickelt?

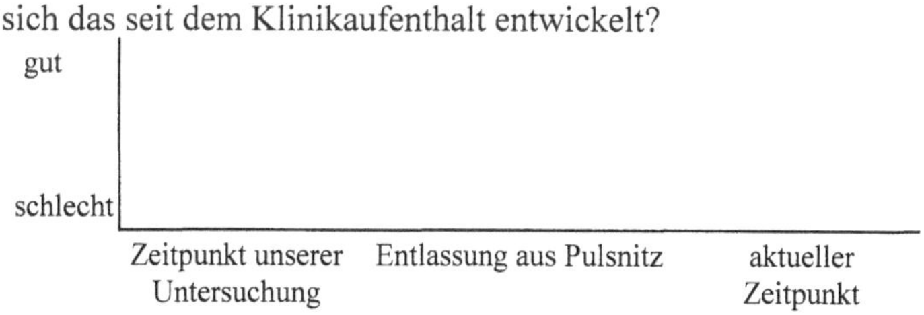

Bitte tragen Sie in diesem Diagramm den Verlauf dieser Entwicklung der Bewältigung der oben genannten Anforderungen ein.

Bitte nennen Sie die Probleme, die Sie momentan am meisten in ihrem Alltag belasten.

Interviewleitfaden zum Belastungs- und Bewältigungsverhalten nach neurologischen Erkrankungen

Bewältigungsrelevante Anforderungen

Oberbereich Krankheit *Oberbereich Individuum* *Oberbereich Umwelt*

Wahrnehmung
1. Zutreffen problematischer Situationen
2. Belastungen

Bewertung
1. Wandelbarkeit
2. Kontrollierbarkeit

Bewältigung
Ebenen: Handlung, Kognition, Emotion

Bewältigungseffekt
Zufriedenheit mit dem Ausgang der Bemühungen
Zufriedenheit mit institutioneller Hilfe (Pulsnitz)

Oberbereich Krankheit (Krankheitsbezogene Probleme/ Symptome)
1. Kognitive Störungen (Gedächtnis, Konzentration, kognitives Tempo, Sprache...)
2. Motorische Störungen (Hemiparese...)
(1.+ 2. besonders auf alltägliche Probleme bezogen)
3. Schmerzen
4. medikamentöse Nebenwirkungen

Oberbereich Individuum
(1. Lebenssinn)
2. Selbsteinschätzung (Selbsteinschätzung, Beziehungseinschätzung)
3. Umgang mit der Krankheit
4. Berufs-, Beschäftigungs-, Freizeitsituation
5. Finanzielle Situation
6. Lebensperspektive

Oberbereich Umwelt:
1. Familie
2. Weitere soziale Kontakte
3. Institutionelle Betreuung

Anhang II: Evaluationsstudie neuropsychologischer Trainings

Tab. 1: Darstellung der Ausgangswerte in den Untersuchungsgruppen für die einzelnen diagnostischen Verfahren, sowie der Kriterien der sekundären Maßzahlselektion

Diagnostisches Verfahren	**Kriterium der sekundären Maßzahlselektion**	**Ausgangswert in der Untergruppe (Stichprobengröße)**	**Ausgangswerte**					**Einfaktorielle Varianzanalyse Signifikanzniveau**
			Einzel-training	**Gruppen-training**	**Kontroll-gruppe**	**Warte-gruppe**	**Hirngesunde**	
ZBT- A	prä- Wert < 300s	unterdurchschnittlich	170,53	155,44	132,75	193,00	-	p = .153 n.s.
		N	19	16	4	5	(1)	
		durchschnittlich	101,00	109,21	102,00	194,20	98,25	p = .383 n.s.
		N	10	14	6	10	8	
		überdurchschnittlich	81,00	73,78	70,40	79,00	73,00	(p = .593 n.s.)
		N	2	9	5	3	3	
		Gesamt	177,06	120,00	99,67	124,67	93,75	**p < .001 *** **
ZBT- B	prä- Wert < 400s und > 70s	unterdurchschnittlich	229,19	214,32	208,00	255,22	-	p = .111 n.s.
		N	21	22	6	9	-	
		durchschnittlich	136,50	136,17	137,71	158,40	137,40	p = .073 n.s.
		N	4	12	7	5	5	
		überdurchschnittlich	106,33	109,25	-	96,25	103,33	(p = .285 n.s.)
		N	3	4	(1)	4	6	
		Gesamt	247,41	178,58	159,13	193,00	114,42	**p < .001 *** **
d2 (Gesamtzeichen - Fehler)	prä- Wert < 600 und >120	unterdurchschnittlich	214,15	240,56	-	205,00	-	p = .255 n.s.
		N	20	9	(1)	3	-	
		durchschnittlich	335,31	341,69	340,60	354,45	360,00	p = .768 n.s.
		N	13	26	10	11	4	
		überdurchschnittlich	-	454,67	460,25	445,00	487,86	(p = .603 n.s.)
		N	(1)	3	4	2	7	
		Gesamt	266,56	334,23	365,93	324,59	455,08	**p < .001 *** **
KVT- Fehler	-	unterdurchschnittlich	23,86	-	-	24,00	-	p = .949 n.s.
		N	7	-	(1)	4	-	
		durchschnittlich	12,05	16,33	14,75	12,25	10,86	p = .311 n.s.
		N	20	3	4	12	7	

Fortsetzung von Tab. 1:

Diagnostisches Verfahren	**Kriterium der sekundären Maßzahlselektion**	**Ausgangswert in der Untergruppe (Stichprobengröße)**	**Ausgangswerte**					**Einfaktorielle Varianzanalyse Signifikanzniveau**
			Einzel-training	**Gruppen-training**	**Kontroll-gruppe**	**Warte-gruppe**	**Hirngesunde**	
KVT- Fehler	-	überdurchschnittlich	4,00	-	-	-	5,60	(p = .225 n.s.)
		N	4	(1)	(1)	(1)	5	
		Gesamt	13,68	14,50	17,17	14,29	8,67	p = .139 n.s.
KVT- Zeit	-	unterdurchschnittlich	1.151,52	-	-	941,25	(826,50)	p = .252 n.s.
		N	20	-	(1)	4	2	
		durchschnittlich	676,18	765,67	787,40	724,20	683,00	**p = .029 ***
		N	11	3	5	8	10	
		überdurchschnittlich	-	-	-	483,72	-	-
		N	-	-1	-	5	-	
		Gesamt	982,85	697,50	885,00	704,54	706,92	**p = .004 ****
Alertness	-	Gesamt	36,09	-	33,44	-	-	p = .150 n.s.
		N	22	-	9	-	-	
LGT- Merkfähigkeit	-	unterdurchschnittlich	3,71	3,50	3,33	3,00	-	p = .379 n.s.
		N	7	2	4	5	-	
		durchschnittlich	5,68	6,07	6,42	6,45	6,70	**p = .038 ***
		N	25	29,00	12	11	10	
		überdurchschnittlich	8,50	8,37	-	-	(9,50)	(p = .575 n.s.)
		N	4	8	-	-	2	
		Gesamt	5,61	6,41	5,37	5,80	7,17	**p = .013***
LGT- Lernfähigkeit	durchschnittlicher Ausgangswert: prä > 20	unterdurchschnittlich	8,77	7,82	8,25	7,33	-	p = .967 n.s.
		N	22	22	4	3,00	-	
		durchschnittlich	29,29	25,00	33,43	30,71	38,25	p = .127 n.s.
		N	7	9	7	7	4	
		überdurchschnittlich	(54,50)	53,33	63,00	56,20	52,20	(p = .926 n.s.)
		N	2	3	4	5	5	
		Gesamt	16,35	16,38	34,53	34,60	37,63	**p < .001 *****

Fortsetzung von Tab. 1:

Diagnostisches Verfahren	**Kriterium der sekundären Maßzahlselektion**	**Ausgangswert in der Untergruppe (Stichprobengröße)**	**Ausgangswerte**					**Einfaktorielle Varianzanalyse Signifikanzniveau**
			Einzel-training	**Gruppen-training**	**Kontroll-gruppe**	**Warte-gruppe**	**Hirngesunde**	
DCS- Merkfähigkeit	-	unterdurchschnittlich	46,50	49,11	-	46,25	47,00	p = .731 n.s.
		N	16	9	(1)	4	3	
		durchschnittlich	35,00	32,20	29,50	37,36	32,78	p = .138 n.s.
		N	13	25	6	11	9	
		Gesamt	40,37	36,67	38,37	32,28	36,33	p = .262 n.s.
DCS- Lernfähigkeit	unterdurchschnittlicher Ausgangswert: prä < 16	unterdurchschnittlich	7,00	7,89	(14,00)	9,03	(4,50)	p = .329 n.s.
		N	20	19	2	10	2	
		durchschnittlich	22,70	26,07	19,67	25,53	24,08	p = .242 n.s.
		N	8	14	3	3	10	
		Gesamt	11,49	15,61	17,40	12,84	21,42	p = .234 n.s.
RBMT- Profilwert	-	unterdurchschnittlich	-	17,40	-	16,83	-	p = .715 n.s.
		N	-	20	-	6	-	
		durchschnittlich	-	22,75	-	21,40	23,58	**p = .009 ****
		N	-	4	-	5	12	
		Gesamt	-	18,29	-	18,91	23,58	**p < .001 *****
LPS	-	unterdurchschnittlich	11,50	12,37	-	11,33	-	p = .731 n.s.
		N	10	8	-	3	(1)	
		durchschnittlich	20,00	21,08	22,44	19,91	24,00	p = .283 n.s.
		N	24	25	9	11	4	
		überdurchschnittlich	-	25,33	34,50	29,20	32,63	**(p = .005 **)**
		N	(1)	3	2	5	8	
		Gesamt	17,94	19,50	21,00	23,42	29,75	**p < .001 *****
MWT	-	unterdurchschnittlich	16,75	15,75	-	15,33	-	(p = .706 n.s.)
		N	4	4	-	3	-	
		durchschnittlich	26,21	27,03	25,00	26,80	30,20	p = .251 n.s.
		N	29	33	12	10	5	
		überdurchschnittlich	33	-34	32	32,82	34	p = .156 n.s.
		N	3	2	3	6	7	
		Gesamt	25,72	26,23	26,4	26,89	32,42	**p = .002 ****

Fortsetzung von Tab. 1:

Diagnostisches Verfahren	Kriterium der sekundären Maßzahlselektion	Ausgangswert in der Untergruppe (Stichprobengröße)	Ausgangswerte					Einfaktorielle Varianzanalyse Signifikanzniveau
			Einzel-training	Gruppen-training	Kontroll-gruppe	Warte-gruppe	Hirngesunde	
MWT	-	überdurchschnittlich	33,00	(34,00)	32,00	32,82	34,00	p = .156 n.s.
		N	3	2	3	6	7	
		Gesamt	25,72	26,23	26,40	26,89	32,42	**p = .002 ****
FWL	-	unterdurchschnittlich	59,25	47,67	-	47,00	-	(p = .773 n.s.)
		N	12	6	-	3	-	
		durchschnittlich	33,20	32,39	(33,25)	32,86	27,44	**p = .012 ***
		N	16	27	2	7	9	
		überdurchschnittlich	-	-	-	-	23,33	-
		N	-	-	-	(1)	3	
		Gesamt	44,37	35,17	33,25	34,50	26,42	**p < . 001 *****
FSB	-	unterdurchschnittlich	101,92	71,85	-	-	-	-
		N	13	7	-	(1)	-	
		durchschnittlich	49,61	47,57	-	48,80	42,00	*p = .079 n.s.*
		N	14	22	-	5	6	
		überdurchschnittlich	-	(36,25)	-	36,67	35,83	-
		N	(1)	2	-	3	6	
		Gesamt	73,48	52,42	-	48,83	38,92	**p < .001 *****
INT	-	unterdurchschnittlich	212,27	149,00	-	-	-	-
		N	11	5	-	-	-	
		durchschnittlich	93,05	86,75	-	106,00	74,57	**p = .024 ***
		N	14	24	-	6	7	
		überdurchschnittlich	59,00	57,50	-	56,67	56,20	(p = .931 n.s.)
		N	2	4	-	3	5	
		Gesamt	139,10	92,93		89,56	66,92	**p < .001 *****

Tab. 2a: Einzelvergleiche der Untersuchungsgruppen bezüglich der Stichprobenzusammensetzung: personenbezogene Faktoren (Signifikanzniveau des Unterschiedstests)

	VG1-KG	**VG1-WG**	**VG1-HG**	**VG2-KG**	**VG2-WG**	**VG2-HG**	**KG-WG**	**WG-HG**
Geschlecht[2]	**p=.047***	**p=.030***	**p=.039 ***	p =.467 n.s.	p = .402 n.s.	p = .382 n.s.	p = .968 n.s.	p = .886 n.s
Alter[1]	p =.487 n.s.	p = .199 n.s.	p=.174 n.s.	p =.498 n.s.	p=.197 n.s.	p=.146 n.s.	p=.585 n.s.	**p=.023 ***
Berufsausbildung[2]	p =.577 n.s.	p = .201 n.s.	**p=.002 ** **	p =.375 n.s.	p=.087 n.s.	p=.475 n.s.	p=.390 n.s.	**p=.014 ***
MWT- prä-Wert[1]	p =.714 n.s.	p = .446 n.s.	**p<.001 *****	p =.928 n.s.	p=.669 n.s.	**p<.001 *****	p=.850 n.s.	**p=.003 ** **
soziale Einbindung[2]	p =.935 n.s.	p = .424 n.s.	p=.947 n.s.	p =.626 n.s.	p=.424 n.s.	p=.534 n.s.	p=.538 n.s.	p=.745 n.s.
Händigkeit[2]	-	p = .165 n.s.	-	p =.191 n.s.	p=.508 n.s.	-	p=.367 n.s.	-
Verdacht/ Diag nose Epilepsie[2]	p =.189 n.s.	p = .446 n.s.	-	p =.825 n.s.	p=.465 n.s.	-	p=.405 n.s.	-
Depressive Krankheits-verarbeitung (prä- Wert)[1]	p =.973 n.s.	p = .943 n.s.	-	p =.743 n.s.	p=.693 n.s.	-	p=.978 n.s.	-
Verdacht/ Diagnose Alkohol-abusus[2]	p =.677 n.s.	p =.735 n.s.	-	p =.363 n.s.	p=.489 n.s.	-	-	-
Antrag auf Erwerbsun-fähigkeits-rente[2]	p =.401 n.s.	p = .099 n.s.	-	p =.660 n.s.	p=.387 n.s.	-	p=.273 n.s.	-

Tab. 2b: Einzelvergleiche der Untersuchungsgruppen bezüglich der Stichprobenzusammensetzung: schädigungsbezogene Faktoren (Signifikanzniveau des Unterschiedstests)

	VG1- KG	VG1- WG	VG2- KG	VG2- WG	KG-WG
Ätiologie[2]	p=.126 n.s.	**p=.004****	p=.267 n.s.	**p=.003****	p=.234 n.s.
Lokalisation[2]	p=.593 n.s.	**p=.007****	p=.346 n.s.	**p= .002****	p=.113 n.s.
Dauer der Schädigung zu Be- ginn des Trainings in Wochen[1]	p=.864 n.s.	**p=.033***	p=.773 n.s.	p=.080 n.s.	p=.172 n.s.
Schwere der Schädigung (nur SHT)[2]	p=.065 n.s.	p=.065 n.s.	p=.065 n.s.	p=. 195n.s.	p=.157 n.s.
Komatöser Zustand[2]	p=.092 n.s.	p=.059 n.s.	-	-	-
Appallisches Syndrom[2]	p=.514 n.s.	p=.594 n.s.	p=.371 n.s.	p=.465 n.s.	-
Gesichtsfeldeinschränkung[2]	p=.129 n.s.	p=.212 n.s.	p=.531 n.s.	p=.609 n.s.	-

Legende Tab 2a/b:

VG1: Einzeltraining am Computer
VG2: Konzentrations- und Gedächtnistraining in der Gruppe
KG: Klinikpatienten ohne Training
WG: Wartegruppe
HG: Referenzgruppe Hirngesunder

[1] ... t- Test für unabhängige Stichproben
[2] ... Chi^2- Test

Tab. 3a: Vergleich der Stichprobenzusammensetzungen der Katamnesestichprobe (N = 8) der objektiven post2-Messung und der Referenzgruppe Hirngesunder (N = 12) bezüglich der wichtigsten prognostischen Faktoren

		Katam-nese-SP	**Hirn-gesunde**	**Vergleich der Katamnese-SP mit HG** Signifikanz-niveau	**Vergleich der Katamnese-SP mit Gesamt- SP** Signifikanz-niveau
Personenbezogene Faktoren					
Geschlecht	männlich	4	6	p = 1.00 n.s.[1]	p = .211 n.s.[1]
	weiblich	4	6		
Alter	Mittelwert	47,00	34,83	p = .103 n.s.[2]	p = .197 n.s.[2]
	Streuung	11,54	15,11		
Berufsausbildung	Facharbeiter	6	3	*p = .087 n.s.[1]*	p = .691 n.s.[1]
	Fachschule/ Meister/ Fernstudium	2	2		
	Hochschule	0	2		
	in Ausbildung	0	5		
MWT- prä- Wert	Mittelwert (RW)	26,50	32,42	**p = .045*[2]**	p = .785 n.s.[2]
	Streuung	5,47	2,43		
	Mittelwert (IQ)	102,50	120,91	**p = .020*[2]**	p = .634 n.s.[2]
Schädigungsbezogene Faktoren					
Ätiologie	Akute Zirkulationsstörung im ZNS	2	-	-	**p = .031 *[1]**
	Traumatische Schädigung des ZNS	3	-		
	Gefäßmißbildung	1	-		
	Entzündliche Erkrankung	2	-		
Lokalisation	rechts	2	-	-	p = .222 n.s.[1]
	diffus	6	-		
Dauer der Schädigung zu Beginn des Trainings in Wochen	Mittelwert	8,17	-	-	p = .218 n.s.[2]
	Streuung	4,96	-		
Therapiebezogene Faktoren					
Anzahl der Trainingsstunden	Mittelwert	14	-	-	*p = .090 n.s.[2]*
	Streuung	1,26	-		
	Variationsbreite	12- 15	-		

[1] ... Chi^2- Test

[2] ... t- Test für unabhängige Stichproben

Tab. 3b: Vergleich der Ausgangswerte in der Stichprobe der objektiven Katamnesemessung, Gesamt-Stichprobe und Referenzgruppe Hirngesunder

Kognitiver Bereich		Ausgangswert Gesamt-SP	Ausgangswert Katamnese-SP	Ausgangswert Hirngesunde	Vergleich Katamnese SP-HG Signifikanzniveau	Vergleich Katamnese-SP-Gesamt-SP Signifikanzniveau
Informationsverarbeitungsgeschwindigkeit		129,00	139,33	93,75	**p = .036***	p = .613 n.s.
Geteilte Aufmerksamkeit		187,08	206,5	118,81	**p = .010***	p = .431 n.s.
Selektive Aufmerksamkeit		301,30	265,00	481,36	**p <.001*****	p = .269 n.s.
Daueraufmerksamkeit	**Zeit**	960,14	890,84	706,92	*p=.051 n.s.*	p = .684 n.s.
	Fehler	13,97	12,60	8,67	p =.140 n.s.	p = .698 n.s.
Sprachliche Merkfähigkeit		6,03	6,00	7,17	p =.138 n.s.	p = .967 n.s.
Sprachliche Lernfähigkeit		16,70	13,83	35,58	*p=.056 n.s.*	p = .651 n.s.

Tab. 4a: Stichprobenzusammensetzungen der Stichprobe der subjektiven Katamnesemessung zum Zeitpunkt post2, drei Monate nach Entlassung aus der Klinik (N = 51)

		VG1 N=20	VG2 N = 26	KG N = 5	Gesamt N = 51	Vergleich mit Gesamt-SP
Personenbezogene Faktoren						
Geschlecht	männlich	14	15	3	32	p = .303 n.s.[1]
	weiblich	6	11	2	19	
Alter	Mittelwert	42,35	43,50	44,12	43,00	p = .520 n.s.[2]
	Streuung	11,79	11,64	10,23	11,59	
Berufsausbildung	Facharbeiter	17	12	3	32	p = .839 n.s.[1]
	Fachschule/ Meister/ Fernstudium	2	6	2	10	
	Hochschule	-	5	-	5	
	in Ausbildung	1	3	-	4	
MWT- prä- Wert	Mittelwert (RW)	25,25	26,88	26,75	26,17	p = .827 n.s.[2]
	Streuung	4,20	4,21	4,34	4,24	
	Mittelwert (IQ)	97,10	103,15	102,80	100,52	p = .879 n.s.[2]
Schädigungsbezogene Faktoren						
Ätiologie	Akute Zirkulationsstörung im ZNS	8	8	3	19	p = .864 n.s.[1]
	Traumatische Schädigung des ZNS	8	6	-	14	
	Gefäßmißbildung	-	7	1	8	
	Raumfordernder intrakranieller Prozeß	2	3	1	6	
	Entzündliche Erkrankung	2	2	-	4	
Lokalisation	rechts	7	6	2	15	p = .951 n.s.[1]
	links	4	6	1	11	
	diffus	9	14	2	25	
Dauer der Schädigung zu Beginn des Trainings in Wochen	Mittelwert	15,35	14,50	14,37	14,87	p = .720 n.s.[2]
	Streuung	12,48	12,77	11,24	12,51	
Therapiebezogene Faktoren						
Anzahl der Trainingsstunden	Mittelwert	14,17	12,12	-	12,95	p = .926 n.s.[2]
	Streuung	3,42	2,69	-	3,14	
	Variationsbreite	8 - 21	6 - 16		6 - 21	

[1] ... Chi^2- Test

[2] ... t- Test für unabhängige Stichproben

Tab. 4b: Stichprobenzusammensetzung der Stichprobe der subjektiven Katamnesemessung zum Zeitpunkt2, 15 Monate nach Entalssung aus der Klinik (N = 35)

		VG1 N=14	**VG2** N=18	**KG1** N=3	**Gesamt** N = 35	**Vergleich mit Gesamt-SP**
Personenbezogene Faktoren						
Geschlecht	männlich	9	11	2	22	p = .329 n.s.[1]
	weiblich	5	7	1	13	
Alter	Mittelwert	44,21	43,22	45,07	43,66	p = .427 n.s.[2]
	Streuung	11,89	12,52	11,23	12,07	
Berufsausbildung	Facharbeiter	12	5	2	19	p = .699 n.s.[1]
	Fachschule/ Meister/ Fernstudium	1	4	1	6	
	Hochschule	-	6	-	6	
	in Ausbildung	1	3	-	4	
MWT- prä- Wert	Mittelwert (RW)	26,00	27,56	27,14	26,88	p = .354 n.s.[2]
	Streuung	4,02	3,76	3,42	3,89	
	Mittelwert (IQ)	99,14	105,39	102,80	102,66	p = .338 n.s.[2]
Schädigungsbezogene Faktoren						
Ätiologie	Akute Zirkulationsstörung im ZNS	7	6	2	15	p = .889 n.s.[1]
	Traumatische Schädigung des ZNS	5	5	-	10	
	Gefäßmißbildung	-	4	1	5	
	Raumfordernder intrakranieller Prozeß	1	2	-	3	
	Entzündliche Erkrankung	1	1	-	2	
Lokalisation	rechts	6	4	1	11	p = .757 n.s.[1]
	links	3	5	-	8	
	diffus	5	9	1	15	
Dauer der Schädigung zu Beginn des Trainings in Wochen	Mittelwert	15,78	13,72	14,12	14,63	p = .823 n.s.[2]
	Streuung	13,81	12,37	12,75	12,85	
Therapiebezogene Faktoren						
Anzahl der Trainingsstunden	Mittelwert	13,33	12,53	-	12,86	p = .958 n.s.[2]
	Streuung	3,87	2,61	-	3,15	
	Variationsbreite	8 - 21	8 - 16	-	8 - 21	

[1] ... Chi^2- Test

[2] ... t- Test für unabhängige Stichproben

Tab. 5a: Veränderungen der kognitiven Leistungen für Patienten mit unterdurchschnittlichem Ausgangswert

Kognitiver Bereich		mittlere absolute Differenzen					Vergleich (Signifikanzniveau)						
		VG1	**VG2**	**KG**	**WG**	**HG**	**VG1-KG**	**VG1-WG[1]**	**VG1-HG**	**VG2-KG**	**VG2-WG[1]**	**VG2-HG**	**KG-HG**
Informationsverarbeitungs-geschwindigkeit		34,68	27,06	-1,00	51,00	-	**p =.030 ***	p =.254 n.s.	-	p =.184 n.s.	p =.306 n.s.	-	-
							ES = 0,86						-
Geteilte Aufmerksamkeit		41,71	21,64	23,83	64,00	-	p =.428 n.s	p =.872 n.s.	-	p =.941 n.s.	p =.288 n.s.	-	-
Selektive Aufmerksamkeit		53,65	51,00	-	22,67	-	-	p =.958 n.s.	-	-	p =.478 n.s.	-	-
Alertness		2,25	-	-	0,28	-	-	p =.551 n.s.	-	-	-	-	-
Daueraufmerksamkeit	**Zeit**	211,89	-	-	110,60	145,00	-	p =.480 n.s.	-	-	-	-	-
	Fehler	-5,43	-	-	-1,75	-	-	p =.622 n.s.	-	-	-	-	-
Sprachliche Merkfähigkeit		2,28	1,00	1,00	1,60	-	p =.124 n.s.	p =.775 n.s.	-	p =1.00 n.s.	p= .652 n.s.	-	-
Sprachliche Lernfähigkeit		6,45	10,30	15,00	14,37	20,00	p =.561 n.s.	p =.191 n.s.	p =.621 n.s.	p =.744 n.s.	p =.506 n.s.	p =.712 n.s.	p =.804 n.s.
Figurale Merkfähigkeit		12,06	12,67	-	19,00	21,33	-	p =.653 n.s.	p =.466 n.s.	-	p =.444 n.s.	p =.493 n.s.	-
Figurale Lernfähigkeit		7,61	6,16	-5,00	0,23	7,00	**p =.050***	**p =.050***	p =.924 n.s.	*p=.083 n.s.*	*p=.097 n.s.*	p =.896 n.s.	*p =.082 n.s.*
							ES = 2,92	**ES = 0,11**					-
Alltagsgedächtnis		-	1,45	-	2,33	-	-	-	-	-	p =.582 n.s.	-	-
Induktives Denken		3,30	4,75	-	2,33	-	-	p =.440 n.s.	-	-	p =.579 n.s.	-	-
Sprachliche Intelligenz (Wortschatz)		6,00	1,50	-	0,67	-	-	**p =.006****	-	-	p =.662 n.s.	-	-
								ES = 1,64					-
Interferenzneigung	**Farbwörter lesen**	4,50	3,50	-	-	-	-	-	-	-	-	-	-
Überlegenheit der VG1gegenüber den Vergleichsgruppen in %				**80%**	**58%**	**50%**							
Überlegenheit der VG2 gegenüber den Vergleichsgruppen in %				**40%**	**40%**	**0%**							

Tab. 5b: Veränderungen der kognitiven Leistungen für Patienten mit durchschnittlichem Ausgangswert

Kognitiver Bereich		mittlere absolute Differenzen					Vergleich (Signifikanzniveau)						
		VG1	VG2	KG	WG	HG	VG1- KG	VG1- WG[1]	VG1-HG	VG2 - KG	VG2- WG[1]	VG2- HG	KG- HG
Informationsverarbeitungs-		10,90	14,36	22,50	24,40	17,25	p =.178 n.s.	p =.484 n.s.	p =.372 n.s.	p =.310 n.s.	p =.561 n.s.	p =.668 n.s.	p = .573 n.s.
Geteilte Aufmerksamkeit		21,75	-9,08	13,57	24,20	11,40	p =.702 n.s.	p =.765 n.s.	p =.620 n.s.	p =.242 n.s.	*p =.094 n.s.*	p=.338 n.s.	p = .904 n.s.
Selektive Aufmerksamkeit		42,00	46,04	49,10	36,64	78,75	p =.783 n.s.	p =.723 n.s.	p =.382 n.s.	p =.867 n.s.	p =.619 n.s.	p =.264 n.s.	p = .100 n.s.
Dauerauf-merksamkeit	**Zeit[2]**	48,65	-48,00	-26,00	29,47	74,50	p =.157 n.s.	p =.425 n.s.	p =.564 n.s.	p=.655 n.s.	p =.353 n.s.	**p =.004****	**p = .003****
												ES =-2,01	**ES = -1,05**
	Fehler	-0,85	-4,67	-3,60	-1,41	0,71	p =.359 n.s.	p =.649 n.s.	p =.478 n.s.	p =.789 n.s.	p =.163 n.s.	p=.131 n.s.	p = .130 n.s.
Sprachliche Merkfähigkeit[2]		0,84	0,38	0,92	0,67	1,40	p =.711 n.s.	p =.685 n.s.	*p =.062 n.s.*	p =.196 n.s.	p = .556 n.s.	**p=.007 ****	p = .320 n.s.
												ES = -0,57	
Sprachliche Lernfähigkeit		-6,36	13,56	-0,17	1,80	-15,00	p =.398 n.s.	p =.991 n.s.	p =.437 n.s.	*p =.083 n.s.*	*p =.065 n.s.*	**p=.020***	p = .135 n.s.
												ES = 0,76	
Figurale Merkfähigkeit		12,53	11,24	7,50	11,45	12,33	p =.176 n.s.	p =.745 n.s.	p =.942 n.s.	p =.322 n.s.	p =.806 n.s.	p =.715 n.s.	p = .157 n.s.
Figurale Lernfähigkeit		-2,00	-2,57	10,33	3,70	9,00	p =.237 n.s.	p =.240 n.s.	**p =.014 ***	p =.244 n.s.	p =.513 n.s.	**p =.032***	p = 873 n.s.
									ES = -0,88			**ES = -0,48**	
Alltagsgedächtnis[2]		-	-2,00	-	-0,40	-0,33	-	-	-	-	p =.223 n.s.	**p = .035***	-
												ES = -1,78	
Induktives Denken		2,17	1,40	0,89	0,27	4,00	p =.381 n.s.	p =.911 n.s.	p =.321 n.s.	p =.797 n.s.	p =.795 n.s.	p =.213 n.s.	**p = .023 ***
													ES = -0,70
Sprachliche Intelligenz -Wortschatz		1,07	0,67	0,36	-0,03	0,00	p =.502 n.s.	p =.212 n.s.	p =.515 n.s.	p =.786 n.s.	p =.644 n.s.	p =.700 n.s.	p = .872 n.s.
Interferenz neigung	**Farbwörterlesen[2]**	1,20	-0,09	1,50	0,00	0,08	p =.824 n.s.	p = .479 n.s.	p =.780 n.s.	p =.415 n.s.	p = .962 n.s.	p =.407 n.s.	p = .736 n.s.
	Farbstriche benennen	4,18	1,50	-	-0,40	2,33	-	*p =.088 n.s.*	p =.435 n.s.	-	p = .307 n.s.	p =.622 n.s.	-
	Interferenznei-gung[2]	6,05	6,21	-	6,67	9,29	-	p = .602 n.s.	**p =.008 ****	-	p = .287 n.s.	*p =.061n.s.*	-
									ES = -0,72				
Überlegenheit der VG1gegenüber den Vergleichsgruppen in %				**50%**	**64%**	**43%**							
Überlegenheit der VG2 gegenüber den Vergleichsgruppen in %				**33%**	**33%**	**13%**							

Tab. 5c: Veränderungen der kognitiven Leistungen für Patienten mit überdurchschnittlichem Ausgangswert

Kognitiver Bereich	mittlere absolute Differenzen					Vergleich (Signifikanzniveau)						
	VG1	VG2	KG	WG	HG	VG1-KG	VG1-WG[1]	VG1-HG	VG2-KG	VG2-WG[1]	VG2-HG	KG-HG
Informationsverarbeitungsgeschwindigkeit	-11,50	-1,44	4,00	-0,33	3,67	p=.381 n.s.	*p=.076 n.s.*	p=.268 n.s.	p=.606 n.s.	p =.662 n.s.	p =.648 n.s	p=.980n.s
Geteilte Aufmerksamkeit	-9,00	-42,50	-	19,25	10,57	-	p =.473 n.s.	**p=.042 ***	-	p =.804 n.s.	p=.229 n.s.	-
								ES =-1,49				
Selektive Aufmerksamkeit	-	-20,50	48,00	0,50	39,25	-	-	-	p=.207 n.s.	p =.612 n.s.	p=.289 n.s.	p=.611n.s
Daueraufmerksamkeit – **Fehler**	2,25	-	-	-	1,20	-	-	p=.771 n.s.	-	-	-	-
Sprachliche Merkfähigkeit	-1,25	-0,50	-	-	-0,50	-	-	-	-	-	-	-
Sprachliche Lernfähigkeit	-13,50	-22,33	-33,00	-23,62	-17,60	-	-	-	p=.581 n.s.	p =.480 n.s.	p=.824 n.s.	p=.309 n.s.
Induktives Denken	-	-	-2,50	0,60	1,37	-	-	-	-	-	-	p=.151n.s
Sprachliche Intelligenz (Wortschatz)	-1,33	-	-1,00	-2,50	-1,57	p=.851 n.s.	p =.198 n.s.	p=.872 n.s.	-	-	-	p=.697n.s
Interferenzneigung	-1,00	-0,50	-	-1,33	1,40	-	-	-	-	p =.968 n.s.	p=.498 n.s.	-
Überlegenheit der VG1gegenüber den Vergleichsgruppen in %			**33%**	**60%**	**43%**							
Überlegenheit der VG2 gegenüber den Vergleichsgruppen in %			**50%**	**57%**	**25%**							

Legende für Tab. 5a - c:

[1] kovarianzanalytische Kontrolle des Faktors Schädigungsdauer

[2] kovarianzanalytische Kontrolle des Faktors Ausgangswert

VG1 ... Einzeltraining am Computer

KG ... Klinikpatienten ohne Training

HG ... Referenzgruppe Hirngesunder

VG2 ... Konzentrations- und Gedächtnistraining in der Gruppe

WG ... Wartegruppe

Tab. 6: Unterschiede in den einzelnen Befindlichkeitsfaktoren zwischen den Untersuchungsgruppen sowie im Verlauf des Untersuchungszeitraums

Befindlichkeitsfaktor	**Varianzanalyse mit Meßwiederholung**		
	Faktor Verlauf Signifikanzniveau	**Faktor Gruppe** Signifikanzniveau	**Wechselwirkung** Signifikanzniveau
Stimmung	p = .070 n.s.	**p = .012 ***	p = .217 n.s.
Müdigkeit	p = .423 n.s.	p = .403 n.s.	p = .780 n.s.
Entspannung	**p = .044 ***	p = .137 n.s.	p = .155 n.s.
Körperliches Empfinden	p = .218 n.s.	**p < .001 *****	**p = .035 ***
Aggressivität	p = .465 n.s.	p = .573 n.s.	p = .115 n.s.
Ängstlichkeit	p = .417 n.s.	**p = .019 ***	p = .106 n.s.

Tab. 7: Ergebnisse der psychometrischen Einzelfallanalyse: Anteil der Veränderungen in %

Kognitiver Bereich	Kritische Differenz	Ausgangswert	**Einzeltraining**			**Gruppen-training**			**Klinikpatienten ohne Training**			**Wartegruppe**			**Refernzgruppe Hirngesunder**		
			besser	gleich	schlech-ter	besser	gleich	schlech-ter	besser	gleich	schlech-ter	besser	gleich	schlech ter	besser	gleich	schlech ter
Informationsverar-beitungsgeschwin-digkeit	c = ± 3	unterdurchschnittlich	38	62	0	50	50	0	25	75	0	33	67	0	100	0	0
		durchschnittlich	30	70	0	43	57	0	50	50	0	30	60	10	50	50	0
		überdurchschnittlich	0	50	50	22	56	22	0	80	20	0	100	0	0	100	0
Geteilte Aufmerksamkeit	c = ± 3	unterdurchschnittlich	43	57	0	50	50	0	50	50	0	22	78	0	-	-	-
		durchschnittlich	50	50	0	16	50	34	43	43	14	40	60	0	40	40	20
		überdurchschnittlich	0	67	33	0	50	50	0	100	0	0	67	33	29	71	0
Selektive Aufmerksamkeit	SW = ± 5	unterdurchschnittlich	60	40	0	55	45	0	100	0	0	66	33	0	-	-	-
		durchschnittlich	46	46	8	65	27	8	80	20	0	73	27	0	100	0	0
		überdurchschnittlich	0	100	0	25	50	25	50	50	0	50	0	50	50	50	0
Daueraufmerksam-keit (Fehlerleistung)	c = ± 4	unterdurchschnittlich	43	57	0	-	-	-	-	-	-	0	100	0	-	-	-
		durchschnittlich	10	85	5	33	67	0	0	100	0	0	100	0	0	100	0
		überdurchschnittlich	0	75	25	0	100	0	0	100	0	0	100	0	0	100	0
Daueraufmerksam-keit (Tempoleistung)	c = ± 2	unterdurchschnittlich	40	60	0	-	-	-	100	0	0	75	0	25	100	0	0
		durchschnittlich	27	64	9	0	67	33	0	80	20	12	76	12	30	70	0
		überdurchschnittlich	-	-	-	0	0	100	-	-	-	20	40	40	-	-	-
Sprachliche Merkfähigkeit	c = ± 3	unterdurchschnittlich	86	14	0	50	50	0	33	67	0	40	60	0	-	-	-
		durchschnittlich	24	76	0	17	76	7	50	25	25	8	92	0	50	50	0
		überdurchschnittlich	0	75	25	0	88	12	-	-	-	-	-	-	0	100	0
Sprachliche Lernfähigkeit	c = ± 3	unterdurchschnittlich	36	64	0	48	52	0	50	50	0	67	33	0	-	-	-
		durchschnittlich	18	64	18	38	62	0	0	83	17	14	86	0	20	60	20
		überdurchschnittlich	0	100	0	0	33	67	0	25	75	0	80	20	20	0	80

Fortsetzung von Tab. 7:

Kognitiver Bereich	Kritische Differenz	Ausgangswert	Einzeltraining			Gruppentraining			Klinikpatienten ohne Training			Wartegruppe			Hirngesunde		
			besser	gleich	schlechter	besser	gleich	schlechter	besser	gleich	schlechter	besser	gleich	schlechter	besser	gleich	schlechter
Figurale Merkfähigkeit	c = ± 3	unterdurchschnittlich	44	56	0	44	56	0	0	100	0	75	25	0	67	33	0
		durchschnittlich	46	54	0	40	60	0	33	67	0	45	46	9	33	67	0
		überdurchschnittlich	0	100	0	-	-	-	-	-	-	0	100	0	-	-	-
Figurale Lernfähigkeit	c = ± 3	unterdurchschnittlich	0	60	0	32	78	0	0	100	0	20	80	0	0	100	0
		durchschnittlich	13	50	37	21	50	29	67	0	33	33	0	67	40	60	0
Alltagsgedächtnis	Kategoriewechsel	unterdurchschnittlich	-	-	-	55	30	15	-	-	-	50	50	0	-	-	-
		durchschnittlich	-	-	-	0	25	75	-	-	-	0	80	20	0	100	0
Induktives Denken	IQ = ± 12	unterdurchschnittlich	30	70	0	37	63	0	-	-	-	67	33	0	-	-	-
		durchschnittlich	29	63	8	16	80	4	0	100	0	27	64	9	50	50	0
		überdurchschnittlich	0	100	0	0	100	0	0	100	0	40	40	20	25	62	13
Sprachliche Intelligenz	IQ = ± 8	unterdurchschnittlich	100	0	0	25	75	0	-	-	-	0	100	0	-	-	-
		durchschnittlich	24	69	7	15	79	6	9	82	9	30	70	0	40	10	50
		überdurchschnittlich	0	33	67	0	100	0	0	67	33	17	33	50	14	29	57
Farbwörterlesen	T = ± 5	unterdurchschnittlich	0	100	0	17	83	0	-	-	-	0	100	0	-	-	-
		durchschnittlich	31	69	0	11	74	15	0	100	0	14	86	0	11	78	11
		überdurchschnittlich	-	-	-	-	-	-	-	-	-	0	100	0	33	67	0
Farbstriche benennen	T = ± 5	unterdurchschnittlich	15	85	0	14	86	0	-	-	-	0	100	0	-	-	-
		durchschnittlich	57	36	7	23	73	4	0	100	0	0	80	20	33	67	0
		überdurchschnittlich	0	100	0	0	0	100	50	50	0	0	33	67	0	100	0
Interferenzneigung	T = ± 5	unterdurchschnittlich	36	64	0	40	60	0	-	-	-	-	-	-	-	-	-
		durchschnittlich	21	79	0	25	67	8	33	67	0	33	67	0	29	71	0
		überdurchschnittlich	0	100	0	25	75	0	-	-	-	0	67	33	20	80	0

Tab. 8: Veränderungswerte (absolute Differenzen) der subjektiven Einschätzungen erlebter Defizite der Aufmerksamkeit über den gesamten Untersuchungszeitraum

Trainingszeitraum: Differenz post- prä								
Skala	**VG1** N =32	**VG2** N=14	**KG** N=9	**WG** N=15	**HG** N= 12	**Varianzanalyse mit Meßwiederholung**		
						Faktor Gruppe	**Faktor Verlauf**	**Wechsel-wirkung**
Ablenkbarkeit	1,22	3,57	2,56	-1,93	1,00	p=.730 n.s.	*p = .057 n.s.*	p = .102 n.s.
Ermüdung	-0,28	0,21	1,00	-0,93	0,75	p =.775 n.s.	p =.707 n.s.	p = .569 n.s.
Antriebsmin-derung	0,49	-0,07	2,11	-0,93	0,00	*p =.087 n.s.*	p = .468 n.s.	p = .368 n.s.
Katamnese1: Differenz post2- prä								
Skala	**VG1** N =19	**VG2** N=6	**KG** N=5	WG -	HG N= 12	**Varianzanalyse mit Meßwiederholung**		
						Faktor Gruppe	**Faktor Verlauf**	**Wechsel-wirkung**
Ablenkbarkeit	-2,21	3,33	2,45	-	3,25	p =.902 n.s.	p =.442 n.s.	p = .109 n.s.
Ermüdung	-4,32	1,17	1,89	-	0,42	p =.155 n.s.	p =.225 n.s.	p = .152 n.s.
Antriebsmin-derung	-2,16	-2,51	0,43	-	2,25	p =.576 n.s.	p = .999 n.s.	**p =.018 ***
Katamnese 2: Differenz post3- prä								
Skala	**VG1** N =13	**VG2** N=6	**KG** (N=3)	WG -	HG -	**Varianzanalyse mit Meßwiederholung**		
						Faktor Gruppe	**Faktor Verlauf**	**Wechsel-wirkung**
Ablenkbarkeit	-3,61	-1,60	0,32	-	-	p =.639 n.s.	*p =.054 n.s.*	p =.403 n.s.
Ermüdung	-3,46	2,80	2,91	-	-	p =.983 n.s.	p =.535 n.s.	p = .109 n.s.
Antriebsmin-derung	-1,92	-3,40	1,03	-	-	p =.555 n.s.	**p =.018***	p = .758 n.s.

VG1 ... Einzeltraining am Computer
VG2 ... Konzentrations- und Gedächtnistraining in der Gruppe
KG ... Klinikpatienten ohne Training
WG ... Wartegruppe
HG ... Referenzgruppe Hirngesunder

Tab. 9: Veränderungswerte (absolute Differenzen) der Krankheitsbewältigungsstrategien über den gesamten Untersuchungszeitraum

Trainingszeitraum: Differenz post- prä							
Skala	**VG1** N=32	**VG2** N=35	**KG** N=14	WG N=15	**Varianzanalyse mit Meßwiederholung**		
					Faktor Gruppe	**Faktor Verlauf**	**Wechsel wirkung**
Depressive Verarbeitung	-0,06	-0,14	0,14	-0,15	p=.959 n.s.	p=.422 n.s.	p=.500 n.s.
Aktives Coping	-0,04	-0,01	0,08	-0,05	p=.173 n.s.	p=.953 n.s.	p=.966 n.s.
Ablenkung und Selbstaufbau	0,11	0,01	0,28	-0,12	p=.931 n.s.	p=.421 n.s.	p=.513 n.s.
Religiosität und Sinnsuche	-0,07	0,08	0,06	-0,01	*p=.053 n.s.*	p=.868 n.s.	p=.762 n.s.
Bagatellisierung und Wunschdenken	-0,04	-0,03	-0,44	-0,47	p=.531 n.s.	**p=.045***	p=.324 n.s.
Katamnese1: Differenz post2- prä							
Skala	**VG1** N=18	**VG2** N=26	**KG** N=5	WG	**Varianzanalyse mit Meßwiederholung**		
					Faktor Gruppe	**Faktor Verlauf**	**Wechsel wirkung**
Depressive Verarbeitung	0,31	0	0,12	-	p=.912 n.s.	**p=.026***	p=.141 n.s.
Aktives Coping	0,50	-0,24	-0,03	-	p=.086 n.s.	**p=.002****	p=.543 n.s.
Ablenkung und Selbstaufbau	-0,07	-0,07	-0,04	-	p=.707 n.s.	p=.707 n.s.	p=.996 n.s.
Religiosität und Sinnsuche	-0,09	-0,02	0,01	-	p=.316 n.s.	p=.752 n.s.	p=.615 n.s.
Bagatellisierung und Wunschdenken	-0,08	0,06	-0,07	-	p=.573 n.s.	p=.968 n.s.	p=.915 n.s.
Katamnese2: Differenz post3- prä							
Skala	**VG1** N=14	**VG2** N=18	**KG** N=3	WG	**Varianzanalyse mit Meßwiederholung**		
					Faktor Gruppe	**Faktor Verlauf**	**Wechsel wirkung**
Depressive Verarbeitung	0,34	0,11	0,08	-	p=.173 n.s.	**p=.038***	p=.111 n.s.
Aktives Coping	-1,03	-0,49	-0,24	-	p=.967 n.s.	**p<.001*****	p=.284 n.s.
Ablenkung und Selbstaufbau	-0,56	-0,21	-0,34	-	p=.306 n.s.	**p=.030***	p=.766 n.s.
Religiosität und Sinnsuche	-0,31	-0,16	-0,17	-	p=.253 n.s.	p=.182 n.s.	p=.674 n.s.
Bagatellisierung und Wunschdenken	-0,26	0,03	0,12	-	p=.647 n.s.	p=.769 n.s.	p=.899 n.s.

VG1 ... Einzeltraining am Computer
VG2 ... Konzentrations- und Gedächtnistraining in der Gruppe
KG ... Klinikpatienten ohne Training
WG ... Wartegruppe

Tab. 10: Prozentualer Anteil der Patienten, die sich nach Ablauf des Untersuchungszeitraums im Normwertbereich befinden (zielorientierte Auswertung)

Kognitiver Leistungsbereich	**Einzeltraining**		**Gruppentraining**		**Klinikpatienten ohne Training**		**Wartegruppe**		**Hirngesunde**	
	unterdurch-schnittlicher prä- Wert	Gesamt	unterdurch-schnittlicher prä- Wert	Gesamt	unterdurch-schnittlicher prä-Wert	Gesamt	unterdurch-schnittlicher prä- Wert	Gesamt	unterdurch-schnittlicher prä-Wert	Gesamt
Informationsverarbeitungs-geschwindigkeit	48%	**67%**	56%	**82%**	50%	**80%**	50%	**83%**	100%	**100%**
Geteilte Aufmerksamkeit	19%	**39%**	46%	**53%**	50%	**71%**	33%	**67%**	-	**100%**
Selektive Aufmerksamkeit	55%	**71%**	56%	**90%**	100%	**100%**	67%	**88%**	-	**100%**
Daueraufmerksamkeit (Fehler)	57%	**87%**	-	**100%**	0%	**83%**	50%	**88%**	-	**100%**
Daueraufmerksamkeit (Zeit)	40%	**58%**	-	**50%**	100%	**83%**	75%	**94%**	100%	**100%**
Sprachliche Merkfähigkeit	86%	**97%**	50%	**92%**	33%	**80%**	60%	**81%**	-	**80%**
Sprachliche Lernfähigkeit	50%	**58%**	62%	**76%**	50%	**79%**	67%	**86%**	-	**100%**
Figurale Merkfähigkeit	81%	**90%**	89%	**97%**	0%	**100%**	75%	**87%**	100%	**75%**
Figurale Lernfähigkeit	35%	**43%**	47%	**59%**	-	**40%**	30%	**46%**	0%	**100%**
Alltagsgedächtnis	-	-	40%	**23%**	-	-	17%	**36%**	-	**100%**
Induktives Denken	40%	**80%**	50%	**86%**	-	**100%**	33%	**79%**	-	**100%**
Sprachliche Intelligenz	100%	**100%**	50%	**90%**	-	**100%**	67%	**95%**	-	**100%**
Farbwörter lesen	33%	**66%**	33%	**82%**	-	**100%**	0%	**80%**	-	**100%**
Farbstriche benennen	23%	**66%**	43%	**88%**	100%	**100%**	0%	**89%**	-	**100%**
Interferenzneigung	36%	**75%**	60%	**94%**	-	**100%**	-	**89%**	-	**100%**

Tab. 11: Ergebnisse der psychometrischen Einzelfallanalyse für die Veränderung von der post- zur post3- Messung (veränderungsorientierte Auswertung; N = 8)

Kognitiver Leistungsbereich		ver-bessert	gleich geblieben	ver-schlechtert	mittl. post-Wert	mittl. post3-Wert	t- Test für abhängige Stichproben Signifikanz-niveau
Informationsverarbei-tungsgeschwindigkeit		17%	66%	17%	94,83	140,83	p=.132n.s.
Geteilte Aufmerksamkeit		50%	50%	0%	142,92	172,17	p=372 n.s.
Selektive Aufmerksam keit		55%	27%	18%	420,73	439,00	p=.252n.s.
Dauerauf-merksamkeit	Zeit	33%	67%	0%	604,04	669,94	p=.316n.s.
	Fehler	0%	100%	0%	10,94	10,72	p=.871n.s.
Sprachliche Merk-fähigkeit		0%	83%	17%	7,21	7,25	p=.857n.s.
Sprachliche Lern-fähigkeit		17%	50%	33%	25,25	17,12	**p=.013 ***

Tab. 12a: Subjektive Einschätzung der Leistungsveränderung während der Katamnese (Bezugspunkt: Verlassen der Rehabilitationsklinik) für Patienten des Einzeltrainings (veränderungsorientierte Betrachtung)

Kognitiver Bereich	wieder verschlechtert	gleich geblieben	weiter verbessert
Katamnese 1 (N = 20)			
Informationsverarbeitungsgeschwindig-keit	10%	69%	21%
Selektive Aufmerksamkeit	10%	70%	20%
Geteilte Aufmerksamkeit	5%	78%	16%
Daueraufmerksamkeit	5%	68%	26%
Katamnese 2 (N = 14)			
Informationsverarbeitungsgeschwindig-keit	14%	49%	37%
Selektive Aufmerksamkeit	14%	71%	14%
Geteilte Aufmerksamkeit	21%	57%	21%
Daueraufmerksamkeit	14%	57%	29%

Tab. 12b: Subjektive Einschätzung der Leistungsveränderung während der Katamnese (Bezugspunkt: Verlassen der Rehabilitationsklinik) für Patienten des Gruppentrainings (veränderungsorientierte Betrachtung)

Kognitiver Bereich	wieder verschlechtert	gleich geblieben	weiter verbessert
Katamnese 1 (N = 23)			
Informationsverarbeitungsgeschwindig-keit	0%	70%	30%
Selektive Aufmerksamkeit	0%	70%	30%
Sprachliche Merkfähigkeit	0%	64%	36%
Figurale Merkfähigkeit	0%	63%	27%
Katamnese 2 (N = 18)			
Informationsverarbeitungsgeschwindig-keit	17%	44%	39%
Selektive Aufmerksamkeit	17%	39%	44%
Sprachliche Merkfähigkeit	11%	55%	34%
Figurale Merkfähigkeit	0%	56%	44%

Tab. 13: Prozentualer Anteil der Patienten, die sich zum Zeitpunkt der Katamnese im Normwertbereich befinden (zielorientierte Auswertung)

Kognitiver Leistungsbereich		**Anteil, der Patienten, die zum Zeitpunkt der post3- Messung im durchschnittlichen Bereich liegen**	**Anteil der Patienten, die sich in den durchschnittlichen Bereich verbesserten (Bezugspunkt prä-Messung)**
Informationsverarbeitungsgeschwindigkeit		50%	50%
Geteilte Aufmerksamkeit		50%	50%
Selektive Aufmerksamkeit		80%	67%
Daueraufmerksamkeit	Zeit	67%	50%
	Fehler	100%	-
Sprachliche Merkfähigkeit		100%	100%
Sprachliche Lernfähigkeit		50%	33%

Tab. 14 : Selbsteinschätzung der Konzentrations- und Gedächtnisleistungen im Vergleich mit Gleichaltrigen zu den Zeitpunkten der Katamnese1 und Katamnese2 (zielorientierte Betrachtung)

	Katamnese1			**Katamnese2**		
	besser	**gleich**	**schlechter**	**besser**	**gleich**	**schlechter**
Konzentrationsleistungen						
Einzeltraining	-	37%	63%	-	57%	43%
Gruppentraining	-	58%	42%	11%	33%	56%
Klinikpatienten ohne Training	-	60%	40%	33%	33%	33%
Gedächtnisleistungen						
Einzeltraining	-	68%	32%	-	64%	36%
Gruppentraining	4%	58%	38%	11%	56%	33%
Klinikpatienten ohne Training	20%	40%	40%	33%	33%	33%

FSC
www.fsc.org
MIX
Papier | Fördert gute Waldnutzung
FSC® C083411

Kolibri 360 GmbH
Ferdinand-Jühlke-Straße 7
99095 Erfurt, Deutschland
produktsicherheit@kolibri360.de

Druck:
CPI Druckdienstleistungen GmbH
im Auftrag der
Kolibri 360 GmbH
Ferdinand-Jühlke-Str. 7
99095 Erfurt